国医大师
晃恩祥
治疗危急疑难重症学术经验

主编　方邦江　张洪春

副主编　张忠德　晃燕　张纾难　周爽

编委（以姓氏笔画为序）

卜建宏　王蓓　王长德　王辛秋

方邦江　叶苗青　邬鑫鑫　孙丽华

苏和　杨道文　张文　张纾难

张忠德　张洪春　陈振翼　周爽

赵丹　晃燕　徐中菊　郭全

曾玉杰

人民卫生出版社
·北京·

图书在版编目（CIP）数据

国医大师晁恩祥治疗危急疑难重症学术经验 / 方邦江，张洪春主编 . —北京：人民卫生出版社，2020.12
ISBN 978-7-117-31164-9

Ⅰ . ①国… Ⅱ . ①方…②张… Ⅲ . ①中医急症学 – 经验 – 中国 – 现代 Ⅳ . ①R278

中国版本图书馆 CIP 数据核字（2020）第 264838 号

人卫智网	www.ipmph.com	医学教育、学术、考试、健康，购书智慧智能综合服务平台
人卫官网	www.pmph.com	人卫官方资讯发布平台

国医大师晁恩祥治疗危急疑难重症学术经验
Guoyi Dashi Chao Enxiang
Zhiliao Weiji Yinan Zhongzheng Xueshu Jingyan

主　　编：方邦江　张洪春
出版发行：人民卫生出版社（中继线 010-59780011）
地　　址：北京市朝阳区潘家园南里 19 号
邮　　编：100021
E - mail：pmph @ pmph.com
购书热线：010-59787592　010-59787584　010-65264830
印　　刷：保定市中画美凯印刷有限公司
经　　销：新华书店
开　　本：710×1000　1/16　印张：17　插页：4
字　　数：261 千字
版　　次：2020 年 12 月第 1 版
印　　次：2020 年 12 月第 1 次印刷
标准书号：ISBN 978-7-117-31164-9
定　　价：68.00 元

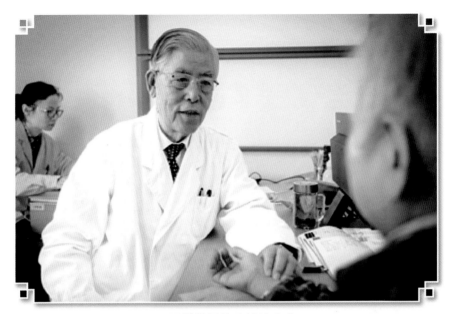
晁恩祥教授临床诊治患者

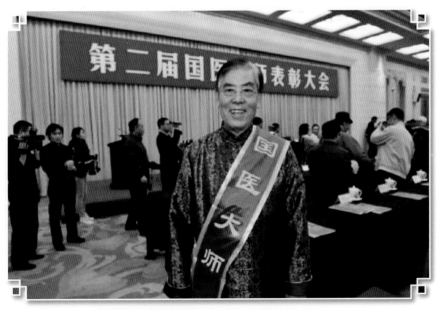
晁恩祥教授在第二届国医大师表彰大会上

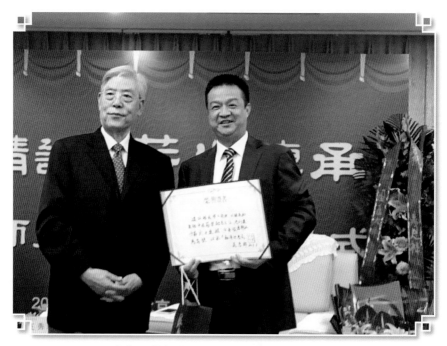

方邦江教授向国医大师晁恩祥教授拜师

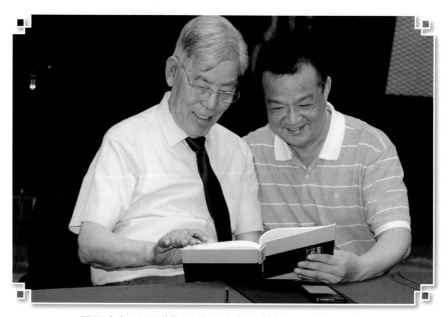

国医大师晁恩祥指导弟子方邦江教授研习中医经典

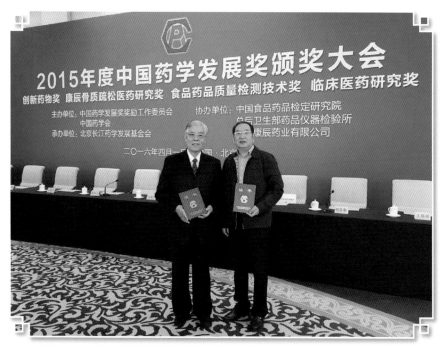

张洪春教授与恩师晁恩祥教授共同在中国药学发展奖颁奖大会上

编写说明

晁恩祥教授是享誉海内外的我国著名国医大师,曾先后担任中华中医药学会急诊分会主任委员、中华中医药学会肺系病分会主任委员、世界中医药学会联合会呼吸病专业委员会会长等学术职务,在中医、中西医结合领域辛勤耕耘近六十载,治疗疑难危重症经验丰富,尤其是在呼吸系统危急重症方面更是独树一帜。

对中医事业的执著追求,是成就晁恩祥教授今日学术辉煌的最根本源泉。1962年作为北京中医学院首届优秀毕业生之一,他志愿与爱人王秀珍教授支边内蒙古,在自治区中蒙医院从事医、教、研工作20余年。在蒙期间,面对边疆经济落后、缺医少药,晁老坚持开展中医药治疗疑难危急重症,并积累了深厚的学术经验。1984年中日友好医院创建,晁老受时任副院长的中医大家印会河教授之邀,调至卫生部中日友好医院从事医教研及管理工作至今。在长期的临床实践中,形成了独特的治疗危急重症的学术经验和学术思想,走出了一条医、教、研同步发展之路,建树颇多。晁老首次提出"咳嗽变异性哮喘"中医病理是以"风"为本,并依据咳嗽特点,确立疏风宣肺,息风脱敏之法,以解除或缓解气道挛急,研制了"苏黄止咳胶囊",该药临床效果确切,已成功实现成果转化,畅销全国。又如他倡导的"急则治标、祛除病邪"为治疗急症大法、倡导的重视下法在急症中的应用、急性热病辨证之要义、疑难杂病从肝论治等急症创新理论,极大地丰富与发展了中医药治疗危急重症的理论体系与实践经验。

晁老认为咳嗽变异性哮喘中医病理是以"风"为本,依据是其咳嗽特点为阵咳,突然发作、呛咳、挛急,并表现为咽痒,气道痒感、痒即咳而难以抑制,受风、冷之气及异味刺激诱发等,这些大都体现了中医风邪之突发特性,"风善行数变""风为百病之长""其性轻扬,风盛则挛急"及"风邪为患可致瘙痒"等特点。因而确立了以疏风为主的治疗原则,并针对因风邪而致气道失衡,肺气不宣,气道挛急的病理机制,根据哮喘的某些表现,如过敏性表现,伴有喷嚏、鼻塞、咽痒、身体瘙痒感,认为与风邪相关,确定了疏风宣肺、缓急解痉、止咳利咽的主要治法。这种风证常有外邪之犯,也可有肝风内动的挛急失缓之象。故而常用疏风、散风、止咳、利咽之药,以疏风宣肺,散风脱敏,并佐以解除或缓解气道挛急以及润肺止咳等药共奏解痉祛风之功。

2003 年,严重急性呼吸综合征(SARS)疫情暴发,晁老时已年逾六旬,还亲自参与临床第一线的抢救治疗工作,应用中医温病理论和临床经验,从 SARS 整体出发辨证论治,提出病毒伤人,正邪搏击,出现以肺为中心的热毒损伤的核心病机理论,采用祛邪、解毒、清热、宣肺、止咳、化痰、平喘、祛湿、泻肺、化浊、养阴、益气、降逆、活血、健脾、和胃等法,辨证配伍取得显著的临床效果,临床经验远播港澳,并作为国家专家组主要成员,并于 2004 年、2005 年、2020 年分别参与制定了 SARS、人感染高致病性禽流感、新冠肺炎的防治方案研究与起草工作,为我国中医药抗击新发、突发传染病作出了重大贡献。

在方邦江教授、张洪春教授的组织下,吾等门生和再传弟子有感晁老数十载治疗危急疑难重症宝贵经验,现不揣寡陋,特总结门人对晁老治疗危急疑难重症学术经验归类整理,以飨后学。全书共分七章,从大师传略、学术思想、学术特色、临床验案录、临证经验药对、常用经验方及薪火相传等七方面,进行了归纳整理,重点介绍了晁恩祥教授治疗危急疑难重症的临床经验和学术思想。

本书在编写过程中,得到了有关领导、师长的鼓励与支持,并引用了同门师长收集的病案资料等,研究生马智慧、谢婉莹、闫诏、汪翔、彭博、彭伟、张文、贾丽阳、邓冬、包兆涵、孔子源、陈刚和上海中医药大学附属龙华医院耿赟、季学清医师,上海市中西医结合医院冯蓓蕾、陆逸莹医师,上海市中医医院凌丽医师等参加了对本书的整理和校对工作,在此一并致谢!

《国医大师晁恩祥治疗危急疑难重症学术经验》编委会

目　录

第一章　大师传略

一、学经典　国医大师初出庐

国医大师晁恩祥教授,祖籍冀东滦南县,于1935年7月出生于河北唐山。晁老自幼酷爱体育,但在高中时期的偶然的一件事,改变了他一生命运的轨迹。晁老在念高中时,因为作文出色,成绩优异,当时语文老师冯殊军先生对他青睐有加。冯老师不仅有着博深的文学知识,而且对中医情有独钟。一次晁老打球出汗很多,在骑车回家的路途中不慎受凉,次日身热无力,周身不适,他平素身体健壮,很少生病,但病来如山倒,把家里人急坏了。冯老师闻讯赶来,看了后,开了几味中药,晁老服了2剂便霍然痊愈。后来晁老才知道,那2剂治愈疾病的中药源自《伤寒论》中的桂枝汤,从此神奇的中医学经典理论在他心里埋下了一颗种子。

1956年注定会被载入中医发展史,这一年,北京、上海、广州、成都4所中医学院同时成立。千百年来以"师带徒"为主的中医人才培养终于有了自己的高等院校。也正是这一年,晁老高考,他填了6个志愿,在冯老师的指点下,第一个志愿便是北京中医学院。晁老于7月上旬参加高考,8月10日便收到了北京中医学院录取通知书,收到喜报时晁老心情异常激动,"功夫不负有心人",这次终于遂了他的心愿。

当时的北京中医学院,教学与住宿条件都非常简陋,校址是在北门仓原中苏友好报社的一幢楼中,看起来不像大学,难免让人有些失落,但这些并未影响到晁老的学医信念。当时北京中医学院的首届入选学生中医基础参差不齐,有的曾跟师学习或有家传背景,有的像晁老一样几乎零基础。入学后,老师们十分强调读经典,从《黄帝内经》《难经》《金匮要略》到《伤寒论》,初入中医殿堂、毫无基础的晁老"啃"起经典来有些吃力,但对中医的坚定执着,使晁老比他人更加努力去学习中医经典。

"经典要一生常读",直至今天晁老还常常和自己的学生们如此强调。晁老当时虽然遇到了"经典理论"这个拦路虎,但他不畏艰难,勇于攀登。当时的北京中医学院群星荟萃,如今已过世的许多现代中医名家,如秦伯未、刘渡舟、余无言、任应秋、祝谌予、陈慎吾、时逸人、杨甲三等,都是当时的任课老师,他们总是将自己的经验毫不保留地传授给学生,晁老勤学好问的求学精神也给他们留下了深刻的印象。一次课外锻炼后,晁老在返回宿舍的途中巧遇任应秋老师,打个招呼后,晁老请教任老有关唐代王冰所释《黄帝内经》中"诸寒之而热者取之阴"时的一句话,即"壮水之主,以制阳光。"当时任老认真详细地做了解释,并列举水火阴阳变化,以及阴虚火旺而致肝火亢盛的道理,并且指出,治疗这类疾病的时候,应当从滋肾养阴入手,给以益水制火的方法。同时还扩展了一些诸如眩晕、失眠、肺痈等病为例,说明其机理。两人在通往宿舍的短短路途上,驻足交谈了很长时间。任老知道晁老每天要到操场锻炼,遂于次日早晨,专门到操场找晁老,见面便给了他一张卡片,卡片上不仅将问题又一次加以解释,而且详尽地说明了问题的含义、各家论述,同时又把另一句话"益火之源,以消阴翳",也加以说明。晁老当时极为感动,但是任老却说"是你的求学精神感动了我"。

在北中医的 6 年间,除了不断夯实中医功底,晁老还系统学习了西医基础课程,包括临床诊断、解剖、生理、病理、药学等。中西医课程比例,这个问题在任何医学院校都很难回避。在中国,既有外来的西医,也有原创的中医,它们各有特色,因此晁老认为无论你是中医抑或西医,都应当对对方了解和学习以取长补短,提出中医院校应该在大力发扬中医优势的前提下做到"中西医并重",虽不必全部照搬西医院校的课程,但也应达到一定水平,与时俱进满足现在的临床需求。

在校期间,晁老德才兼备的品质吸引了当时的同学,也是他后来一生的伴侣——王秀珍老师。他们一起畅谈医学未来。一甲子岁月倏忽即逝,但他们一起遥望星空,畅想医学未来的憧憬仿佛就在昨天。而曾经的小伙伴们已成大家,包括晁老在内,北中医首届毕业生中已有 3 名国医大师、5 名"首都国医名师"、1 位院士。

实习是学医过程中必不可少的过程,是从实践中学习的重要步骤。在大学三四年级的时候,晁老曾在城子矿医院参加短期临床见习。据晁老回忆,当时的见习是带教老师根据病人情况讲课,学生们记录并跟师诊疗,有时老师也让学生们摸脉开方。跟诊之初病人也不是很愿意,有时患者想考验学生,坐着一言不发让学生摸脉。当时带教学生的老师都是大家,如王慎轩老师,他一上午只看四个病人,病案十分讲究,一份病案就是一个病人理、法、方、药的详细分析记录,所以也可称为教案。陈慎吾老师、胡希恕等带教老师在伤寒方面都研究颇深,二位老师看病很少应用时方。在跟师实习时,陈老师经常给学生们讲课,讲解伤寒经方的应用经验。在城子矿医院,又如针灸老师杨甲三请同学做"模特"教点按穴位。在矿区医院实习,学生们也经常巡诊,用针灸为矿工服务。有一次学生们在矿井口设了一个小诊所,一位腿疼的工人刚刚从井下上来就让晁老给扎针,于是晁老就让他在靠墙的凳子上坐下,没想到刚刚扎下一针,便见他脸色发白,出汗,旁边的老师见状,忙让晁老取针,让患者在床上静卧片刻,并让他喝了点水,后来这个病人很快就恢复了。带教老师纠正说:"他刚从井下上来,劳累了一夜,也没吃饭,还要坐着扎针,是不合适的"。后来晁老多次下乡,基本避免了这些情况,也再未发生患者晕针情况。同时学生们还曾到附院门诊跟师,学习望、闻、问、切,同时也试着运用八纲分析病情,学习老师的诊病经验。

晁老十分重视毕业实习,晁老认为毕业实习是走向临床的必修课,是成为一名真正医生的实践锤炼,不可或缺。毕业前一年(即大学六年级时),同学们分别被派到全市中医医疗单位实习,有的在病房,有的在门诊,主要是边跟师抄方边实践管理病人。晁老当时在朝阳中医院的前身关乡医院及广安门医院实习,晁老的夫人王秀珍在北京中医医院皮、外科跟师赵炳南、周振佟老师。毕业实习使同学们熟悉了门诊和病房医生的任务与职责,同时掌握了基本的中医临床技能。晁老觉得毕业实习是大学教育的重要环节,必须重视,应当一丝不苟,认真对待,否则到工作时就会指下了了,笔下无方。

二、攀艰途 扎根边疆 22 载

1962 年秋天,北中医的首届毕业生正式毕业,各省市的大学以及附属医院都来要人。百余名优秀学生,被分配到全国各地的中医药医教研机构以及厂矿、企业、医院，他们表现都很突出，后来，其中多位走向领导岗位，担任了司、局级领导和中医院校校长。晁老当时积极响应国家号召，报名支援边疆，为边疆缺医少药的人民服务。遂与爱人王秀珍自愿来到内蒙古工作。

晁老工作的中蒙医院，床位数不多，百余张左右，医生也不多，内科只有几位老大夫和几位学徒，作为科班出身的首届中医院校大学毕业生，晁老颇受单位重视。工作初始，晁老在病房工作。病房的工作，让晁老受到了锻炼。他刚上阵时的茫然，很快通过求教、自学、实践而消除，"指下难明，笔下无方"的尴尬局面也很快过去了。后来逐步承担了住院医师的工作，老大夫也逐渐放手并且信任晁老。通过临床实践，晁老逐步熟练掌握了中医四诊、辨证论治、书写病历、下达医嘱均游刃有余了。晁老凭着满腔热情，在病房工作中，千方百计寻找中医宝库中的有效疗法，将中医的特点发挥得有声有色。晁老曾负责过一个肾脏病患者，诊断为慢性肾病，患者全身高度水肿、腹水、少尿，且已经持续了一段时间，在病房住了好几个月，西医治疗完全无效。当时晁老就给患者试用了舟车丸。服药后患者腹痛、大便稀，一夜腹泻达十几次，后来还变成水样便，小便也多了。三天药服完后，身体衰弱，不欲饮食，患者服药时恶心呕吐，晁老仍鼓励患者务必坚持服药，水肿和腹水症状减退，小便得通。而后再运用益气和胃，健脾利水之法治疗得以巩固疗效。出人意料的是，病人竟日渐好转，获得痊愈。他还曾治疗过一位风湿热患者，持续半个月发热38℃以上，汗出不解，全身关节肿痛难耐，痛如虎咬，血沉快，脉洪大而数，苔腻中黄，大便干，小便短赤。晁老仔细辨证，认为是属历节风、历节病，《金匮要略》多从疏风散寒而治，用乌头、附子、麻黄、桂枝，但此例因见大热、大汗、大脉，热郁于里，故治疗中还加疏风通络，清热祛湿之剂，晁老予白虎汤加桂枝、白芍、羌活、独活、木瓜治之，十余天后热退、疼除、汗止，病情缓解。在当时即便是作为住院医师，晁老对每一位住院患者均仔细观察，反复摸索，分析用药，使他积累了不少经验与教训，这为他成为中医泰斗奠定了坚实的基础。

在晁老刚到中蒙医院不久，自治区就招收了700多名中医函授班学员，有的是学徒，有的是自学者，还有中医爱好者。晁老和同事们主动承担了编讲义、编函授辅导资料的工作，还参与主办《函授辅导》杂志，并为其撰写专题文章，解答学员提问。晁老写过的《六味地黄丸家族》《温病专书释义》《中药分类》等一些既简明易懂、又富含经典中医思维的论著,深受学员们的欢迎。内蒙古幅员辽阔,当时的通讯手段也不发达,晁老需要经常到自治区各地做函授辅导讲课。而以晁老为代表创建的中医《函授辅导》,也受到全自治区中、西医大夫的热烈欢迎。有鉴于此晁老遂萌发了进一步扩大《函授辅导》影响之念。当时杂志稿源匮乏,他想方设法逐渐扩展稿源,从编稿、校对,晁老均事必躬亲,最后使当时的一个内部刊物逐渐发展成对外公开发行的《内蒙古中医药》杂志。回想这段经历,晁老说"创建杂志使我的组织和编辑能力都得到了提高。正是有了这些基础,才使我加强了对以往知识的复习,锻炼了我的讲课水平,这对以后的行医、教学以及写文章都很有帮助。"

　　当时内蒙古少数民族地区仍然缺医少药,东部地区冬春季节居民常发生克山病。克山病是一种地方病,发病急,以心肌受损为主,病情危重,出现心衰、慢性心肌损伤、心律不齐者极多。1966—1968年,晁老分别前往呼伦贝尔盟阿荣旗和莫力达瓦旗参加防克山病医疗队。二女儿晁燕出生时,他正在参与内蒙古东部北大荒的防克工作。女儿出生1个多月,他还不知道孩子的性别。医疗队驻地靠近北部边界,人烟稀少、交通不便,冬季气温常在零下30多度。晁老经常长途跋涉,半夜出诊,沿途甚至常听到狼的叫声。1968年的大年三十晚上,他和医疗队副队长赶往另一个医疗点看望同事和病友,两人在遍山白雪中迷失了方向,走了很远才终于顺着电线杆找到一个村子,一问村民原来还需翻过一道山梁才是医疗队驻地,他们在大雪中又坚持走了8个多小时,赶到医疗队驻地时已过午夜12点。脱下棉袄时只见整个身子呼呼地往外冒热气,翻起裤脚,里面已是一圈冰块。然而每当回忆起在农牧区下乡经历时,晁老觉得弥足珍贵。他曾笑言:"当时大家都说想吃好的找晁恩祥。"原来少数民族同胞十分淳朴好客,乡亲们有事就找医疗队,胃痛、牙痛、关节痛、恶心呕吐等常见疾病,晁老应用针灸、草药就能解决,并且与牧民关系非常好,因此他走门串户每到一家,总是有人倒水送烟,送榛子等"好吃的"。后来,晁老还荣幸地评为"少数民族地区优秀科技工作者"。

　　1968年末,晁老刚从内蒙古东部返回呼和浩特,就又参加了前往内蒙古西部地区的教育革命小分队。分队老师共15人,涵盖中西医基础、临床各科。晁老是唯一的中医老师,其他均为内蒙古医学院基础和临床各方面的老师。晁老在下乡过程中,运用中医理论对病人进行辨证论治,针药并用,很受老乡欢迎。他曾治一中风患者,患者60余岁,突然失语,半身不遂,右上下肢不能自主活动,稍有发热,大便不通,给予清热通腑治疗,很快热退便通,继而应用针灸治疗,不到一月,患者语言逐渐恢复,肢体活动改善,当小分队春节前离开时,该患者已初步可以生活自理,并前来告别。

1969年,"全国中草药新医疗法展览会"在北京美术馆举办。展会向全国发出通知收集展品,要求各省选派一名领队、一名编辑、几名美工和讲解员,晁老作为编辑参加了展会。全国各省纷纷送来了关于除四害、中草药防治常见病、中医临床及中西医结合、新医疗法、计划生育、中草药栽培、科研制剂等参展物品,展品可谓丰富多彩。晁老不但参加了选项目、做小样、上展板等基础工作,还承担了分展馆前言及每件展品(照片和实物)介绍的撰写工作,并写了版面说明词和讲解词。虽然当时写作要求很高,但晁老凭扎实功底和吃苦耐劳的精神圆满完成了任务。之后他又参加了展会技术资料的选编工作,这项工作一直在北京干了一年,才返回内蒙古。回单位不久,晁老又负责了"内蒙古中草药展览"的筹备工作。每当忆起当年参加展会工作,晁老就说:"从中学到了全国各地的中医、新医疗法、中草药防治疾病的广博知识和信息。那段时间,虽每日早出晚归,身心疲惫,却深刻感受到'中国医药学是一个伟大的宝库',大大扩展了眼界。"

1971年,国务院下发13号文件,提出防治老年慢性支气管炎的号召。于是,医务界掀起了研究"呼吸四病"(感冒、慢性支气管炎、肺气肿、肺心病)的热潮。防治支气管炎研究可以算作当时医学界的重要任务,因此全国各地也成立了协作组探讨中西医药组方,研究肺与支气管的生理、病理,并进行大样本流调。内蒙古自治区以晁老为代表的中医大夫们也经常参加全国性的会议,并加入到全国性流调队伍中,下乡开展定点支气管炎研究,并研制了几种临床用药,如固本止咳夏治片、止咳化痰片、平喘片等,这些药品作为院内制剂,很受病人欢迎。其中的固本止咳夏治片,晁老还曾与内蒙古医学院的药理老师合作进行过药理、药效的研究,"固本止咳夏治片治疗慢性气管炎研究"获内蒙古自治区科技进步三等奖。通过参与研究呼吸四病,使晁老开始关注中医内科的呼吸病专业的临床。晁老认为:这个专业的多发病、常见病非常广泛,有感冒、肺部感染、哮喘,肺与支气管病变以及诸多传染病引发的肺部各种炎症,且有突发病变。可以说正是这次活动,对晁老以后立足呼吸专业的医、教、研方向产生了重要影响,奠定了坚实的专业基础。

　　1976年由岳美中教授向中央建议,经多位副总理批准成立的全国中医研究班开班了,当时每省仅一名代表,全国也不过30余名学员。授课老师有岳美中、任应秋、王文鼎、刘渡舟、姜春华、邓铁涛等数十位名医大家。晁老作为内蒙古自治区的唯一代表,至今仍保存着当时的课堂笔记,细细翻来,书写工整、巨细靡遗。在学习期间,晁老曾跟师侍诊于西苑医院岳美中、赵锡武、郭士魁等老师,整整一年半的学习时间,使晁老更加重视临床,养成了多临证、多思悟、多钻研的学习习惯。在后期,研究班要求每人撰写一篇论文,晁老写了一篇论文送请任老审阅。那时任老下乡"开门办学"刚刚返京,见到爱徒,深感亲切、欢快。论文送去不久,任老便托人把稿子带给了晁老。晁老看到,拿在手中之稿,处处以红笔批阅,错处均已修改,甚至连标点符号也予以改正,一篇8 000字的稿子,从头到尾,无一疏漏。正是在名家们的熏陶下,为晁老的大医之途打下坚实基础。

　　1984年,当时的卫生部要创建中日友好医院,负责创建工作的名医大家印会河教授,力邀晁老夫妇返京工作,晁老在边疆工作了22年后,又开启了在北京弘扬中医的新征途。

　　每当回想22年的边疆工作之路,晁老并不认为艰苦,他认为:正是那时候的锤炼,给他打下了坚实的临床基础。在他看来,这一阶段的"摸爬滚打"对于今后的从医之路十分重要,也促使他努力学习各种知识技术,至今晁老仍坚持每天清晨5时起床看书、写作的学习习惯。晁老的大女儿晁凤童年回忆中印象最深的就是家里的电话声,"那时的电话还是拨盘式的,铃声特别大,夜里电话一响全家都醒了","爸爸是内科主任,妈妈是外科主任,科里有事常找他们"。就是在这样一个地方里,晁老成长为知名中医,也是在这样一个艰苦的地方,他和爱人挥洒了22年的青春岁月,并抚育了3个孩子。

三、重传承　巧手妙施治难症

　　来到中日友好医院后,晁老一开始是负责中医处的行政岗位,但是工作了2年之后,晁老主动向领导提出,要求回临床第一线从事医疗工作,担任了肺脾科主任,在其后又兼任了10年中医大内科主任。晁老独钟情于临床医疗工作,愿意在学术上和中医药事业上下功夫,愿意在求索中开拓,为发展中医药学术奉献自己。

在临床工作中,晁老注重中医的继承与创新,理论联系实际。回到北京后的十几年里,他在呼吸科门诊中接触了大量慢性咳嗽患者,一些患者的临床表现异于传统的寒、热、燥咳,以反复干咳为主,伴有咽喉部发痒,痒即咳嗽不止,影响说话,咳嗽通常为阵发性、挛急性的呛咳、急咳,可突发突止,常由冷热变化、花粉、污浊空气等刺激引发,具有"六淫"中"风"的特点,而这些患者往往多方求诊未愈,十分痛苦。晁老通过查阅文献,发现《诸病源候论》在论"十咳"时即有"一曰风咳,欲语因咳言不得竟是也"之说,《备急千金要方》也有"欲语因咳言不得竟,谓之风咳是也"的论述,而《中医内科学》多年来一直将外感咳嗽分为寒、热、燥咳,而并无"风咳"之论,在学术和临床治疗中均存在空白。晁老多方求索,发现《临证指南医案》中说:"若因风者,辛平解之。"《症因脉治》在言及风邪伤肺时也提出:"治宜疏风宣肺止咳,用药多用荆芥、防风、苏叶、苏子、五味子等。"在此基础上,晁老总结了大量临床案例,并反复论证,创立了"从风论治"的治疗原则和"发时疏风解痉、宣肺平喘,平时扶助正气、固本培元"的治疗理念,创新了中医"风邪"理论,形成了风咳、风哮辨治体系。一位来自无锡久咳不愈的患者,送给晁老一面锦旗,上书"多年莫名其妙咳嗽治愈"。晁老在2 000多个处方病例的基础上,精心筛选并根据临床特征,研制出了"苏黄止咳胶囊",现已研发上市。他的"风哮、风咳理论及其临床应用"获中华中医药学会科学技术奖一等奖。中华医学会制定的慢性咳嗽指南,明确肯定"风咳"理论,"从风论治"是经得起临床考验的。晁老常说:"中医的优势在临床,中医发展的根本在于提高临床疗效,搞临床就要读经典"。"从临床中发现患者需求和科研方向,最终还要回归到经得起检验的临床疗效"。"要清楚地知道研究的问题有哪些价值和创新点。""现在写的东西,尽力做到再过二三十年甚至更长还有意义"。

2003年1月,广东出现了"不明原因肺炎",其中广东省中医院收治了8名患者。晁老第一时间于春节前应邀赶赴广州会诊。"当时其实挺危险的,未曾想到什么防护,防护措施肯定不到位,就一个口罩,晁老想都没想就赶过去了。"据晁老的学生陈燕回忆,当时患者咳嗽、高热,胸部X线片显示一天一变,病情进展迅速,并有医护人员感染。晁老挨个看了患者,在中医药治疗方面提出了很多有效中肯的意见和建议。

有了对这种初步确定为非典型性肺炎病症的会诊经验,当3月底4月初时北京发生"非典"疫情时,晁老随即参与了治疗工作。由于疫情发展迅速,医护人员也有感染,并对疾病产生恐慌心理,当时强调要重视早期治疗,中医专家组也曾研究预防方药,但社会上出现了"千人一方,万民服药"的情况,晁老最先站出来,多次在电视上、报纸上呼吁民众不要乱服药,预防传染病不要盲目,他还应凤凰卫视中文台之邀,在"世纪大讲堂"做了题为《中医温病学的历史成就与非典型肺炎》的专题讲座,并结合自己对"非典"早期患者的观察,在全国抗击"非典"工作中提出了自己的观点和认识,参与了"非典"防治方案的制订。晁老后被中华中医药学会授予"抗击'非典'特殊贡献奖",被中国科协授予"全国防治'非典'优秀科技工作者"。

2004年人感染高致病性禽流感疫情又起,晁老参加了卫生部考察团,到越南和我国香港特别行政区考察人感染高致病性禽流感防治工作,与王永炎院士、地坛医院王融冰等专家参与国家中医药管理局组织的人感染高致病性禽流感中医防治方案的制订。之后在手足口病、甲型H1N1流感等突发传染病疫情中,晁老作为国家级中医专家总是第一时间参加会诊,强调收集第一手临床资料,以便对疾病进行分析。他为研究防治疾病,不辞辛苦来回奔波于北京市中医局、国家中医药管理局及相关医院,当学生们劝晁老不要过于劳累时,他总是说,"必须去! 要抓第一手资料,我必须认真观察、分析、思考和研究,这样才能出来方案,才能尽快救人!"为了应对急症及突发事件,他还组建了肺系病急症协作组,并任组长。晁老认为:"对于突发传染病,中医必须参与进来,做出自己的贡献"。"瘟疫是推动中医温病学发展的动力之一。明末清初的中医温病学家抓住当时的瘟疫传播规律,研究新方新法,拓展了传统方药的使用范围,总结撰写了多种防治瘟疫的著作,如《瘟疫论》《温病条辨》等。"事实证明,在传染病流行过程中,中医的介入是有效的,2009年,甲型H1N1流感流行期间,银翘散、连花清瘟胶囊等发挥了重要作用。2012年,晁老被评为"全国中医药应急工作先进个人"。2015年初,"我国首次对2009年甲型H1N1流感大流行有效防控及集成创新性研究"课题获国家科技进步一等奖。其中,晁老和团队专家们提供了大量临床一手数据。2020年,当新冠肺炎突发武汉,作为国家中管局专家组顾问,晁老参加制订全国中医防控方案,指导学生张忠德、方邦江、张洪春、苗青等专家积极开展临床救治,发挥了重要作用,得到了政府高度评价。

四、崇医德 大医精诚莫若此

"我愿以纯洁与神圣之精神,终身执行我职务。"这是晁老最敬仰的古希腊名医希波克拉底的誓言。晁老认为,医疗卫生行业是为人民服务的,对待中医要有诚心,对待学术要有诚信,对待患者要有诚意,晁老每年参与会诊100多次,为多位中央首长看过病,曾获"中央保健工作先进个人"。但无论是面对中央首长还是普通患者,他都耐心细致,想病人之所想,急病人之所急。

他曾诊治过一个患有肺间质纤维化的小女孩,孩子来自陕西农村,他每次都免去其特需挂号费。北京市宣武区中医医院呼吸科主任屈毓敏至今难忘跟着晁老出诊的日子,"由于号源有限,许多远道而来的患者常常当天挂不上号,晁老经常嘱咐加号,看到这样一位年近八十的老人家一上午常常忙得水都顾不上喝一口,只能在等待下一位病人的间歇头稍稍仰起,眼睛微微眯着休息一会儿,我们很不忍心。"可每次当屈毓敏和其他同事们试着劝晁老下次再加号时,晁老总是温和而坚定地说:"孙思邈有'见彼苦恼,若己有之'的美德。人家那么远冲着我来,就是想早日摆脱病痛折磨,我累一点又算什么。"

有一位患者,老年女性,几乎天天咳嗽、咳痰,憋喘,上气不接下气,长年饱受折磨。跑了很多大医院,都没有明显好转,每年都得住院,直到找到晁老教授这儿,这两年都不用住院了。"是晁老一步步把我从疾病的泥潭里拉出来的!"说这话时,这位老年患者的双眼溢满了感恩。"内有痰饮、外受风邪,引起咳嗽、喘息和咳痰的加重,所以治疗中除了疏风、止咳,还要对病人进行祛痰平喘。"晁老教授解释道,"如今,病情基本控制稳定了,几年没有大犯咳喘了! 我们的中医,是千年的国医啊!"

2014年,晁老教授被授予"国医大师"称号。中日友好医院本来计划要给他安排特需门诊,起初被他断然拒绝了。张洪春主任跟在晁老身边30多年,眼看着他一直坚持只设普通门诊,而对一个普通门诊病人,经常一看就是半小时二十分钟。直到 2014 年，经不住医院劝说，他才松了口，增设了一个特需门诊。晁老一直这样说"第一，这样弄，人家看不起病。第二，我觉得普通号和特需号我是一样看的，不能增加患者经济负担。"也许，在不少人看来，医生就是一份谋生的职业，但在晁老的心里，真的不认钱！他念念不忘的都是中医、中国、老百姓。他说，"老百姓看病不容易，外地来京的病人住宿、交通花费更多。"他从不开大方、贵重药、奇特药。

2017 年 7 月 4 日，国医大师晁恩祥学术思想与临床经验研讨会暨 83 岁寿诞在北京翰林书院隆重召开，晁老及其学生、弟子、医院代表齐聚一堂，就如何更好地学习、继承和发扬国医大师晁老的学术思想进行了广泛而深入的探讨。在会上，晁老特别强调的是医者的医德医风问题，语重心长的嘱咐大家："为医者，应不忘初心，要对中医有诚心，对学术有诚信，更要对患者有诚意。"

五、怀初心 硕果累累誉天下

晁老从事中医内科临床、教学、科研 60 载，取得了丰硕的成果。他是中日友好医院中医内科首席专家，主任医师、教授、博士生导师。全国中医内科肺系学科带头人，现兼任中华中医药学会肺系病分会名誉主任委员，中华中医药学会急诊分会名誉主任委员，世中联呼吸病专业委员会会长，第三、四、五批全国老中医药专家学术经验继承工作指导老师，第一批中医药传承博士后合作导师，香港浸会大学中医药学院荣誉教授，中央保健委员会会诊专家，也是国内多家知名三甲医院客座教授。2013 年晁老被评为第二届"首都国医名师"，2014 年被评为第二届"国医大师"，2015 年获央视"最美医生"荣誉称号。他主编出版著作十余部，发表论文 300 余篇，国家级科研课题多项，多次获得国家级科技进步一、二、三等奖。他自主创新研发的"苏黄止咳胶囊"，也获得国家级创新新药一等奖。

在晁老从医生涯中，弟子门生、硕士、博士、博士后满天下，张洪春、方邦江、李素云等弟子被评为首届国家中医领军"岐黄学者"，很多人还走上了三级中医院的领导岗位。但是在医疗业务上，他相当严格，晁老常常带学生查着房、看着门诊，就要提问，如果回答不圆满，解释不清晰，他训斥起来很不客气，让人想找个地缝钻进去。但是，一段时间下来，学生们感悟最多,觉得进步特别快!发现自己自信心提高了很多!中日友好医院呼吸科的王伟钢主任和陈燕主任医师颇有感触,"跟晁老相处,既有一种畏惧感,又能体会到一种父爱,受到晁老批评时,感觉自己还要更加努力";"晁老经常问,你这个事情为什么没有做?甚至会因为写错别字而批评我们,我们写的病历是绝对不可以有错别字的!我们一直接受这种训练,我们觉得这种训练很有效"。而且这样的严厉,不仅只是针对学生,有时还针对医院领导。如果中医的床位、医疗资源被无故减弱了,晁老也会找院长或书记理论,提出保护中医的正常发展。《中华人民共和国中医药法》(以下简称《中医药法》)出台以后,中央发出征求意见的表格,大家传阅看看,一些专家表示认同罢了,可晁老怀着对中医事业的挚爱和负责精神,根据我国实际情况和未来发展趋势,写了一份长长的意见书,他说,应该为《中医药法》责无旁贷地做点事情。

从医60余年,隔着悠悠岁月回眸凝望,光阴早已将他的乌丝染成白发,但晁老依然精神矍铄,不忘初心,读经典、重临床、善思悟、爱病人,展现了一位大医的家国情怀。

第二章　学术思想

一、学术思想的奠定

国师大师晁恩祥教授已经走过逾六十余载医学生涯。从年少起，他就因机缘与中医结下了不解之缘，他扎实的理论、渊博的学识、创新的精神为世人所称道。他在中医学领域辛勤耕耘，不断地超越自我，取得了令人瞩目的成就。

晁老出生在河北唐山，1956 年，作为北京中医学院首批招录大学本科生，晁老赴京求学，师从秦伯未、刘渡舟、余无言、任应秋、祝谌予、陈慎吾、时逸人、杨甲三等名医大家。这些名医大家对《黄帝内经》《伤寒论》等经典著作治学已久，理论与治验均极为丰富，使晁老获益匪浅。其中任应秋大师精通《内经》理论，晁老勤奋好学精神尤为给他留下了极佳的印象，常在课外对晁老加以悉心指点。晁老除了学习中医经典理论之外，对现代医学之解剖学、生理学、病理学等基础理论也努力学习，融汇贯通。在北中医打下的扎实基础，为晁老日后成为大家启迪良多。

晁老大学毕业后，积极响应国家号召，在边疆内蒙古扎根临床一线。边疆艰苦的生活条件，非但没有阻碍他学术的发展，反而成为他学术的助力器。他在自治区中蒙医院从事医、教、研工作二十二载，1966 年、1967 年两度于冬、春季到内蒙古克山病地区防治克山病，1969—1970 年在北京"全国中草药新医疗法展览会"任编辑，1971 年开始进行慢性阻塞性肺疾病（COPD）等呼吸系统疾病的临床防治研究，并多次下乡巡回医疗，从事教育改革的教学工作。1976 年 3 月至 1977 年 10 月，晁老在北京参加全国中医高级研究班学习研究中医，以优异的成绩毕业。晁老在边疆二十二载的奋发努力，为成为呼吸系统的国医圣手打下了扎实的临床基础。

晁老 1984 年由内蒙古中蒙医院调至中日友好医院从事医教研及管理

工作,先后担任中医处处长、中医大内科主任兼中医肺脾科主任。1990 年 1 月晋升为主任医师、教授。他分别在 1986 年、1990 年应邀到日本金泽医科大学及松山市老年病院讲学;1994—1995 年在日本大学医学部讲学、指导医疗并聘为客座教授。1999—2000 年及 2004 年初应邀到中国香港讲学、指导医疗。1998 年 2 月应中国台湾长庚大学邀请讲学、指导医疗(为期 2 个月)。1996 年、2005 年初曾到澳大利亚悉尼短期讲学,并聘为客座教授。他还经常到中国人民解放军总医院、市内多家综合医院及其他省市医院会诊,并从事中央保健工作多年。晁老从 1993 年开始享受国务院突出贡献政府特殊津贴。进入新世纪后,晁老又为抗击"非典"及新型禽流感、新冠肺炎作出了卓越的贡献。

晁恩祥教授业医 60 余年,一直在医疗、教学、科研工作一线,他擅长于哮喘、咳嗽变异性哮喘、COPD、肺心病、肺间质纤维化及肺系疑难病、肺系感染性疾病的诊治,但晁老不仅限于对具体临床疾病的治疗。他在临证还非常强调中医的辨证论治、治则治验等临床基本功,重视"异病同治,同病异治"的中医理论。他强调望、闻、问、切是中医调查了解疾病的主要方法和手段。四诊合参,详细全面地收集临床资料,才能为辨证诊断提供重要而可靠的依据。只有四诊资料丰富、准确,而且切乎实际,辨证分析才能全面。如果临床不重视四诊收集资料,或诊察收集资料零乱、失真、断章取义、不够全面,那就必然会给辨证诊断带来困难。虽然中医早有"望而知之谓之神""舍脉从症,舍症从脉"之说,但仍应以四诊全面分析更为恰当,才能更全面地了解收集病情及其演变,任何只强调某一诊法的做法都是不符合要求的,也只有如此才能真正达到"望而知之谓之神"的境界。

晁老独到、务实的学术思想,正是他数十年临床经验与中医经典理论、辨证论治相合的结晶,值得反复学习、思索、探讨。

二、学术思想撷菁

(一)"急则治标,祛除病邪"为治疗急症的治疗大法

晁老长期接触一线临床工作,练就了一身治疗急症的本领,认为急症一般起病急,传变快,危害大,故需要根据辨证迅速祛除病邪。如慢性阻塞性肺疾病急性加重期,虽虚实夹杂,但宜以祛邪为先,或解其表,或清其里,

或温化寒痰,或清化肃肺,或燥湿理气。再如急性感染性疾病,患者常表现邪实之象,故应根据外感邪气性质,及时清除病邪,如热邪壅盛者,应清热解毒;寒邪凝滞者,应辛温散寒;湿邪为患者,宜淡渗利湿,或芳香化湿,或清热燥湿等;燥邪伤人,可生津润燥。因此,急症阶段当以祛邪为要,中医截断思维即是此意。邪气渐减时,当及时固护正气,或施以扶正祛邪之法。

中医治则中有"急则治其标,缓则治其本"之说,而下法用于治疗内科急证当属"急则治其标"之意,即在此治则指导下建立的治法。急证,有骤急、危急、紧迫之特点,临证如不速决其治,则会变证丛生,因而应用下法治疗急证,除要掌握好时机外,更要有胆有识,不可优柔寡断,应打破"人参杀人无过,大黄救命无功"的说法。下法用之得当适时,会收到力挽狂澜之效,所以说下法是临床治疗急证可以采纳的一个良策。

晁老治"急症以祛邪为先"的学术特点在他治疗喘证中尤为突出,喘证是以呼吸喘促为主要表现的证候,可因肺系疾病或其他脏腑疾病引起肺气上逆,肺失宣降所致。临床可见呼吸困难,甚至张口抬肩,鼻翼煽动,不能平卧,涵盖了现代医学中的很多疾病。喘证有虚实之分,急性发作者以邪实为主,外感六淫、痰饮、肺火、肺郁等均为常见之邪气,邪气不除,肺气不降,故气喘难平。因而晁老在治疗喘证时注重祛邪气以平喘,如晁老认为咳嗽变异性哮喘与风邪相关,因而确定疏风宣肺、缓急解痉、止咳利咽的主要治法,基本方组成为炙麻黄、紫苏子、紫苏叶、杏仁、蝉蜕、地龙、僵蚕、射干、牛蒡子、炙杷叶、紫菀等,并根据个体差异,治疗应随证加减。如同为风邪犯肺,偏风热者,常见有咽中痒有少许黏痰不易咳出,或咳出少量黄痰,加入清肺化痰药。又有风邪犯肺,见有寒象者,如少痰、见冷风咳嗽加重、咽中痒,常加入疏风散寒辛温之品。因肺与大肠相表里,在肺之邪浊可通过清泻肠胃而得以治疗,故可用下法治疗实喘,选用宣肺通便泄热法以平喘。

(二)重视下法在急症中的应用

下法即运用泻下通便的方药,使病邪排出体外,从而达到治疗疾病目的的一种治疗方法。早在汉代张仲景在《伤寒杂病论》中对下法的临床运用论述就甚为详备,有关经文达50余条。其后如金元之刘完素、张从正以及清代温病学派,对下法用于急证亦多有创新和发挥。吴鞠通受"急下存阴"的启示,制定了牛黄承气汤、宣白承气汤、导赤承气汤等五个承气汤,从而更加丰富了下法治疗急证的内容。

晁老临证使用下法治疗疾病范围广泛,方法依证多变,他认为:下法有温下、寒下、润下、逐水、攻补兼施之别。而细究下法可以治疗多个脏腑疾病的原因,可以上溯到《黄帝内经》,《素问·五藏别论》就云"魄门亦为五藏使"。"魄"通"粕"。肛门传送糟粕,故名魄门。肛门乃人体九窍之一,在生理、病理上与五脏有密切关系,其正常启闭有赖于心神的主宰、肝气的条达、脾气的升提、肺气的宣肃、肾气的固摄。同时,五脏浊气通过肛门排泄,若肛门不能为五脏泄浊,则五脏功能亦可因此失调。

从现代医学的角度上看,下法可促使胃肠蠕动加强,促进排便或排气,腹压降低,使膈肌运动幅度增大,直接改善患者的呼吸功能。下法还可使滞留于肠道的病原体及其毒素、各种肠源性有害物质及机体代谢产物排出体外,促进机体的新陈代谢,改善微循环,从而保护机体重要脏器心、肺、肝、肾、脑生理功能,起到通腑护脏的作用。由此可见,下法可用于治疗多种脏器的疾病,尤其治疗危重症如心肌梗死、支气管哮喘、呼吸衰竭等疾病临床证实具有显著疗效。在内科急症中,晁老下法常用于退热、消胀止痛、平喘、止血、解痉、醒脑开窍以及逐水等方面。如里热实证,可用承气辈下之;如寒积腹痛,可用大黄附子汤、三物备急丸;如胸胁满痛者,可用大柴胡汤;里热炽盛、腑实燥结所致神昏窍迷者,选用通腑泄热法,可用牛黄承气汤;伤寒或温病,邪热内结,或热痢里急后重,选用急下泄热,除阳明腑实之积滞,使热结从下而解,同时寓急下存阴之意,可用寒下之承气类;用下法治疗实喘,选用宣肺通便泄热之法,可用宣白承气汤;肺胃热盛伤及血络所致的吐血、衄血,选用泄热通下、釜底抽薪而达止血之法,可用凉膈散、泻心汤等;阳明热盛,灼伤阴液,筋脉失养而致的痉病,可用大承气汤或增液承气汤;水湿内聚于胸腹,或水停胸胁而暴肿胀满,气急喘促,或腹大如鼓,二便闭结,水饮内停,病属危急,脉沉实有力,苔白腻者,选用急攻水饮之法,可用舟车丸、十枣汤、牵牛子粉、甘遂末等逐水通腑。

其具体而言,可分为如下几个方面:

1. 祛邪退热 伤寒或温病,邪热内结,壮热面赤,口干烦渴,腹满便结,或见谵语烦躁,舌苔黄燥,或起芒刺,脉沉弦有力而数;或见热痢,里急后重,当以急下泄热,除去阳明之腑实积滞,使热结从下而解,同时寓有急下存阴之意。方药可选用寒下之承气辈。

2. 消胀止痛　因食滞、虫扰而致脘腹猝然胀痛,可用行气通下法消胀止痛,即所谓"通则不痛"之意。若见腹痛拒按,二便闭结,呕吐、自汗,舌红苔厚而燥,系里热实证,可用承气辈下之,若属寒积腹痛,则应治以温下法,可用大黄附子汤、三物备急丸等,若胸胁满痛者可用大柴胡汤治之。

3. 泻肺平喘　喘证有虚实之分,实证多因邪气犯肺,或痰浊阻肺,致使肺气失于清肃之职而致。由于肺与大肠相表里,在肺之邪浊可通过清泻肠胃而得以治疗,故于临床常用下法以治实喘。若证见喘促胸闷不能平卧,壮热,痰多黄稠,便结,腹胀,舌苔黄糙或黄腻,脉滑数者,可用宣白承气汤以宣肺通便泄热。

4. 泄热止血　吐血、衄血,多因肺胃热盛伤及血络所致。若见胸膈烦热,口干而渴,心烦便秘,口舌生疮,面赤唇焦,小便黄赤,舌红苔黄,脉滑数者,可用凉膈散、泻心汤等泄热通下,釜底抽薪,达到泄热止血的目的。

5. 坚阴解痉　痉病以手足抽搐,口噤项强,甚则角弓反张为主症。若兼见胸满腹胀,大便秘结,手足挛急,卧不着席者,乃阳明热盛,灼伤阴液,筋脉失养而致,可用大承气汤或增液承气汤,以达到泄热坚阴止痉目的。

6. 醒脑开窍　热结于里,里热盛实而致躁扰不宁,谵语神昏,壮热不休,大便不通,腹部胀满,舌苔焦黄或黑起芒刺,脉沉实有力,属里热炽盛,腑实燥结所致之神昏窍迷者,当选用通腑泄热,以达到醒脑开窍目的,常用牛黄承气汤类治之。

7. 攻逐水饮　若水湿内聚于胸腹,或水停胸胁而暴肿胀满,气急喘促,或腹大如鼓,二便闭结,水饮内停,脉沉实有力,苔白腻之病情危急者,急当攻逐水饮,"去菀陈莝"使水饮得去,二便通利,方选用急攻逐水之方如舟车丸、十枣汤、牵牛子粉、甘遂末等逐水通腑。

晁老认为运用"下法"救危急者,当遵循法度,不可盲从,具体而言:

1. 要准确辨证　应用下法亦当进行认真准确的辨证,不可见急证就用下法。几千年来,中医理论与临床实践的总结告诉我们,中医在临证之时,十分强调理、法、方、药的一致性。那么在应用下法之时同样需要辨明其虚实,分清其寒热。下法必须符合辨证,万不要犯"虚虚"之戒。虽然下法适应范围较广,但亦不应滥用于急症的治疗。

2. 要多法并举　下法一般分为寒下、温下、润下、逐水等几类,虽然下法用于急症则以寒下、温下、逐水为常用,但是经常与其他治法,如活血、行气、涤痰、清热、开窍等法相互配合使用,必须根据病情的寒热虚实及病邪属性,采取相须、相使,甚至相反之法而方能奏效。

3. 要中病即止 首先下法用于急症,一般多较猛峻,除据病情寒热虚实而用外,还当抓住时机,有的需要一攻而就,有的又需较长时间使大便通泻,并保持大便每日畅达方使邪去正复,转危为安。因而使用之时,必当审证用之,中病即止,防其攻伐太过。下法应用之时往往有恶心、呕吐、腹痛等反应,亦当注意。下法用后又有伤正之弊,故应注意下后调理。临床对于表证未罢,里实未俱者不应应用。老年、孕妇一般当慎用。但要视病情需要,"有故无陨,亦无陨也",用之恰当亦无不可。

(三)肺系疾病从"风"立论

晁老临证治疗肺急危重病时,发现患者病情变化迅速,症状百出,以中医取类比象之说,与"风为百病之长""风善行而数变"甚合。故晁老率先提出从"风"论治肺系疾病。

1. 哮喘 哮喘一病,历代学者多从痰论治,认为"痰为中心""痰为宿疾"。晁老勇于创新,通过多年的临床观察,发现了咳嗽变异性哮喘的发病率极高,且还不为多数的医家与病患所认识。同时,晁老还认为即便是其他类型的哮喘,起病也常具有过敏因素,气道高反应也很明显,恰如:"风邪犯肺、气道挛急"之证,故而创立"风咳""风哮"之病名。他认为:"哮喘"证中咳嗽变异性哮喘当以"风"为主因、首因,而在其他类型"哮喘"证中,"风"亦为重要致病因素。

(1)咳嗽变异性哮喘——"风咳":晁老认为咳嗽变异性哮喘中医病理是以风为本,依据是其咳嗽特点为阵咳,突然发作、呛咳、挛急,并表现为咽痒、气道痒感,痒即咳而难以抑制,受风、冷之气及异味刺激诱发等,这些大都体现了中医风邪之突发特性,"风善行数变""风为百病之长""其性轻扬,风盛则挛急"及"风邪为患可致瘙痒"等特点。因而确定了以疏风为主,并针对因其风邪而致气道失衡,肺气不宣,气道挛急,并伴有似哮喘的某些表现,如过敏性表现,伴有喷嚏、鼻塞、咽痒、气道瘙痒感,反映了风动气逆之状,均与风邪相关,因而确定了疏风宣肺、缓急解痉、止咳利咽的主要治法。这种风象常有外邪之犯,也可因内因肝风而动的挛急失缓之象。其基本立法则用疏风、散风、止咳、利咽之药,以疏风宣肺,散风脱敏;并以解除或缓解气道挛急以及润肺止咳等药共用奏效。

（2）其他类型、特别是重症哮喘的辨证也应重视"风"邪——"风哮"：患者哮喘发作时，其病情严重程度的分级可分为轻度、中度、重度、危重，其中重度、危重度的哮喘发作统称为重症哮喘。哮喘相当于中医学之"哮病"。对于哮病，晁老认为，其急性发作期辨证有六大要素，即：风、寒、热、痰、瘀、虚。但与传统病机认识所不同的是，晁老认为风邪犯肺、气道挛急是哮病发作的主要病机，这有别于传统以痰为中心的病机认识。他指出，因肺主气，司呼吸，主宣发肃降，外合皮毛，具有通调水道的功能，风邪袭肺，阻于肺与气道，肺失宣发肃降，风盛气逆，"风盛则挛急"，气道挛急，肺道不利而发病，痰作为继发性致病因素，也可碍肺之宣降，但只是其中的病理因素之一。从临床实际情况来看，重症哮喘除病情重，预后差以外，更具有其不同的病机特点。重症哮喘发作迅速、严重急迫的特点，与"风善行而数变""风盛挛急"的特点非常相符，因此重症哮喘患者应重视风邪的重要致病因素。同时，重症哮喘患者多见发病日久、反复用药效果不佳，日久病虚，痰、瘀之病理产物根深难除，体虚感邪而反复发作，"风为百病之长"，痰、瘀与风相挟而为病，并同时兼见风、痰、瘀、虚之证，但有偏实偏虚、偏寒偏热之不同，然究其诱发之关键为风邪作怪，故重症哮喘发作之时应注重风邪的辨治。

2. 感染性咳嗽　感染性咳嗽在临床上极为常见，如感冒后咳嗽、扁桃体炎、咽炎等肺系疾病常以咳嗽为主，无痰或极少痰，伴咽痒（或鼻痒），呈阵咳、顿咳或呛咳，可突发突止，咳声急迫，常因异味或冷空气刺激而加重。或咽痒咳嗽，越咳越痒，越痒越咳，不痒则不咳，甚或夜重昼轻，这些均具备"风症"特点，因此晁老提出以风咳诊治的思路，并首次确立"风邪伏肺"这一证型，与风寒束肺、风热犯肺、燥热伤肺并列，成为外感咳嗽的第四个证型。

3. 慢性阻塞性肺疾病急性加重期　慢性阻塞性肺病属中医学肺胀范畴，其临床特点为咳、痰、喘，此类患者急性加重往往是感受风寒或风热之邪气，肺乘于风邪，则肺气不利，经络涩滞，气道不宣，上气而喘咳，其临床特点为咳嗽频频、痰少、咽痒，此时治疗当以"疏风散风、解痉缓急"为法。又因其常夹杂其他邪气，故应疏风同时要散寒或清热；咳则气短者应用敛肺止咳之品；喘息动甚，咳而遗尿者当为肾不纳气，疏风同时不忘固肾。

4. 从"风"论治肺系病常用方药　对于肺系疾病从"风"论治的治疗，晁老常以疏风宣肺，缓急止咳利咽为法，基本方为：炙麻黄、苏子、苏叶、杏仁、蝉蜕、地龙、僵蚕、射干、牛蒡子、炙枇杷叶、紫菀等。如有风邪犯肺兼热者，加入清肺化痰药；有风邪犯肺，又见寒象者，常加入疏风散寒辛温之品；阴虚肺燥，常加入养阴润燥之品；咳嗽气急者，加缓急收敛之品或敛肺止咳等药；病久者，久病入络，常加活血行瘀之品；当服药后病情缓解好转，尚应继续服用，标本兼顾，以调补肺肾药，求扶正固本。晁老治疗肺系疾病从"风"论治的常方药具体分述如下：

（1）疏风散风法：风邪宜疏宜散，不可强行镇咳敛降，故疏风散风法是晁老针对风咳必用之法，如经验方中炙麻黄、蝉蜕、僵蚕、地龙即意在疏散风邪，其他疏风药物如荆芥、防风、葛根、全蝎等亦时有选用。如鼻塞喷嚏者，加苍耳子、辛夷花以疏风通窍。

（2）疏风散寒法：风为六淫之首，其他外邪多随其侵袭人体，所以外感咳嗽常以风为先导，或挟寒，或挟热，或挟燥，其中尤以风邪挟寒者居多。《景岳全书·咳嗽》说："外感之嗽，必因风寒。"意即外感咳嗽，风寒为首发因素。因此，疏风散寒法为常用之法，临床常选炙麻黄、桂枝、细辛、苏叶、白芷等。

（3）疏风清热法：风挟热犯肺常见有咽中痒，有少许黏痰不易咳出，或咳痰黏或黄稠，如有发热、咽干、口渴者。可用银花、连翘、桑叶、黄芩、鱼腥草、瓜蒌、桔梗、薄荷、牛蒡子，清热不忘疏风，正如叶天士《温热论》中所言："挟风则加入薄荷、牛蒡之属，……透风于热外……不与热相搏，势必孤矣。"

（4）解痉缓急法：对于"气道高反应"的患者，常见有干咳少痰或剧烈干咳，咽痒，异味刺激则咳嗽更剧，应用解痉缓急之法，药用地龙、全蝎、蝉蜕、五味子、白芍、苏子等，久咳剧烈者，可加诃子或少量罂粟壳，但罂粟壳不可久服，中病即止，以免闭门留寇。

（5）疏风利咽法：咽干、咽痒、咽痛常为咳嗽的先期症状，故遣方用药中疏风同时不忘利咽，常用药有牛蒡子、射干、青果、诃子、桔梗、蝉蜕、玉蝴蝶（又称千层纸，为利咽之良药）。

（6）疏风润燥法：叶天士在《温热论》言："风挟温热而燥生，清窍必干，谓水主之气不能上荣，两阳相劫也"，风燥患者常有鼻干、咽干、少痰、干咳，或见肠燥便干者，治应疏风润燥，药选麦冬、沙参、炙枇杷叶、火麻仁、梨皮、玄参等。

（7）宣肺止咳法：风邪为患，致肺气上逆，故疏风同时应宣肺止咳，基本方中紫菀、杏仁、炙枇杷叶为宣肺而设，另外还可选择前胡、款冬花、百部等。

（8）平肝息风法：外邪常首先犯肺，郁闭肺气，敛降失司。木反克于金肝气多会乘此之机，化风上冲，使肺气不降反升，出现咳嗽之象。肝气化风上冲之咳在临床比较常见，治疗时在祛邪以恢复肺气敛降之性的同时佐以平肝息风，药用地龙、全蝎、钩藤、菊花、生龙牡等品。

（9）扶正补益法：久病必虚，虚者宜补，或攻补兼施。如肺系病见干咳气短，用麦冬、沙参、五味子、太子参、黄精、远志滋阴益肺；气短动喘，属肺肾亏虚者，加太子参、黄精、山萸肉、枸杞子、蛤蚧、五味子等；喘息动甚，咳则遗尿，属于肾不纳气者，可用山萸肉、五味子、白果、淫羊藿、肉苁蓉、西洋参等。如平素易感受风邪者用玉屏风散以固表。

根据上述理论，晁老指导研发了"苏黄止咳胶囊"，是国内目前唯一治疗肺系"风"邪致病的中成药，对于风哮、风咳的治疗，疗效显著，苏黄止咳胶囊的开发及临床应用获得了 2014 年度中华中医药学会科学技术奖一等奖。

（四）急性热病（包括传染病）强调辨证论治

晁老擅长治疗急性感染性疾病与传染性疾病的急性热病，他治验丰富。2003 年流行的严重急性呼吸综合征（SARS）及现有散发的流行性感冒与人感染高致病性禽流感，以及 2020 年新冠肺炎等，他均不顾艰险，亲赴临床一线指导治疗。晁老认为中医学对温热病、温疫病治疗有丰富的经验，可广泛运用于传染病。虽然既往突发新发传染病从整体出发进行辨证论治取得了一些效果，但他还是强调目前仍应当继续努力，不断分析传染病的病因、病机，注意疾病的动态发展。例如对于 SARS 治疗，晁老认为，从该病的发病过程看，病机为病毒伤人，正邪搏击，出现以肺为中心的热毒损伤，同时温邪内蕴，脾胃受邪，后期出现气阴两伤与血瘀痰阻。该病变化多端，治疗亦应用温病理论辨证论治，应用祛邪、解毒、清热、宣肺、止咳、化痰、平喘、祛湿、泻肺、化浊、养阴、益气、降逆、活血、健脾、和胃等法，视患者邪正情况的不同选用不同治法治疗。晁老参与人感染高致病性禽流感的治疗与国家中医药防治人感染高致病性禽流感的方案的制定，其认为人感染高致病性禽流感发热时间较长，符合温病学家描述的温疫发热，即《温疫论》所谓"温者热之始,热者温之终,温热首尾一体……又名疫也",具有起病急、来势猛、传变快、变化多的特点,具备了毒、热、湿、瘀、虚、脏衰的证候要素表现,该病毒潜于半表半里发病,邪传于表发于卫分、气分,传于里而入肺胃,毒热伤及营血及脏腑阴阳。因此毒犯肺卫者,予以清热解毒,宣肺透表;毒伤肺胃者,予以清热解毒,祛湿和胃;毒热壅肺者,予以清热泻肺,解毒化瘀;热入营血证者,予以清营凉血,活血通络;元阳欲脱者,予以益气固脱,回阳救逆。

晁老治疗急症,除强调"急则治标""急症当祛邪,邪祛正自安"外,还注重辨证论治,重视对疾病过程、阶段证候的治疗。尤其是对急性病毒感染性疾病,中医清热、解表、化湿等方药可能具有抗病毒作用,但并非完全针对病毒,而是通过整体观念及辨证用药,针对证候和病机的变化过程的整体治疗,从而达到改善症状,调节机体抗病能力等目的。因此,从另一个角度讲,也可以认为中医药具有一定程度的非特异性抗病毒作用。

(五)疑难杂病从肝论治

临床上很多的疑难杂症突出特点是诊断比较困难,临床症状很突出,功能性损伤明显,却难以找到与症状相匹配的器质性病灶;另一个特点是治疗困难,并且现代医学的治疗手段相对较少。晁老在治疗这一类疾病时主要是从临床症状出发辨证论治,抓住症状特点,他认为就可以正确地辨治,收到良好的效果。在临证中,晁老重视"风""肝"与疑难杂症之间的关系,他认为人是一个整体,脏腑是相关的而且互相依存、资生、制约,肝与肾同居下焦,同时与中焦脾胃密切相关,肝属木,木火刑金,因而在临床上肝与相关脏腑有关的疾病是不少的。诸如眩晕、瘙痒、动摇、抽搐、中风不遂等病证,晁老都是从肝与风的关系、肝主筋脉等入手治疗的。其病机大体不外受风邪、血虚生风、肝肾阴亏、肝阳亢盛、火盛生风等等,故而以祛风、养血、育阴、平肝、潜阳、息风等方法结合运用而治之。

晁老不仅善于治疗内科疑难病,对五官科、皮肤科等其他专业的病种也多有涉及。

目为五官之一,与脏腑相连通,五脏六腑之精气皆上注于目,尤其是肝。所说肝开窍于目,不仅肝经过目系,而且目需肝血之营养,五脏六腑之精气无不通过血脉上注于目,《黄帝内经》所说:"肝气通于目,肝和则目能辨五色矣","肝受血而能视",均说明肝开窍于目是一种生理功能,同时在病理和临床中也有其实际意义。因而说肝与目之关系极为密切。五轮中风轮属肝,又因火邪、风邪均可引起目疾,如肝火、肝风,肝经风热、肝经实火均可导致目疾之实证;同时又因肝阴、肝血不足而可导致眼病的虚证。晁老体会无论内眼还是外眼疾患,提出"从肝论治"治疗眼病,临床上从肝及肝肾、风热、风火治疗眼病获得了确切效果。

晁老对皮肤瘙痒症,也是从"肝""风"立论。皮肤瘙痒症的特点是皮肤瘙痒、干燥,夜间痒甚,皮肤如虫行,可见搔痕,划痕试验可阳性,脉细弱。此乃血虚生风之象,肝藏血,故根据肝与风关系以及有因血虚生风者,而当以"治风先治血,血行风自灭"之理,行养血散风之法,用以当归、白芍、生地、熟地、鸡血藤、首乌、丹参、白蒺藜、防风、蝉衣、僵蚕、蛇蜕等养血凉血、养肝息风之品。

晁老对于阴部湿疹,也是从肝论治。他曾治疗一男性患者,多年阴部湿疹伴有头痛,晁老从肝论治,数剂病情大为改善。晁老认为,由于肝之经脉络阴器过少腹,络布两胁,同时肝脉上达颠顶,从辨证论治入手,该疑难杂病治之并不难,方药用之得当,自当如桴击鼓。

第三章 学术特色

一、发热

发热是一大类疾病,包括了感染性疾病与非感染性疾病,很多难治性发热多归因于感染、肿瘤与风湿免疫性疾病。晁老依据中医经典理论,对临床难治性发热临证治疗建树颇丰:

(一)突发、新发传染病发热

在 21 世纪,传染病仍然是人民健康和社会安定的严重威胁。近年来,世界卫生组织报告,当今世界上,传染病占全球死亡病因之首位。在过去的 30 年间,又发现了 40 多种新病原,其中大部分是病毒。原有的传染病还没有得到控制,新的传染病又不断产生。

2003 年的 SARS,2005 年的人感染高致病性禽流感,2007 年的手足口病,尤其是 2020 年肆虐全球的新发、突发传染病——新型冠状病毒肺炎,对全世界人类健康产生了巨大的威胁,是近百年来全球最严重的突发公共卫生问题。

2003 年 SARS 流行及 2004 年人感染高致病性禽流感,乃至 2020 年的新冠肺炎,晁老都是战斗在一线的先驱,积累了丰富的临床经验。他深谙中医温病经典,依据中医温病理论,重视卫气营血辨证,认为传染病是感受天之"疫气",强调治疗感染性发热,要分析传染病的病因、病机,注意疾病的动态发展。从整体出发辨证论治,才能取得良好效果。

晁老非常重视学科团队在新冠肺炎防治中的引领作用,2020 年 2 月,方邦江教授时任武汉雷神山医院感染三科五病区主任、武汉雷神山医院中医药防控专家组副组长,晁老经常通过远程会诊参加病人治疗,认为新冠肺炎属于中医"疫病"范畴。《温病条辨·上焦篇》第四十三条言"头痛恶寒,身重疼痛,舌白不渴,脉弦细而濡,面色淡黄,胸闷不饥,午后身热,状若阴虚,病难速已,名曰湿温",这与新冠肺炎发热、乏力、胸闷、脘痞、便溏或腹泻,或伴咽干、咽痛、干咳,舌质紫暗,苔腻等非常相似,可以认为属于中医疫病之"湿温"范畴。

对于传染病"急性虚证"的认识,可以从《黄帝内经》得到印证,如《素问·刺法论》云:"不相染者,正气存内,邪不可干。""不相染者"即指不被传染病传染的人,明确指出了对于传染病,若人体正气(即现代医学人体免疫力)强盛,疫毒难以侵入肌体,反之,如果感染了传染病,表明人体的正气受到耗损,在正气虚损的患者中,除老弱病患者本有虚损外,尚有部分素体强盛患者也感染传染病,表明该人群患者存在新生的"急性虚证"的病理状态,晁老非常支持方邦江教授提出的新冠肺炎"急性虚证"新理论和及早补虚的治疗思想。

"疫病"的治疗原则以祛邪为主,故清除疫毒是本病治疗的关键,但也不可专事其证。吴又可《瘟疫论》指出:"疫则胃家事也,盖疫邪传胃十常八九,既传入胃,必从下解,疫邪不能自下,必借大肠传送之气而下,而疫方愈"。提出"大凡客邪贵乎早逐""勿拘下不厌迟",主张"急证急攻",早期使用通下法祛除毒邪。晁老在治疗传染病发热急重症时指出,应注重下法,邪热内结,壮热面赤,口干烦渴,腹满便结,或见谵语烦躁,舌苔黄燥,或起芒刺,脉沉弦有力而数;或见热痢,里急后重,当以急下泄热,除阳明之腑实积滞,使热结从下而解,同时寓有急下存阴之意,可选用寒下之承气辈。据此,方邦江教授提出"截断扭转"的思想,提出及早应用大黄祛邪治疗新冠肺炎,得到晁老大力支持,并在临床治疗中得到推广应用,研究成果获得上海市科学技术一等奖和上海市卫健委系统"援鄂医疗优质服务项目"。

(二)癌性发热

癌性发热是指恶性肿瘤病人非感染性发热,故抗生素治疗无效。现代医学对癌性发热的病理机制认识尚不十分清楚,治疗药物亦多以解热镇痛药对症治疗及皮质激素为主,效果不甚满意且有不良反应。晁老临证通过临床实践,形成了较为完备的治疗体系:

1. 病因病机 癌性发热是癌症晚期的一种常见症状,认为其病机为阴阳失调、内伤瘤毒或外感六淫之邪正虚邪实或正邪交争所致。现代医学认为癌性发热与肿瘤坏死组织吸收、肿瘤的代谢产物、瘤组织自身存在炎症等因素有关。晁老认为癌性发热与癌肿病久,正气虚损,阴阳失调,痰瘀湿毒等郁而化热有关。病因不同所致热型也不同。瘀血停积,气血壅滞化热,因病在血分,属阴,故发热多在夜间或午后出现,多为低热。湿痰郁久化热,湿热交阻,故身热不扬,汗出热不退。热毒炽盛,"阳盛则热",故多为高热。气虚而虚阳外越,阴火内生,故发热多于劳累后发生或加重,热势或高或低。阴液亏虚,水不制火,"阴虚则阳病",虚热内炽,故午后或夜间发热,且伴盗汗、手足心热等。总之,本虚标实为其病机特点。

2. 辨证分型 治疗癌性发热,应辨虚实,实证有瘀血、湿郁、热毒,虚证有气虚、阴虚,当随证施治。

(1)瘀血发热

证候特点:低热,多于夜间或午后出现,口干咽燥而不欲饮,面色暗黑或萎黄,局部有固定痛处或肿块,舌质紫暗或有瘀点、瘀斑,脉涩。治法:活血化瘀,凉血解毒。常用方药:桃仁10g、赤芍12g、生地黄12g、牡丹皮10g、水牛角30g、枳壳10g、柴胡6g、五灵脂6g、元胡12g、三七10g。

(2)湿郁发热

证候特点:身热不扬,汗出热不退,口干不欲饮,纳呆,脘腹痞满,周身困倦,小便短赤,舌质红,苔黄腻或白腻,脉濡数。治法:利温清热。常用方药:杏仁12g、薏苡仁15g、蔻仁12g、滑石30g、半夏12g、竹叶3g、厚朴12g、茯苓15g、桃仁12g、陈皮10g。

(3)热毒炽盛

证候特点:高热不退,面赤,汗出,口渴饮冷,小便黄赤,大便干结,舌质红,苔黄燥,脉洪数。治法:清热泻火。常用方药:黄连12g、黄芩10g、栀子6g、生石膏45g、知母12g、玄参12g、半枝莲30g、七叶一枝花15g、生地黄12g、甘草10g。

(4)气虚发热

证候特点:发热每于劳累后发生或加剧,热势或高或低,头晕乏力,少气懒言,自汗,平素易感冒,食少便溏,舌质淡,苔薄白,脉细弱。治法:益气健脾,甘温除热。常用方药:黄芪30g、党参15g、白术12g、柴胡6g、陈皮10g、茯苓15g、当归12g、大枣5枚、生姜6g、炙甘草10g。

(5)阴虚发热

证候特点:午后或夜间发热,手足心热,或骨蒸潮热,颧红,盗汗,心烦,少寐,口干,咽燥,尿短赤,大便干结,舌质红干或有裂纹,无苔或少苔,脉细数。治法:滋阴清火,除蒸退热。常用方药:青蒿 10g、鳖甲 30g、白薇 10g、知母 15g、生地黄 12g、赤芍 12g、牡丹皮 10g、麦冬 10g、蒲公英 12g、五味子 10g。

在以上辨证治疗的同时,晁老常配合中药注射剂清开灵 40ml 入 10% 葡萄糖注射液 500ml 中(或 0.9% 氯化钠注射液)静脉滴注,每日 1 次,能取得较满意的疗效。

二、从风论治咳嗽变异性哮喘

咳嗽变异性哮喘(Cough variant asthma,CVA)又名咳嗽型哮喘、隐匿型哮喘,是以咳嗽为主的一种特殊类型哮喘,该病没有明显的喘息症状,而是以长期反复发作性干咳为主要临床表现,多由运动、冷空气、气候变化或上呼吸道感染诱发或加重,有些病人可继发于病毒或支原体感染后。国际上于 1972 年由 Gluser 首次报道本病并命名为咳嗽变异性哮喘。CVA 生理病理机制与典型哮喘一样,也是持续气道炎症反应与气道高反应性,但临床并不表现为典型胸闷喘促,而是以持续性咳嗽为主要症状的,多发生在夜间或凌晨,常为刺激性咳嗽。西医对 CVA 治疗以支气管扩张剂联合糖皮质激素或抗过敏药物为主,其近期疗效尚可,但一旦停药后咳嗽极易复发,加之部分患者不愿接受长期治疗,故远期疗效并不理想,且有产生不良反应之虑。

早在二十世纪七八十年代,晁老即已注意到有一种咳嗽,具有阵咳、挛急、干咳、咽痒的特点,而传统治疗咳嗽的方法,疗效不佳,当时国内学术界对咳嗽变异性哮喘尚无认识,也未将这类疾病归入哮喘范畴。同时,晁老临床还发现,一些哮喘病的患者在发作时并无明显的"痰"象,最典型的症状描述是"干喘"或"干憋",而看不到有形之"痰",应用传统中医从"痰"论治,临床疗效不佳。晁老敏锐地抓住这类疾病的相似点,创新性、系统性提出了咳嗽变异性哮喘的"风咳""风哮"理论。

(一)理论溯源

对于哮病的病机在中医文献中有丰富的记载,"宿根"学说是权威的理论,"以痰为中心"的学说获得了千百年中医界的认可,至今仍然是哮病病机的核心理论。

早在《黄帝内经·玉机真藏论》即已指出:"风者,百病之长也。今风寒客于人……弗治,病入舍于肺,名曰肺痹,发咳上气";《素问·太阴阳明论》曰:"伤于风者,上先受之。"《素问·风论》有:"肺风之状,多汗恶风……时咳短气,昼日则差,暮则甚",《黄帝内经》的这些相关描写与记述,完全符合CVA的临床表现。后世《症因脉治》云:"风痰之因,外感风邪,袭人肌表,束其内部之火,不得发泄,外邪传里,内外熏蒸,则风痰之证作矣"。清代蒋宝素指出:"哮喘屡发,发时以散风为主"(《问斋医案》);现代著名中医内科学家印会河教授认为,哮喘病的主因是"风",因此其治疗虽然有冷哮、热哮两型,但其间风邪又是共同的病理基础。

晁老依据经典理论与先贤看法,创新了"哮病"理论,认为风邪是"哮病"发生、发展和演变过程中的主要致病因素之一。

(二)立论依据

取类比象是中医药学的重要方法,采用该法总结CVA患者证候学特点是晁老的立论依据。

1. 以咳嗽为主症　咳嗽多表现为阵发性干咳、呛咳,咳嗽程度剧烈,难以抑制,呈所谓呈挛急性、刺激性咳嗽,多于入睡时、夜间或晨起发作明显,影响睡眠。另一个特点是咽喉方面的症状,咽部不爽有刺激感,咽痒明显,痒即引发咳嗽。患者多无痰,或少量白黏痰不易咳出,部分患者有鼻痒、鼻塞、发作性喷嚏、流涕等症状,偶有胸闷或喘鸣,病史甚至可持续数年或数十年。

2. 发作有诱因　常由相关诱因所诱发,如冷热空气、异味、过敏原、运动、说话或上呼吸道感染等。

3. 家族史　病人家族中常有类似病史,或直系亲属中有支气管哮喘病人,常有变态反应性疾病史。

4. 支气管激发试验阳性　气道反应性增高,支气管激发试验或舒张试验呈阳性。

5. 年龄特点　小儿多发,各年龄段均可发病,近年来成人发病率有增高趋势。

6. 季节性　春秋季多发,全年均可发病。

7. 药物特异性　应用支气管扩张剂、肾上腺皮质激素类药物有效,一般抗生素、止咳祛痰药物无效。

晁老在总结分析 CVA 证候学特点的基础上，认为此与风邪"善行而数变"（《素问·风论》）的性质相符，据此，创新提出了"风盛痰阻、气道挛急"是 CVA 主要病因病机的学术观点。

（三）确立病名

CVA 以咳嗽为其特点，属于特殊类型的哮喘。在中医文献中，并没有与其临床表现完全对应的病名记载。晁老根据该病常表现为阵发性咳嗽，难以抑制，多方搜检经典医著，发现与《诸病源候论·咳嗽病诸候》中关于"风咳"之"欲语因咳，言不得竟是也"的描述类似，所以创新确立病名为"风咳"，以喉间喘鸣为主者，病名为"风哮"两大呼吸病证。该病名之确立，极大促进了中医肺病理论与临床发展。

（四）病因病机

CVA 表现与通常所指的"咳嗽""喘证""哮证"不完全一样，从临床表现来看，阵咳、咽痒、气急是本病主要症状，其咳以干咳为主，少痰或无痰，具有阵发性、痉挛性的特点，常突然发作，骤然而止，体现了"风邪之为病，善行而数变""风盛则挛急"的特点。本病患者常有明确外感病史，他症缓解后，唯咳嗽经久难愈，呈现风邪犯肺表现。本病咳嗽一大特点，凌晨及夜间较重，影响睡眠，与《黄帝内经》中关于"肺风"的描述有相似之处。痒，是本病的另一主要症状，或表现为咽部奇痒，或觉气道痒感，痒即咳，难以抑制，体现了"风邪为患可致瘙痒"的特点。本病患者对风、冷之气及异味刺激，或多种外源性可吸入物质极其敏感，常因此而发作，这是因为风邪犯肺，肺络受损失护，不耐外邪侵袭所致。同时，本病患者兼患过敏性鼻炎、湿疹的比例较高，对一种或多种物质过敏，且症状轻重程度常与咳嗽发作程度及轻重共进退，这些都属变态反应性疾病，中医临床治疗对此多从风论治有效，这些也间接佐证了本病发生与风邪相关。所以，晁老认为本病病因为风邪为患，"风邪犯肺，肺气失宣，气道挛急"为其主要病机，病程过久，尚有气逆血瘀之象。

晁老根据长期临床实践并结合中医经典理论，认为"风盛"不仅是 CVA 的主要因素，也是"哮证"的重要病因，为病之本。"哮证"发作时病人可以表现出咳嗽、痰鸣、气道挛急、肺道不利，而痰鸣之状，是风邪侵袭机体后产生的病理结果，为病之标。因肺主气，司呼吸，主宣发肃降，外合皮毛，具有通调水道的功能。风邪袭肺，肺失宣发肃降，津液停聚为痰。痰作为继发性致病因素,又可阻碍肺之宣降,气之升降。"风盛则挛急",风痰相搏,内阻于肺与气道,致使气道挛急,肺管不利而发哮喘。而气道挛急,肺管不利,又可影响痰之外排,使"上气喘逆,鸣息不通"之症更为严重。据此可以认为,"风盛"当是哮喘病的主要致病因素之一。

(五)治疗方法

1. 疏风解痉　疏风解痉法是针对哮喘病人急性发作时表现的"风盛痰阻、气道挛急"的病机而设的治疗方法,属于治标、治肺之法。哮喘病治疗过程中,采用祛风之法,古今医家已有论述,如清代蒋宝素、现代著名中医内科学家印会河教授等。晁老博采众家之长,结合自己数十年的临床经验,强调风邪为患,认为哮喘急性发作时祛风是当务之急,通过祛风,可使表邪外达,肺气清肃得行,气道通利,痰去络通而喘自平。现代医学研究亦证明,具有祛风作用的药物,确能改善机体的体质,降低其易感性。解痉就是要解除气道挛急,使肺管通利,因为只有气道通畅,痰浊之邪才得以出路,痰浊才易于排出,肺之宣发肃降亦才能得复常态。祛风与解痉相对而言,祛风是治本之法,是主要的;解痉是治标之法,也是重要之举。尤其在临证时,又因急性发作时"风盛"与"气道挛急"兼见,故两者又需并举。

在具体治疗上,针对风邪善动、开泄的特点,采取"给出路"的"宣肺"之策,外散而出,顺其势,利其性。宣肺也是疏风的一种手段,即便是在恢复肺的生理作用的过程中,也有利于散邪外出,可谓一举两得。因肺其病位在上,故用药宜轻,常用如苏叶、蝉蜕、地龙、僵蚕等以疏利上焦之风邪,透邪外出,舒缓气道,解痉止咳。方伍蝉蜕还可防引动肝风,加用地龙尤利于疏风通络缓急。以上风药其味轻薄,可上行入肺,其药性轻灵,利于宣畅肺气,药性轻扬透达,意在顺其生机,因势利导,以复肺与气道之常态。风药的作用是多方面、多靶位的。现代药理研究证实不少风药具有提高细胞免疫功能,减轻机体对过敏因素的应激反应,缓解拮抗组胺,抗过敏性炎症,可使肺之小支气管由痉挛变为舒张,通顺气道,从而使久咳渐愈。

CVA 反复发作日久,可改变肺管的生理结构,使气道挛急,气机不畅,晁老非常重视内柔息风的主旨。对于骨骼肌痉挛而出现的四肢抽搐、角弓反张等症状,中医传统的认识是风邪内动。在"风哮"发病的过程中,"风"邪致支气管平滑肌痉挛与骨骼肌痉挛形同理亦同,也是风动的一种表现,同样可以对于风邪内动采取"安抚"的政策,予以息风解痉以缓急。

2. 降气平喘　降气是对宣肺的一种补充,或者说是一种不可或缺的手段,要恢复肺的生理功能,有降才能有升。在气逆而喘的时候,降气是平喘最直接的需要,平喘是哮病治疗的终极目标。本病初期可见风邪犯肺,本当用辛散之品疏风散邪,透邪外达。临床中往往有许多医家早期治疗失之偏颇(如滥用各种抗生素以及大剂量寒凉之品),终致肺气应宣反闭,应降反逆。针对肺失肃降,气机上逆之特点,晁老善用辛苦温之炙麻黄,取其宣肺散寒,疏风解痉,舒畅气道宣发肺气之功,另伍以杏仁、前胡,肃肺降逆,温润肺气,防其过于温燥,方中升降同施,温润并用,遵循肺的功能特点,顺其功而悦其性。炙麻黄不论虚实,皆可用之,但惟心动过速或高血压患者当酌情减用或慎用。方中宜少佐降胃气之品。胃肺相邻,出入殊途却共呼吸门,肺胃同主降,胃气上逆亦可循经影响肺气上逆,临证可用炙枇杷叶之属。

3. 润肺利咽　CVA 以发作性干咳为主,痒咳不已,咽干痰少,或仅有少量白黏痰。故晁老认为,本病患者之所以对多种外源性物质的吸入过于敏感,最根本的原因就是风盛津伤,气道失于正常濡润所致。因风为阳邪,久必化燥,燥盛则干,津液亏损,肺与气道失之濡养,则见干咳,口干咽燥,喉痒,痰少或痰黏不易咳出,故治疗当在以疏风为主的前提下,及时佐以养阴生津之品,以达润肺利咽之功,可选用沙参、麦冬、牛蒡子之属。另外,肺与大肠相表里,大肠积滞不通可影响肺气之肃降,滞肺之痰湿亦借大肠以下泻。常伍以果仁润肠药如火麻仁、郁李仁之属。火麻仁具有明显的理肺通腑,调顺气机升降出入之功效,且用量不应少于 25g。

4. 活血敛肺　CVA 所致的顽固性咳嗽,持续时间长,反复发作。根据"久病入络"理论,晁老认为瘀阻肺络,气滞血瘀也是导致 CVA 的病机之一。患者虽无典型的血行不畅之征,如舌质暗、舌下青紫。若肺的呼吸功能失常,肺气不畅,肺失治节,即宣发清肃功能受阻,肺气上逆,势必影响心主血脉功能,进而出现血液运行不畅,重者可表现为胸中憋闷,心悸气短,唇舌青紫等症状。故通利血脉对瘀血阻滞肺络所致的 CVA 疗效显著。对于咳嗽频作,甚则夜间不能入睡者,可适当加用罂粟壳或白果等,往往可起到收敛肺气之功,使久咳病人耗散之肺气得以收敛。总之,采用疏风宣肺降气、活血润肺综合施治,则能使外邪散、瘀滞祛、枢机利,即肺的宣发肃降这一功能得以恢复,则气机通畅,共奏减轻气道炎症,降低气道高反应性,从而达到从根本上治愈CVA的目的。

5. 纳气止咳 《类证治裁》云:"肺为气之主,肾为气之根。肺主出气,肾主纳气。"此法多用于CVA反复发作的患者,在治疗此类CVA患者时要特别注意肺肾的关系,在治法上则需在宣肺止咳的同时注重调补肺肾。除用药除宣肺降气药物以外,常加用黄精、菟丝子、胡芦巴等补肾之药弥补"久咳伤肾"之虚,以恢复肾的纳气功能,使气不上逆,从而起到温肾纳气的作用,此外对阴虚患者则配枸杞子、玉竹,起滋补肾阴,使虚火下行归元之效。

6. 疏肝止咳 CVA发病后常常由于误诊误治而经久不愈,性情郁闷,肝郁于内,加之大量、长期应用抗生素,损伤脾胃,脾虚运化失职,聚湿生痰,痰阻于内,气机不畅,使肝郁更甚,致使肝郁痰滞反复交织,肺气郁滞,气逆于上而出现咳嗽且经久不愈。故需着眼于从肝从肺论治。用药多以疏风宣肺之品合柴胡、白芍等养阴疏肝药物同用而达到止咳之功效。

此外晁老临证还常用宣肺通阳、清热化痰、益气化瘀、养阴化瘀等治法。他指出治疗的关键是要抓主证,即以咳嗽为中心分析证候,如咳嗽状况、干咳、呛咳、阵咳、挛急性咳嗽、痒咳、遇诱因而咳嗽的临床表现,同时不可忽略兼证治疗,抓住兼痰、兼瘀、兼虚之征象,系统的进行辨证论治。

(六) 常用药味

1. 辛温发散之品 以麻黄、苏叶为代表。利用辛温发散之力,给郁滞的邪气一条出路,正所谓"肺欲辛"是也。麻黄轻清上浮,专疏肺郁,宣泄气机,是谓外感第一要药。虽曰解表,实为开肺;虽曰散寒,实为泄邪。风邪轻浮上扬,飘忽不定,无影无踪,麻黄、苏叶顺应了风邪的特性,欲动则助动,欲扬则助扬,治风本无压抑、封闭之理,故而用之可导邪外出。

2. 酸味缓急之品 以五味子、白芍、乌梅为代表。酸味之品可以缓急,可以收敛,广泛地应用于疼痛、腹泻的治疗中,酸味也可以缓解气道挛急。如治疗哮喘的常用方剂小青龙汤,原方意是外散寒邪、内化寒饮,但将温化寒饮的干姜、半夏、桂枝去掉后,就变成一个疏风宣肺、缓急解痉的方剂,治疗"风哮"非常有效。晁老认为医圣仲景在治疗外寒内饮时小青龙汤中使用五味子、白芍一类酸收的药物,并无丝毫敛邪之弊的思想,该方深奥的用意在于缓急,而不仅仅是制约麻、桂的辛散之性。

3. 灵动走窜之品 以蝉蜕、僵蚕、全蝎、蜈蚣等虫类中药。虫类药因其灵动走窜的特性,可以疏散风邪,息风解痉,降低气道平滑肌的紧张性,降低气道的高反应性疗效可靠,并且临床上也未发现异体蛋白过敏现象。

4. 宣肺降气之品 以紫菀、杏仁、前胡、枇杷叶为代表。风哮的病位在肺,调理肺本身的生理功能,使之发挥出本身的正常生理功能,是疏散风邪的一条捷径。选择的药物有升有降,有散有润,符合肺的生理要求,遵循肺的功能特点,顺其功而悦其性。"风盛挛急"的理论产生于临床经验的不断总结,是对哮病病机的不断完善和补充。从"痰"与"风"等多方面辨治哮病,为不断提高临床疗效提供了一条新的思路。

(七)协定处方

晁老依据临证认识,拟定治疗"风咳""风哮"之苏黄止咳方与黄龙舒喘方,苏黄止咳方对 CVA 以咳嗽为主要表现者疗效佳,而黄龙舒喘方对 CVA 咳嗽并有喘息症状者效佳。

苏黄止咳方由麻黄、蝉蜕、地龙、紫苏叶、五味子、炒紫苏子、前胡、炒牛蒡子、蜜枇杷叶等组成,黄龙舒喘汤由炙麻黄、地龙、蝉蜕、紫苏叶、炒紫苏子、五味子、石菖蒲、白果、白芍等组方。两方均有麻黄、蝉蜕、地龙、紫苏叶、五味子、炒紫苏子六味药物。麻黄,辛温祛风散寒,宣中有降。《神农本草经》载麻黄"止咳逆上气,除寒热"。《本草备药》云麻黄"治痰哮气喘"。现代药理研究表明,麻黄中含有的麻黄碱、伪麻黄碱等各种生物碱及挥发油、鞣质等,对支气管平滑肌有明显的松弛作用,且具有作用持久的特点。地龙咸寒泄降,息风解痉定喘。麻黄与地龙相伍,一温一寒,一宣一降,相得益彰,皆为治疗哮喘之要药。苏叶,辛温,《本草正义》曰"紫苏,芳香气烈。外开皮毛,泄肺气而通腠理。上则通鼻塞……。中则开胸膈,醒脾胃,宣化痰饮……。叶本轻扬,则风寒外感用之,疏散肺闭,宣通肌表,泄风化邪,最为敏捷"。苏子辛温入肺,善下气消痰,《药品化义》谓其"味辛气香主散,降而且散,故专利郁痰。咳逆则气升,喘急则肺胀,以此下气定喘"。苏叶、苏子与麻黄相伍,不仅能增强祛风之力,而且可加强升降相协,使肺之宣降之功得以恢复。蝉蜕性味甘寒,体轻性浮,能入肺经,宣肺定痉,与麻黄、地龙相伍,可增强解痉之力。《神农本草经》记载五味子"主益气,咳逆上气"。现代药理研究表明,五味子醚提取物具有镇咳、祛痰作用;五味子油剂能增强细胞免疫功能。酸收的五味子与辛散的麻黄、苏叶、苏子等配伍,不但没有敛寒留邪之弊,而且既可制约麻黄等辛散之性,又可以甘酸配伍,解痉除挛,同时通过一张一敛相反相成,促进肺气的宣通。诸药合用,辛温宣肺,祛风解痉,通窍降气,豁痰平喘,使风散痰消挛解,肺气得以宣降,而哮喘自平。

苏黄止咳方中尚有牛蒡子、前胡、枇杷叶。牛蒡子性寒,味辛、苦,归肺经、胃经,《本草经疏》载"恶实,……辛能散结,苦能泄热,热结散则脏气清明"。晁老此处用该药取其以润肺清热、止咳利咽之效。枇杷叶苦寒,降肺胃之气,伍用前胡共奏效降气祛痰、疏风清热之效。因此苏黄止咳方对CVA以频频咳嗽为主要症状者效佳。黄龙舒喘方中有石菖蒲、白果与白芍,石菖蒲于《本草从新》载"辛苦而温,芳香而散",具有开窍、豁痰、理气、活血的功能。《神农本草经》记载用它治"咳逆上气",与麻黄、地龙相伍,可增加化痰作用。白果甘苦涩,有敛肺气,定喘嗽之功。《黄帝内经》云"肺欲急,急食酸以收之",故本方伍苦酸微温的白芍,白芍可缓急解痉,使风散挛消,肺气得以宣降,哮喘自平。黄龙舒喘方用于"风哮"以喘为主。晁老临床视辨证情况灵活化裁,若寒者甚可加桂枝、细辛等,若热甚者可加黄芩、鱼腥草、桑白皮等,若痰浊明显者可加莱菔子、白芥子等,若久病血瘀者,可加丹参、赤芍、川芎等,若偏虚者可加蛤蚧、冬虫夏草等。

(八)药理研究

1. 苏黄止咳方 CVA 是以气道慢性炎症为特征的一种疾病,其直接表现为气道高反应性。在其炎症过程中虽然有多种炎性细胞参与,但目前认为最终都以嗜酸性粒细胞(EOS)浸润和激活为最终共同途径而产生效应,EOS 是哮喘气道炎症的主要效应细胞。因此,EOS 在哮喘气道高反应性形成中也发挥着重要作用。由 EOS 及其活性分泌产物嗜酸性粒细胞阳离子蛋白等细胞因子和介质所引起的气道变应性炎症是引起哮喘病的基本病理改变和最主要发病机制之一。嗜酸性粒细胞阳离子蛋白(ECP)是一种单链糖蛋白,是嗜酸性细胞活化后脱颗粒释放的一种炎症介质,是嗜酸性细胞激活的标志。此外 ECP 水平的变化值能直接反映气道炎症的情况,可作为判断哮喘发病程度及预后的指标。实验研究表明苏黄止咳方能降低外周血 EOS 计数,从而减少了 EOS 向气道内募集的可能性,更为显著的是苏黄止咳汤能够直接抑制气道黏膜变应性炎症的嗜酸性细胞的细胞分化和增殖,减少嗜酸细胞向炎区的趋化、聚集和浸润,从而减轻了 EOS 所释放的毒性蛋白(ECP)对气道上皮和肺组织的损伤以及气道高反应的形成,进而达到抗气道炎症的作用。

细胞因子是参与调节 CVA 慢性气道炎症重要因素,IL-4、IL-5 作为 Th₂ 亚群细胞产生的细胞因子,在发病过程中发挥重要的作用。IL-4 可以诱导 IgE 的产生、CD23 的表达、嗜酸性粒细胞的聚集及单核细胞释放细胞因子,诱导肥大细胞和巨噬细胞分泌多种炎症介质,诱导嗜酸性粒细胞脱颗粒,破坏气管组织,促进气道高反应性。IL-5 能特异性地作用于嗜酸细胞,在哮喘发病中有调节嗜酸性粒细胞功能的作用,它可以增强内皮细胞对嗜酸性粒细胞的黏附,引起嗜酸性粒细胞的趋化、增殖、化学发光及细胞毒性的释放,并对嗜酸性粒细胞、肥大细胞的活化均有促进作用,是维持气道炎症持续存在的关键细胞因子,故被认为是抑制 EOS 凋亡的细胞因子。而苏黄止咳方能显著降低肺泡灌洗液中 IL-4、IL-5 的生物含量,从而抑制气道变应性炎症的作用。

苏黄止咳方还可调节人体免疫系统,研究显示:服用苏黄止咳方后,血免疫球蛋白 IgG、外周血 CD8⁺ 细胞数明显增加,而 CD4⁺ 细胞数无明显变化,CD4⁺/CD8⁺ 值下降,进而增强了咳嗽变异性哮喘患者网状内皮系统活性,纠正 T 淋巴细胞亚群不平衡的现象,通过调节免疫网络,改善了 CVA 患者体液和细胞免疫功能,从而减轻咳喘的发生、发展。

2. 黄龙舒喘方　变应原、病毒、细菌、物理因素及化学因素等诱发气道炎症是 CVA 的主要病理学基础,卵白蛋白是 CVA 常见的变应原,其诱发 CVA 主要是 I 型变态反应发生的机制,导致肥大细胞的再脱颗粒和白三烯、前列腺素 E、血栓素等介质的释放。实验研究表明:黄龙舒喘方对卵白蛋白诱发的豚鼠过敏性哮喘发作潜伏期有显著的延长作用,对过敏性哮喘的反应分值有显著的降低作用,其作用强度与酮替酚相当。

组胺在支气管哮喘气道炎症中的作用强度虽然逊于白细胞三烯、血小板激活因子等,但却是气道炎症调节过程中释放数量最多的炎性介质,在哮喘的发病机制中仍占重要地位。实验研究表明:黄龙舒喘方的拮抗组胺的作用与氨茶碱作用类似。而且随着药量增加,用药时间的延长,这种作用逐渐增强。证实了本方具有拮抗组胺和 Ach 对支气管平滑肌的收缩作用。黄龙平喘汤的解痉作用机制,可能与抗过敏介质有关。

黄龙舒喘方还有明显的增强呼吸道排泌酚红作用,表明本方有较强的祛痰作用,其开始见效时间平均为 2~3 天,其机制可能与促进呼吸道分泌、稀释痰液有关。黄龙舒喘方还对大鼠卵蛋白皮肤过敏试验有明显的抑制作用，并能调节免疫功能。黄龙舒喘方治疗哮喘的作用机制可能是通过抑制抗体的产生，抑制抗原－抗体反应，拮抗过敏介质而实现的。

（九）善后调理

外部因素刺激是诱发 CVA 发作的重要因素，CVA 患者首先要注意气候影响，在天气突然转变时，应及时调整衣物加减，防止出现呼吸道感染性疾病；同时要避免刺激性气体、物品的接触，如灰尘、花粉、棉毛物、油烟异味、易诱发过敏的食物、药品等，吸烟者当戒烟。尽量避免在潮湿阴暗处劳作、居住，为患者提供适宜的居住、劳作环境。饮食方面要清淡，忌食生冷及肥甘，少食酸咸辛辣。同时应避免过度劳累或情志恼怒、烦闷刺激，以避免 CVA 的诱发。部分患者有季节性发作规律，可在多发季节到来前先行服用中药调理身体，在发病前或者发病时及早就医，或常备必要的治疗药物，以达"未病先防"的目的。

冬春季节为严重咳喘常见发作的季节，患者多有肺脾肾三脏虚损体质，气、阳亏损为常见之态，病情缓解之时应注意健脾、益肺、补肾以培补阳气，并可配合穴位贴药等中医特色疗法缓缓图之。根据"春夏养阳"理论，运用冬病夏治的方法，可以在夏季适当治疗或者采用三伏天白芥子贴敷等。

此外，还要增强体质，平时适当进行体育锻炼，在锻炼时同时配合有节律、有深度的"腹式呼吸操"：吸气时尽量鼓肚子，呼气时尽量收肚子；以帮助吐故纳新，加强肺脏的活动，增强肺活量，维护呼吸系统这道人体重要的防御"维护伞"，改善肺功能情况。并可配合服用适合自己体质的中药扶正固本，逐步增强体质。晁老结合多年的临证经验总结研制的"调补肺肾方"，方中主要用西洋参（或选用太子参）、冬虫夏草、山茱萸肉、丹参、茯苓等入药，创立了标本兼顾、补中寓调，以补为主，以调为顺，寓补于调，以调为补的诊疗防病思想，而非一味地补虚固本，目的在于提高机体免疫力，减少急性发作，阻止病情的进一步加剧与复发，其方可选用于该类患者缓解期长期调护。

三、慢性肺源性心脏病急性期

慢性肺源性心脏病（简称肺心病，COPD）急性发作期，该病大都继发于阻塞性肺疾患,肺心病急性加重多见于感染、电解质紊乱等病因所诱发,一旦出现急性加重情况则并发症也会相继出现,其表现是十分复杂的,无论从中医还是西医角度来看,都是比较严重的,晁老长期从事呼吸内科的临床与科研工作,积累了丰富的临证经验,他认为慢性肺心病急性发作,多是由于感染而出现发热、咳、痰、喘加剧,甚至出现呼吸衰竭,也可以由于急性发作而出现水和电解质紊乱,酸、碱失衡,甚至心力衰竭,症状可见水肿、发绀等。由于缺氧和二氧化碳潴留,还会出现神昏、谵语、肺性脑病以及消化道出血或 DIC、感染及心源性休克等。从中医来看,有咳、痰、喘、肿、迷、绀、血、瘀、衰等表现。据此,晁老依据临床经验创立了系列中医、中西医结合诊疗方法:

(一)常用治法

1. 肺部感染治法　肺心病因呼吸道感染而致急性发作的最为常见,肺心病的急性发作是否得以控制,抗感染是重要一环。感染控制得好,肺心病也可能很快得以缓解,否则就会变证丛生。在此阶段,病位多在肺,病因多为风寒、风热、毒热、痰浊。病机多属痰浊阻肺,肺气失宣,邪热郁肺,肾不纳气等。常用治法大体有以下几种。

(1)宣肺散寒、祛痰平喘:本法主要针对呼吸功能不全并发感染初期,属偏寒者多为风寒外感,痰浊阻肺证候。主要见有咳嗽,白痰清稀量多,或痰呈泡沫状,或恶寒,周身不适,或喘,脉浮弦,苔薄白。该证多属内有痰饮,复又受寒邪侵袭而致。

方用小青龙汤加减。药有炙麻黄、桂枝、细辛、干姜、半夏、五味子、白芍、前胡、百部。咳痰多可加白芥子、苏子、莱菔子以顺气化痰;若恶寒发热,周身疼痛可加羌活、独活、白芷、川芎以散风止痛。此类患者大都为感染初期,或寒邪尚未化热者,若处理得当,病情可望迅速缓解。

(2)清肺化痰、止咳平喘:本法是针对肺部感染较重者,属外邪犯肺后化热或素有肺热者,系痰热阻肺证。其症状见咳嗽、喘促、痰黄稠黏量多、咳痰不爽、伴口干或发热、便秘、尿赤、口唇发绀,舌红或紫暗、舌苔黄或腻,脉弦滑数。属肺部感染较重者,其病位仍在肺。

方选麻杏石甘汤合千金苇茎汤加减。药有炙麻黄、杏仁、生石膏、桃仁、薏苡仁、芦根、黄芩、桑白皮、冬瓜子、桔梗、地龙、鱼腥草等。咳痰重而黏稠者加寒水石、海浮石、黛蛤散等;若胸憋气短加苏子、莱菔子、全瓜蒌;大便秘结加大黄或元明粉。该方多用于肺心病痰热阻肺证,以肺部感染为主者。大部分患者可在7至15天内逐渐缓解。必要时可配合应用抗生素治疗,该证患者有少部分病情加重可出现心衰,呼吸衰竭,甚至发生肺性脑病。

(3)清热解毒、涤痰平喘:此法系针对以毒热为主,为热毒内蕴,痰热内阻证候,见咳痰、喘急、发热、咳痰黄稠或黄绿、带有腥臭味,胸闷、口唇发绀、舌质紫暗、舌苔黄微腻、脉滑数等。此类患者,往往感染较重。

方可用五味消毒饮加涤痰、清痰药物。药有金银花、蒲公英、紫花地丁、野菊花、生地、黄芩、紫背天葵子、栀子、虎杖、川贝、鱼腥草,还可以加入海浮石、蛤粉等药物。若胸憋气短重者加用瓜蒌、莱菔子、苏子等宽胸降气;口干舌燥者加用芦根、花粉、知母生津润肺。这部分患者病情较重,处理不当多有转化为呼吸衰竭、心衰、肺性脑病者。此类患者大都需配合应用抗生素、吸氧等措施。

2. 心衰水肿治法 肺心病合并肺部感染是肺心病病情加重发展的重要环节,而以心衰为主的临床表现也十分重要,这一阶段尤其以水肿突出者更应注意。此阶段常见证候有心肾阳虚、脾虚水泛或肺热水蓄血瘀等。因此,治法则有温阳健脾利水、清肺活血利水之别,但均以利水为主。

(1)益气健脾、温阳利水:本法主要用于反复发作的肺心病心衰患者。证属脾肾阳虚,水湿泛滥。此类患者多无发热、而以下肢水肿为主,表现心悸气短、不能平卧,口唇发绀、肝大、四肢不温,有的大便清稀,脉见沉缓或结或代。这类患者若水肿消退则可随着水肿减轻而心衰好转。

方多用真武汤合苓桂术甘汤加减。药有白术、白芍、干姜、茯苓、制附子、泽泻、车前子、薏米、党参。若痰多加橘红、川贝、苏子;若脉或结或代者可加炙甘草、桂枝、苦参等。此类患者大多在两周左右好转,重症者需加用西药如利尿药、抗生素、强心药等,吸氧,并注意血气分析与酸碱及电解质变化情况。

(2)清肺利水活血:本法系清肺与利水、活血相结合的联合治法。针对肺热痰阻,血瘀水泛,中医治法中常常有几个治法的联合、结合运用,这主要是基于肺心病的临床表现的肺热和水肿,即西医的肺部感染,又有心衰水肿患者,是针对证候表现而设。活血行瘀者,是由于肺心病患者有口唇指甲紫暗等血瘀表现,因而常常又重视将活血化瘀贯穿于各个阶段的治法。该法应用时主要针对有水肿、发热、咳喘、咳痰,并且有口干、尿少、便干、口唇发绀、舌下红紫、舌下静脉曲张、脉弦滑数等,方药多用包括清肺化痰的麻杏石甘汤、健脾利水之五皮饮及活血药。药有麻黄、杏仁、生石膏、知母、大腹皮、桑白皮、陈皮、冬瓜皮、橘红、川芎、赤芍等。若有胸闷不能平卧加莱菔子、苏子,若发热痰黄加黄芩、鱼腥草、金荞麦、山栀子等。

此方法是临床中一种灵活运用,根据病情变化而设的治法与方药。此类证候患者以水肿突出,其中大多数在两周左右好转,但也有一些患者转为阴阳欲绝的休克者,需及时抢救,此阶段同样要注意血气变化、电解质紊乱,及需要联合部分西药应用。

(3)益气养阴,化痰祛瘀,利水消肿:该法适用于既有气阴两虚证候,又有痰浊瘀血证,且出现水肿的肺心病患者。根据法随证变的原则,可以将益气养阴法与化痰祛瘀法及利水消肿法结合起来使用。在临床上,该类患者病程较长,大多反复使用多种抗生素和利尿剂,以及调控失当而出现此类证候。症多见喘息无力,咳痰色白质黏,活动后喘息尤甚,口唇发绀,面色晦暗,尿少,水肿以双下肢或身体低垂部位为主,舌质暗红,舌下静脉迂曲,无苔或少苔,脉细滑等。

方药主要以生脉饮益气养阴,合用桃仁、地龙、丹参活血化瘀;白果、苏子、莱菔子、黄芩、知母化痰坚阴;车前子、白茅根、冬瓜皮、茯苓皮、桑白皮利水消肿。

3. 呼吸衰竭、肺性脑病治法 在肺心病急性发作期患者的防治中,并发呼吸衰竭及肺性脑病也要高度重视,这部分患者不但缺氧,二氧化碳潴留,而且酸碱失衡严重,若处理不当死亡率很高,若抢救处理得当可收到较好的效果。这类患者临床大体多见两种证候,即痰浊阻肺、蒙蔽心窍及热闭痰阻,神昏窍闭。

(1)清宫涤痰、醒脑开窍:本法主要针对痰浊阻肺、蒙蔽心窍证,症见发热,神志不清,神志淡漠,神昏谵语,甚至昏迷,呼吸急促,喉中痰鸣,汗出如油,口唇青紫。舌苔白腻或黄燥,舌下静脉曲张严重,脉弦滑数。

口服方用涤痰汤加减。药用胆南星、竹沥、郁金、黄芩、橘红、半夏、茯苓、石菖蒲、远志、枳实等。中成药可服安宫牛黄丸,或安脑丸,近来可用静脉滴注清开灵注射液、醒脑静注射液。该证候凶险须伍以西药抗生素、呼吸兴奋剂、氧疗、呼吸机治疗等。

(2)清热通腑、化痰开窍:此法主要针对肺心病肺性脑病患者表现热郁腑实,痰浊窍闭,神志时有模糊,呼吸急促,有黄痰不易咳出,口唇紫暗,发热汗出目赤,口干,大便秘结,腹满或多日不行,舌苔黄腻,舌下静脉曲张粗乱,脉滑数。方用承气汤加味,也可应用凉膈散,药有黄芩、栀子、鱼腥草、竹沥水、金银花、芒硝、大黄、厚朴、赤芍、丹参、莱菔子、菖蒲、地龙等。静脉可给丹参注射液、醒脑静注射液,口服安脑丸、安宫牛黄丸。还可用抗生素、支气管扩张药、呼吸兴奋剂、氧疗及呼吸机治疗。

该阶段病情较重,死亡率较高,应抓紧时机口服或鼻饲中药、或中药注射剂静脉给药,一般大都以中西医结合治疗,如抗感染、吸氧、改善心肺功能、使用呼吸兴奋剂,纠正酸碱、电解质紊乱等。

4. 对休克、出血治法　肺心病,尤其在反复发作急性期较重患者,有些并发休克出现阴阳欲绝、血压下降,脉微弱或结、代之象;还可以并发有出血,出血部位包括皮肤或消化道或支气管等部位,即所说热瘀伤络。这两种类型均较危重,临床中除进行西医抢救处理外,中医药一般从回阳救逆和清热凉血治疗入手。

(1)益气复脉、回阳救逆:本法针对休克型患者,即属阴阳欲脱证,表现四肢厥冷、气微喘促、冷汗淋漓,或汗出如油,神昏谵语,或循衣摸床,血压下降,呈休克状态,舌质紫暗,舌苔薄或少苔,脉微欲绝,或沉细而数或结或代,舌下静脉曲张扭曲严重。方多用益气复脉与回阳救逆之参附汤合生脉散加味。药有西洋参、制附子、炙甘草、干姜、麦冬、五味子、菖蒲煎药给予鼻饲。或生脉注射液、参麦注射液以及参附注射液静脉滴注。

此类患者,西药升压药在抢救休克时也应给予应用。还可用呼吸兴奋剂、支气管扩张药、氧疗或呼吸机治疗。一旦休克缓解,当根据病情变化辨证立法处方。

(2)清热凉血、活血止血:本法适用于有出血倾向的患者,属肺热伤络,比较严重的一类患者即弥散性血管内凝血,一般患者表情淡漠,喘息,皮肤瘀斑,痰中带血,咯血或呕血、便血,舌质紫暗或绛紫,少苔或无苔,舌下静脉明显粗乱曲张,脉多细数或沉弱。方多选用生脉散、犀角地黄汤加减。药有西洋参、麦冬、五味子、生地、牡丹皮、水牛角、赤白芍、荷叶、茜草、侧柏叶、大黄炭、三七粉等。静脉给药可用生脉注射液,或应用具有清热开窍作用的清开灵或醒脑静注射液。

（二）防治肺心病要中西医并重

1. 诊断方面的结合　用中西医相结合的方法即首先采用西医病名诊断,运用西医的诊断方法,确定肺心病的分期及病情的严重程度。西医诊断及疗效评价也要依赖于临床症状、体征和理化检查。在确诊以后,再进行中医的四诊八纲、辨证分型。这就是人们常说的西医辨病与中医辨证,二者融会贯通。西医在诊断上有多种手段,就肺心病来说,如生化检查、心电图、超声、肺功能、血气分析等,而中医则根据中医理论的指导,对肺心病患者进行四诊八纲的分析而后进行辨证分型,提出证候归类,为进一步治疗提供依据。

2. 治疗方法的结合　中西医在理论方面有着不同的理论内涵,中医学是建立在古代朴素的哲学思想指导下的辩证思维,临床实践历来是中医提取并升华理论的源泉,临床的经验积累反过来又为理论的验证提供广阔天地,而理论为临床实践提供指导。西医理论包括病原学、细胞学、生理学、解剖学、病理生理学及药物学等,同样是在理论指导下开展临床工作。无论中医还是西医,其服务对象都是患者,目的都是治病救人,所不同的是中医更重视人的整体,重视辨证论治,西医则针对病理生理、病原学的内容。二者侧重不同,譬如肺心病急性发作期,在西医有多种处理方法,如抗炎、利尿、呼吸兴奋剂、吸氧、平喘、祛痰等,而中医从整体出发,也有多种辨证论治的方法及方药,如解表散寒、清热解毒、通窍利水,化痰平喘等。在缓解期,尤其能够显示出中医药防治肺心病的优势,因而二者取长补短,在治疗中应当说是有益补充。

3. 关于中医药的使用　在防治肺心病过程中,晁老主张尽量少用西药,以"先中后西、能中不西"为原则。晁老临证时既注意了中、西医的结合,但也不是随心所欲,而是要适当选择。比如肺部感染中运用中医解表化饮、清热解毒、清肺化痰、止咳平喘等,同样能收到效果;水肿明显的患者给予温阳健脾利水也可收到较好的疗效;对于重症患者如休克应用生脉饮、参附注射液、参麦注射液等,可以升高血压,且升压效果比较稳定,特别是对阴阳欲绝,血压下降患者有明显的作用;对于重症肺心病如顽固性心衰、重症感染、肺性脑病、大出血、合并真菌感染和耐药菌感染等,都需中西医两法抢救,既用西药,同样也适合用中医药方法。

（三）中医辨证中的动态变化与整体观念在肺心病治疗中的指导作用

1. 中医辨证论治是其一大特点　辨证是根据患者诊病时的病情、病势、诊治过程，以及症状、体征、舌脉等，通过四诊八纲收集资料进行分析，获得反映病情的证候，而这个证候则是中医对疾病病因、病机、病性、病势、病情等诸多方面的总的认识。辨证不是最终目的，它是对疾病的认识和分析，是为下一阶段论治提供根据的，对于慢性肺源性心脏病这样一种复杂而又涉及广泛的病也同样离不开辨证论治，也就是说虽然肺心病的各个阶段有不同的病情表现和瞬时即变的种种情况，如表现于肺的咳、痰、喘等症状辨证分析；表现于心衰、呼吸衰竭、肺、脑以及水肿、昏迷、电解质紊乱等的肿、迷、虚、血等的证候分析，其表现无论如何复杂，转化变化无论如何迅速和多样，但只要掌握中医的辨证分析方法，就可能正确立法遣方用药。

辨证论治的证候不可能一成不变，必然在疾病进退过程中有所变化，或轻或重、甚至死亡，理法方药也应随着变化而变化，即证变、法变，方药也随之而变，这种动态的变化成为辨证中应当予以加强（特别）注意的问题，如肺心病一旦感染加重则会转而引发心衰或肺性脑病，症状会有很大的变化，证候也随之而变，因此，治疗方法也应随之而变，治疗方药也随之而有所调整或有根本性的改变。应当注意中医治病的动态变化，动态变化是永恒的，不停顿的，因而应随证加减。中医的所谓"证候"与西医所说的"型"有较大的区别，因此证候有变，其治疗也当有变，也就是证变治变。中医在治疗学中不仅有像温病卫、气、营、血的变化，而且也有某些症状轻重多少的区别，有一分寒证用一份温热药，有两分寒证则用两份温热药，这就是"寒者热之，热者寒之"的具体运用。肺心病的防治中也同样存在着从肺到脾、由肾及心、肝经的变化，存在着从气到血的证候变化。这些变化不仅是有一般性变化，而且是有较大的证候变化，主证不变时可以用同一治法治疗，症状、证候发生了变化则当另外选用新的立法处方。

2. 整体观念在肺心病应用体现　一个病人的各种情况应当视为一个整体，病人与环境、气候、生活习性等也会相互影响，冬季气候寒冷则肺部感染多见，易使外邪伤肺造成肺心病复发。整体观念指导医生在临床既重视感染的肺，也重视感染的人，如对患者气阴不足的调理，治肺同时注重治脾、治肾、治心及调理气血阴阳等。肺心病的患者治疗中应重视急性发作期，也重视机体的防御能力的调治，更需重视对人体整体正气的调理。

3. 肺心病"急则治其标,缓则治其本"的临床运用　"急则治其标,缓则治其本"是中医理论指导临床重要的具体治疗原则。它是原则也是具体的方法,是有一定辩证哲学思想的治则内容,是中医非常重视的指导思想。对于肺心病来说,因为它是一种发作性、迁延难愈的疾病,而且经常发作期与缓解期交替发生,尤其是冬重夏轻,急性发作期常较严重,表现复杂,甚则多脏器、多系统受累,不仅症状、体征变化较大,而且在心肺功能、血气分析、酸碱代谢等方面多有较大的变化,所以在临床上对急性发作期的"标"治疗都会给予重视,即所谓"急则治其标"。从治疗来看,还必须重视缓解期的防治,需扶正固本,即所说的"缓则治其本",治本主要是力求提高机体的抗病能力,减少外邪侵袭,减少复发,起到预防复发的作用,即所谓"正气存内,邪不可干"。所以晁老主张肺心病在缓解期也要坚持继续给予扶正固本的治疗,如应用固本止咳夏治片、消喘膏贴敷等冬病夏治的治疗,或较长时间服用调补肺肾方或玉屏风散等。在急性发作期要及时抓好抗感染、抗心衰、利水消肿、抢救肺性脑病、抗休克、止血的"标"症治疗,同时还要重视缓解期调治其本。正确处理好标本缓急的变化。

四、呼吸衰竭

呼吸衰竭分为Ⅰ和Ⅱ型呼吸衰竭,临床以Ⅱ型呼吸衰竭为多见且难治,晁老临证认为Ⅱ型慢性呼吸功能衰竭多继发于慢性肺源性心脏病,古代医家对此并无专篇论述,但有许多相关的文献记载,它可以散见于短气、咳喘、哮证、水肿、昏迷等病的文献之中。根据古代文献资料的论述,结合现代医学知识,晁老认为呼吸衰竭属于中医"肺衰"的范畴。

1. 肺肾气衰,痰瘀闭窍是呼吸衰竭的主要病机　中医学认为"肺主气,司呼吸","肾主纳气,为呼吸之根","久病及肾",而Ⅱ型慢性呼吸功能衰竭为多种肺病的终末阶段,以通气和换气功能衰退为主要病理基础,临床上以呼吸困难、汗出等症状为主,这与《医宗金鉴》中"脉但浮无胃,汗出如油,喘息不休者,此为肺绝也"的论述相似。因此晁老认为此病当属肺衰;且以肺肾气衰为其内伤基础。此类患者还常常出现四肢末梢、口唇、耳轮发绀;舌下静脉迂曲、舌质紫暗等体征,均为瘀血内阻的表现。现代医学对此类病人血液流变学的检测结果也佐证了这一点。Ⅱ型慢性呼吸功能衰竭患者常在急性感染期加重,表现为咳痰难出或痰量增加,消化功能减退,这与中医学"脾为生痰之源、肺为贮痰之器"的观点相吻合。另外,此类患者的肠道传导功能减退,常出现大便不畅或干结现象,这与肺气不能敛降、肾虚不司二便有一定的联系。至于患者因缺氧和二氧化碳潴留而导致神志或意识障碍,从中医角度考虑可以认为是浊气上逆、痰瘀闭窍所致。因此肺肾气衰、痰瘀闭窍是肺衰的主要病理机制。

2. 泄浊纳气醒神是治疗呼吸衰竭的重要治法　对于Ⅱ型慢性呼吸功能衰竭患者的治疗,历代医家一般遵从"急则治其标、缓则治其本"的原则。泄浊纳气醒神法是晁老针对患者出现肺肾气衰、痰瘀闭窍病机而设立的治疗方法,属于标本兼治之法。泄浊就是祛除其标,对本病治其标有三:一为祛痰,畅通气道;二为活血化瘀"去菀陈莝";三是根据肺与大肠相表里的理论,通利大便有利于肺内壅滞之气的排出。纳气就是针对肺肾气衰,虚气上逆的病理机制,采取补益肺肾的方法,使虚逆之气得以下纳,从而缓解虚喘的证候。醒神就是运用开窍的方法,改善患者神志或智力障碍的状况。因此三法互相协同,标本兼治,可以显著改善肺肾气衰、痰瘀闭窍的病理实质。

3. 验方治疗呼吸衰竭　晁老紧扣呼吸衰竭的病因病机,临床拟定泄浊纳气醒神汤,该方由葶苈子、大黄、石菖蒲、山萸肉等组成。方中葶苈子,味辛苦,性大寒,入肺与膀胱经。能下气行水,善治肺壅喘急,痰饮咳嗽,水肿胀满等症。李杲在《医学发明》中论述"葶苈子大降气,与辛酸同用以导肿气,《本草十剂》云:'泻可去闭,葶苈、大黄之属。此二味皆大苦寒,一泄血闭,一泄气闭'"。现代药理学研究证实,葶苈子中含有强心样物质,对心衰有增加心肌收缩力、降低静脉压、减慢心律和心脏传导的功能,对慢性呼吸功能衰竭的治疗十分有利。大黄,性寒味苦,归胃、大肠、肝经。有泄热解毒、荡涤积滞、行血破瘀、推陈致新的功能。根据药物配伍可以广泛用于寒热虚闭,水肿等证。《本草正义》言其"大黄,迅速善走,直达下焦,深入血分,无坚不破,荡涤积垢,有犁庭扫穴之功。生用其力全,迅如走丸,一过不留,除邪不伤正。"现代药理研究证实大黄有泻下、抗菌之作用,对于慢性呼吸功能衰竭患者有大便不畅或干结者用之甚为恰切。《普济方·咳嗽门》中有关于治疗久咳运用泻下的方法,有取"大便通滑为度,时时得鸭溏亦佳"的论述。现代临床和实验研究证实了运用通腑泻下的方法,可以排出肠源性内毒素,消除肺部充血、水肿等病变。大黄、葶苈子同用可以起到通腑泻下、清热化瘀之用。山萸肉,微温,味酸,入肝、肾二经。有补益肝肾、敛精固虚之功能。山萸肉在急证中的应用,首推张锡纯。他在《医学衷中参西录》中说"山茱萸,大能收敛元气,振奋精神,固涩滑脱,收涩之中兼有调畅之性,故又通利九窍,流通血脉……且敛正气而不敛邪气,与其他酸涩之药不同。"在其验案中多次应用山萸肉治疗元气欲脱之证。冉雪峰在《大同药物学》中对山萸肉有这样的论述"山萸味厚质浓,能刺激淋巴,增加分泌,柔和神经,戢敛孤亢,俾生生之气得遂,则心下邪气可以除,内宁则外安,因邪而生之寒热可解,液注则气注,而隔绝萎顿之中可以温,中和则四末和,而寒热所成之痹可以疗,推之正气趋正轨,则无汗能发,有汗能止,小便多能止,癃闭能利,厥冷可回,蒸热和解,气逆可平,气陷可升。"现代药理研究证实山萸肉有抑菌、免疫抑制、强心等作用,因此用于慢性呼吸功能衰竭患者正切病机。石菖蒲,辛、苦,性温,归心、胃、肝经,具有除痰开窍、聪明耳目、化湿和胃、散寒除痹的功能。在《神农本草经》中列为上上品,入心经可开窍、宁神志,是治疗痰湿蒙蔽清窍之佳品;入胃经化湿和胃,有助于慢性呼吸功能衰竭患者胃肠道瘀血引起的消化不良。现代药理学研究证实石菖蒲含有细辛醚,有镇静、促进消化液分泌的作用。山萸肉与石菖蒲相互配伍可以起到纳气开窍的作用。诸药相和,共奏泻浊纳气,醒神开窍的作用,使痰瘀得消、气逆得平、肾气得纳,喘汗自止,血脉畅利。

五、肺(间质)纤维化

肺间质纤维化(PIF)属于弥漫性间质性肺疾病(DILD)范畴。根据其致病原因不同,可分为继发性肺纤维化(SPF)和特发性肺纤维化(IPF)。其中,IPF因发病率上升、症状严重、诊断治疗棘手、预后极差而备受关注。目前本病西医以糖皮质激素、免疫抑制剂等作为主要的治疗药物,但有相当部分患者使用激素治疗疗效欠佳,病情呈进行性加重。且长期使用激素致使患者机体抵抗力明显下降,并有产生多种并发症之虑。

晁老基于自身临床实践,在中医传统理论的指导下,将肺间质纤维化与中医学"肺痿"病相衔接,形成了独具特色较为完整的诊疗体系。

（一）对"肺痿"病名的认识

《黄帝内经》虽无肺痿，但有"肺热叶焦"之说，归于肺也。"肺痿"病名首见于《金匮要略》。《金匮要略·肺痿肺痈咳嗽上气病脉证治》："寸口脉数，其人咳，口中反有浊唾涎沫者何？……为肺痿之病"。仲景认为："痿者萎也，如草木之枯萎而不荣，为津炼而肺焦也"，"热在上焦者，因咳而为肺痿"。晁老认为，就"痿"字来讲，《广雅·释诂》："病也"；《字林》："无力也"；《说文》："痿弱无力以运动"。《汉书·哀帝纪赞》："集注引如淳，音萎枯之萎。《新编汉语词典》："指身体某一部分萎缩或失去机能的病。"《声类》："犹悴也"；《新编汉语词典》："干枯，衰落"。痿从"疒"，萎从"艹"。从构字而言，前者指功能不用的病态，后者则指植物形态上的干缩与衰落。痿、萎古人通假用之，因此"肺痿"字面的内涵就已包括了形态的萎缩和功能的减退。晁老指出：由于"肺痿"是包括了毒邪伤肺伤肾，脏虚、气虚、血瘀等不同原因病证，其临床特点与肺纤维化的双肺形态改变、功能受损和临床缠绵不愈、晚期呈蜂窝或破损肺、预后不佳等特点相类似，因此认为"肺间质纤维化"属于"肺痿"范畴。

（二）对病因病机的认识

古代文献中对于肺痿的病因病机的描述并不系统，如《金匮要略·肺痿肺痈咳嗽上气病脉证治》云："热在上焦者，因咳为肺痿。""肺痿，吐涎沫而不咳者，其人不渴，必遗尿，小便数。所以然者，以上虚不能制下故也。此为肺中冷"。《素问·痿论》曰："肺热叶焦，则皮毛虚弱急薄，著则生痿躄也。"《医门法律》："肺痿者……，总由肾中真液不输于肺，肺失所养，转枯转燥，然后成之"。因此传统的肺痿病因病机可以概括为：①肺热叶焦：肺之燥热伤津而致，肺气受损则出现气喘、咳嗽；②肺气虚寒：自身阳气不足，素有肺气虚寒，感病以后致肺失濡养，痿弱不用而久咳。

晁老从临床出发，对肺痿的病因病机做出了以下归纳：①外邪郁肺，气虚血瘀：肺主气，司呼吸，主宣发与肃降，外邪侵袭郁肺则肺失宣降，肺气上逆，则发为咳嗽，久咳伤肺，肺气不足，则少气不足以息，故气短，气能行血，病久则气病及血，气虚运血无力，则停为瘀血，故有气虚血瘀之证；②肺肾两虚：五行相生有金生水，肺气虚弱则生水不足，久则母病及子，肾主纳气，肾不足则失纳气职司，以致呼吸短浅，故见气喘，劳则伤气，故动喘明显，则属肺肾两虚之证；③瘀热壅肺：肺肾失衡，则水液运化失常，聚而生痰，或脾失健运或子盗母气,肺病及脾,则水谷精微升清不及,酿湿成痰,痰浊上停于肺,故可见咳痰,痰浊阻于肺,则卫气失于固护,每遇外感邪气,则直入化热,故可见反复咳痰加重,动喘明显,痰属湿邪,性黏滞,痰热胶结,故可见痰热壅肺之证;④肺络痹阻:痰热停滞日久,不但伤津耗气,更加侵及肺之络脉,以致经络痹阻,血瘀加重,可见到发绀明显,甚则肌肤甲错,而舌质暗,舌下脉络因瘀而粗大迂曲,故为肺络痹阻之证。

（三）分期论治的策略

晁老临证发现肺痿患者在长期慢性的病程中,存在着反复加重的情况,而每一次急性加重后,患者的肺功能等相关指标都会有一定程度的下滑,病情逐渐加重,最终导致呼吸衰竭而死亡,因此他认为肺纤维化患者在治疗上应当分为急性加重期与慢性缓解期分期治疗:

1. 急性加重期

（1）毒热伤肺证:咳嗽,气短,常呈进行性加重。咳痰不多,或唾涎沫痰或咳嗽咳痰带血丝。口干少津,或有发热病史;苔白,脉细数,或滑数。治以清热养阴润燥,常用药物有金银花、连翘、黄芩、栀子、沙参、贝母、知母、麦冬、太子参、桑叶、杏仁、生地黄等。

（2）气虚血瘀证:以劳力性呼吸困难,乏力,久咳难愈,咳嗽伴咽痒,兼见口唇发绀,动则喘促,舌淡暗,脉虚数或涩。治以益气活血养阴之法,常用药物有黄芪、党参、麦冬、西洋参、生地黄、泽泻、茯苓、牡丹皮、山药、白果、丹参、三七等。

（3）肺肾两虚证:以进行性气短,呼吸急促,动喘明显,逐渐加重,胸痛,可见杵状指、消瘦。患者由实转虚,肺肾两虚,气虚血瘀,其脉可见细数或者沉细;治以调理肺肾之法,常用药物有山茱萸、五味子、地黄、泽泻、茯苓、牡丹皮、山药、白果等,喘重者加参蛤散或冬虫夏草成药制品。

（4）痰热壅肺证:咳嗽,口吐涎沫,咳声不扬,咳声音哑,气急气促,动喘加剧,胸闷,口干少津;常因多次反复致病情日重,或痰黄黏稠,或发热,舌苔黄燥或腻,脉虚细或弦滑。治以清肺化痰、养阴益气之法,栀子、青蒿、黄芩、黄柏、紫菀、金荞麦、鱼腥草、知母等,便干者加大黄,喘重者加地龙、白果、山茱萸等,热甚者加知母、生石膏、鱼腥草、黄芩、栀子;热伤肺络,咯血者加藕节、仙鹤草、侧柏叶、干荷叶等。

（5）肺络痹阻证:劳力性呼吸困难,动则气短、发绀逐渐加重,干咳、喘憋、皮下瘀斑,肌肤甲错,肤表赤缕等,舌脉粗张,舌质紫暗或有瘀点、瘀斑,脉涩、无脉或沉弦、弦迟。治以行气导滞,化瘀通络之法,常用药物有当归、赤芍、鸡血藤、羌活、独活、葛根、紫菀、前胡、白果、僵蚕等。

2. 慢性缓解期 晁老认为慢性肺系病的病机与肺肾关系至为密切。肺主气,司呼吸,主宣发与肃降,外邪侵袭,肺失宣降,肺气上逆,则咳嗽;久病伤肺,肺气不足,呼吸功能衰减,少气不足以息,故气短;肺气宣肃失职,水津不布,聚而生痰,或脾失健运或肺病及脾,不能输布水谷精微,酿湿成痰,痰浊上渍于肺,故见咳痰;肺主呼吸,肾主纳气,肾失摄纳之权,肾不纳气,以致呼吸短浅,故见气喘。肺的呼吸功能需要肾的纳气作用来协助。肾气充盛,吸入之气方能经肺之肃降下纳于肾。结合肺肾的生理病理特点,对慢性缓解期的肺纤维化患者,晁老制定了调补肺肾法。用药主要包括紫菀、杏仁、前胡、五味子、枸杞子、山萸肉、淫羊藿、白果、丹参、茯苓等。组方上并没有一味地补虚固本,而于补中寓调,标本兼顾。其中紫菀、前胡、杏仁强调恢复肺宣发肃降的生理功能;丹参、茯苓二药的应用,更是顾其久病入络,痰湿不化之证,该病临床病机复杂,当随证加减,不可固守一法一方。该方寓补于调,寓调于补,补调有制,故而奏效。肺间质纤维化属于慢性肺系病的范畴,病程长,病情隐匿,呈持续进行性发展,多以动喘为主症就诊,临床所见患者多表现为肺失宣降、肺肾不足之证,兼夹他证。晁恩祥教授以调补肺肾法治疗,并酌情配合健脾益气、清肺化痰、宣肺止咳等法,并视其临床证候,标本相兼,从而有效减轻病情,提高患者的生存质量。

(四)建立长期评价临床疗效机制,强化生存质量的应用

在西药如激素、免疫抑制剂等不敏感、失效或疗效不确切的情况下,晁老认为可长期坚持尝试中医药治疗本病。但晁老同时认识到,缺乏中医理论指导的中医治疗如无皮之毛,缺乏客观可行的评判标准更是影响中医药潜在优势发挥的瓶颈。迄今为止,评价特发性肺纤维化治疗效果的手段已经有很多,但无论国内外,还是中西医,都缺乏一个公认的评价标准,尤其缺乏适应中医发展需要、能客观反映中医临床疗效的评价标准。随着医学模式与疾病谱的变化,用传统指标来表达健康状态或评价防治措施的效果均有一定局限性,而患者身上的任何细微变化都具有临床价值和意义。生存质量评价适于衡量慢性、病理上难以逆转、影响生活能力并带来身心痛苦的疾病。而肺纤维化(除少数急性型外)正是具备这样的特征。鉴于本病病理特征的难以逆转性,临床治疗的主要目的不应是追求解剖学的复原,而应着眼于改善症状、延长寿命。采用临床流行病学方法分析本病证候特征,科学设计干预方案,以病证结合内容评价其疗效,不仅能丰富治疗手段,满足临床的迫切需求,更有助于对中医药的干预效应进行客观评价,真正体现中医药的优势。

建立本病生存质量评价体系的方法,应在中医与西医兼顾、敏感性与特异性相结合以及医学、社会学、心理学及统计学人员相配合的基础上进行。最终制定出符合本病特点、有助于体现中医优势、可操作性强且被认可的临床疗效评价体系。这一工作的关键点与难点在于中医学症状的复杂性问题:①复合症状存在的逻辑问题:如"咳嗽气急""咳嗽微喘""烦躁口渴"等,每一个复合症状中两个症状之间均有独立存在的自主性,两者之间并无确切的逻辑关系,解决的方法是科学合理地拆分这些复合症状,对可以参与辨证规范和疗效评价的症状分开处理,为符合逻辑的辨证规范和在规范基础上的数据挖掘创造条件。②历时症状和共时症状的混淆问题:如"易感冒"与其他症状的发生时序明显不同,前者先于其他症状发生,为历时症状,后者则为共时症状。解决的方法为将历时症状从疗效评价中剔除,只参与辨证规范的数据内容。③区分某些有注释作用的症状:如"痰色白"或"痰色黄"只能参与辨证诊断,不能量化参与疗效评价。④各证所属症状多分级问题。解决的办法是将证属症状分为必备症状、主要症状和次要症状三级,再进行加权量化处理。

六、急腹症

急腹症是以急性腹痛为特点,表现为痛、闭、胀、吐、热等多种症状,临床涵盖急腹症的病种众多,可包括在内、外、妇、儿各科中,晁老对于急腹症早期治疗,主张及早采用下法,所谓下法是指通过运用荡涤肠胃、排出粪便的方法,使停留在肠胃的有形积滞大便而出的一种治法。适用于燥屎内结,冷积不化,瘀血内停,宿食不消,结痰停饮以及虫积等。下法有温下、寒下、润下、逐水、攻补兼施之别。《素问·五藏别论》曰:"魄门亦为五藏使"。魄通"粕",魄门即肛门。肛门传送糟粕,故名魄门。肛门乃人体九窍之一,在生理、病理上与五脏有密切关系,它的正常启闭有赖于心神的主宰、肝气的条达、脾气的升提、肺气的宣肃、肾气的固摄。同时,五脏的浊气通过肛门排泄,若肛门不能为五脏泄浊,则五脏功能亦会因此而失调。

从现代医学的角度上看,下法可使胃肠蠕动加强,促进排便或排气,腹压降低,膈肌运动幅度增大,有利于腹压降低。下法还可使滞留于肠道的病原体及其毒素和各种肠源性有害物质、机体代谢产物排出体外,促进机体的新陈代谢,改善微循环,从而保护了机体重要脏器心、肺、肝、肾、脑生理功能,起到"通腑护脏"作用。依据此理,下法可用于治疗多种脏器的疾病,尤其在急腹症胆石症、阑尾炎、胰腺炎等病症可获显著疗效。

在急腹症中,晁老运用下法治疗急腹症常用于退热、消胀止痛、逐水等多方面。如里热实证,可用承气辈下之;如寒积腹痛,可用大黄附子汤、三物备急丸;如里热炽盛、腑实燥结所致神昏窍迷者,选用通腑泄热法,可用牛黄承气汤;伤寒或温病,邪热内结,或热痢里急后重,选用急下泄热,除阳明之腑实积滞,使热结从下而解,同时寓急下存阴之意,可用寒下之承气类;阳明热盛,灼伤阴液,筋脉失养而致的痉病,可用大承气汤或增液承气汤;水湿、瘀血内聚于胸腹,或水停胸腹而暴肿胀满,气急喘促,或腹大如鼓,二便闭结,水饮内停,病属危急,脉沉实有力,苔白腻者,选用急攻水饮之法,可用舟车丸、十枣汤、牵牛子粉、甘遂末等逐水通腑。

1. 下法的临床应用 依据此理,下法可用于治疗多种脏器的疾病,尤其治疗胰腺炎、阑尾炎、胆石症、肠梗阻等病症可获显著疗效。在急腹症中,晁老运用下法常用于消胀止痛、平喘、止血、解痉、退热以及逐水等方面。

(1)消胀止痛:下法可用于因食滞、虫扰而致脘腹猝然胀痛。如里热实证,可用承气辈下之;如寒积腹痛,可用大黄附子汤、三物备急丸;如胸胁满痛者,可用大柴胡汤。

(2)醒脑开窍:如里热炽盛、腑实燥结急腹症所致神昏窍迷者,选用通腑泄热法,可用牛黄承气汤。

(3)退热抗炎:如伤寒或温病,邪热内结,如《伤寒论》所述承气类可治疗急腹症及发热症,除阳明之腑实积滞,使热结从下而解,同时寓急下存阴之意,可用寒下之承气类。

(4)凉血止血:如肺胃热盛伤及血络所致的吐血、衄血之胃穿孔等急腹症,选用泄热通下、釜底抽薪而达止血之法,可用凉膈散、泻心汤等。

(5)解痉止痛:如阳明热盛,灼伤阴液,筋脉失养而致的痉挛性疼痛,可用大承气汤或增液承气汤。

2. 运用下法的注意事项

治法是组方的依据,方剂是治法的体现。晁恩祥教授认为辨证、治法、方剂三者必须紧密结合。而八法之一的"下法"在中医急证的治疗中内容丰富。在临证治疗时,晁老强调尤其要注意以下方面:

(1)准确辨证:中医历来重视理、法、方、药的一致性。遇到急证,首要准确辨证。视情况而运用下法。应用下法之时要辨明虚实寒热。勿要见急证就用下法,勿犯"虚虚"之戒,勿滥用下法于急证。

(2)抓住时机:所谓"急则治其标,缓则治其本"。下法用于治疗急证属于"急则治其标"之意。下法用于治疗急证,不仅需医者有胆有识,不可优柔寡断,更要掌握好时机。急证,有骤急、危急、紧迫的特点。有的需要一攻而就,有的又当使大便通泻,保持大便日五六次方使邪去正复。

(3)下法与其他治法联合:下法有温下、寒下、润下、逐水、攻补兼施之别。下法运用于急证以温下、寒下、逐水常用。常常与汗法、消法、补法、清法、温法等配合使用。但谨记一点,必须根据病情的需要与其他治法合用。

(4)审证用"下法":虽"六腑以通为用""腑病以通为补",仍应"谨守病机,各司所属",灵活地运用下法。下法用于急证,比较峻猛。故当审证用之,中病即止,防其攻伐太过。而应用下法后又容易伤正,故应注意下后调理。在临床应用之恰当,对于表证未罢,里实未具不当应用。而老年、孕妇一般当慎用。

晁老经过多年运用下法的临床经验,认为下法虽应审慎,亦无需拘谨过度。吴达《医学求是》云:"误攻者见证易和,误补者变幻不测"。综观历代医案,精妙之处信手可得,其中亦有误治、失治、救误之案,从反面给人以教育。误攻因临床表现明显,犹可引起医生注意,引为借鉴。如《医宗必读》,李中梓介绍前医治一王姓病例,郁怒成痞,形坚而痛甚。医者以攻下治之,遂泄泻不止,一日夜计下一百余次。一月之间,形销骨立,神气昏乱,舌不能言。可见误用下法,症情变化迅速,见证易知。误补临床反应出现缓慢,变化不一,扑朔迷离,不易体察,又病人闻补则喜,更助长滥补之风,所以应当认真总结。清代王孟英介绍王姓患者,患痰喘。前医进补肾纳气,证濒于危,体冷自汗,宛似虚脱之证。但二便不通,脘闷苔腻,这是由于痰热为补药所遏,一身之气机滞闭而不行所致。误补之危害,从某种意义上说,比误攻更为潜在,更为严重。所以只要指征明确,用药时机掌握得当,中病即止,并不至于出现"泻下无度"或"变证叠生"之虞。

3. 妙用提壶揭盖法 此外,晁老擅长运用"提壶揭盖"法,他认为此法亦属一种独特的下法的范畴。二便不畅,用宣泄肺气的方法而达到通利大小便的目的,叫提壶揭盖法。肺主周身之气,又是人体水液调节的主要脏器。气行则水行,肺气闭郁,则膀胱气化不利,小便闭涩不畅,开泄肺气,则小便通利而下。又肺与大肠相表里,《灵枢·经脉》有"肺合大肠,大肠者,传导之府","肺手太阴之脉,起于中焦,下络大肠,还循胃口,上膈属肺……其支者,以腕后直出次指内廉,出其端",又曰"大肠手阳明之脉,起于大指次指之端,……下入缺盆,络肺,下膈,属大肠"。若肺失清肃,大肠的传导失司,大便则秘结不畅,反之,大肠壅滞不通也会影响肺气的肃降而致气逆、咳嗽。因此,通过宣肺气而治疗便秘的方法,亦可列为提壶揭盖法。肺朝百脉,主一身之气,宣肺能开中导下,提壶揭盖,气机调达,则燥屎得下。因此,提壶揭盖法实质上亦属"病在下,取之上"的下病上取法,虽则取"宣"之法,实则为"下"所设,故亦可将其归于一种特殊的下法范畴,亦为千百年来古今医家所推崇。

晁老对于下法在急症中的应用及发挥是在大量临床实践基础上总结而来,且收效显著,值得我们进一步去开拓与临床验证。

大承气汤临床应用虽以"痞、满、燥、实"四症为主,但不能拘泥于此,临床所见并非典型病例。如患者便结已十余天,不急下攻其实,恐生他变,使调胃承气汤、小承气汤难以奏效,故以大承气汤(厚朴、枳实、大黄、元明粉)峻下热结,佐以理气活血之品理气除胀止痛,兼润肠通便。但患者非典型大承气汤证,因而在应用中取其方义,在药量上加以调整,使攻之而不峻烈,并详察病情,详审病机,兼顾病证形成过程中的诸多因素,如气滞、血瘀、血虚、肠道失养等。如《伤寒论》中所说"若不大便六七日,恐有燥屎,欲知之法,少与小承气汤,汤入腹中,转失气者,此有燥屎也,乃可攻之"。首方取效,守方恐伤其正,故转而以小承气汤,轻下热结,佐以健脾理气化湿,润肠通便之品,去其燥屎,仍取大黄泻下热结治其标,但用量减少,并非拘于原方之意,而气滞乃标本并见之证,故增大理气之厚朴、枳实用量。晁老推崇张仲景承气汤与麻仁丸,认为二方对应之证契合腹、满、燥、实,同时有枳实、厚朴等药增强了行气之用,可提高胃肠道平滑肌的兴奋性,改善和消除肠道麻痹瘀滞状态,增强胃肠蠕动。以大黄泻下荡积,活血祛瘀通下,为主药;番泻叶、芦荟、决明子等大都同于大黄;对于芒硝,晁老因元明粉缓而仍具软坚作用,能吸收肠中水分使燥硬之便软化而常用之,用量可视病情轻重而加减。关于三承气,晁老认为大承气药力最重也,但方中大黄、芒硝使用能影响其作用之强弱,理气药厚朴、枳实亦十分重要;调胃承气方中芒硝、大黄、甘草重点在于便结、实证;火麻仁润肠滑肠作用明显,适用于老年肠燥便结、习惯性便秘等,目的增加润肠作用,可视情况改通下为润下。

七、原发性肾小球疾病

晁老治疗原发性肾小球疾病,尤善消水肿,对原发性肾小球疾病顽固严重性水肿,治疗无不得心应手。他上从《黄帝内经》溯源,法从《素问》"平治于权衡,去菀陈莝,……开鬼门,洁净府"、刘河间"平治权衡者,察脉之浮沉也;去菀陈莝者,疏涤肠胃也;开鬼门,洁净府者,发汗利小便也"之说。认为汗、利、下是治疗水肿的大法,但上述三法属于"急则治其标"的治"标"之法,而肺、脾、肾三脏在水液代谢中具有重要作用,因此,宣肺、健脾、温肾治疗水肿,实为治本之法。

(一)汗、利、下治疗水肿

1. 去菀陈莝　本法可以说是攻下法之鼻祖,在《黄帝内经》是指具有攻下郁积聚结在肠胃中的积滞水液废物,后世也应用二丑(牵牛子又名二丑或黑白丑)、甘遂等药攻下胸腹之水液。晁老认为"去菀陈莝"除了有攻下水液以外还有活血化瘀之意,这个提法也是活血化瘀的始祖。因此,晁老在治疗肾炎水肿时,常在利水药中配伍以活血化瘀药而收到一定效果。现代临床药理研究发现活血化瘀方药能影响肌酐、尿素氮的排泄率,晁老认为在活血利尿法可能具有改善肾小管的排泄功能作用。

晁老临证时曾治疗一26岁男性患者,反复水肿一年余,曾诊断为肾小球肾炎,经用西药治疗不效,就诊时水肿,腰疼,四肢不温,腹胀腹大,纳差,尿少,尿中蛋白(+++),有管型,红细胞少许,总胆固醇380ml/dl,腹围72cm,体重64kg。脉弦滑有力,舌苔白腻。他医曾给以健脾温阳药物治疗月余,效果不显。并渐出现尿少(200ml/d),水肿加剧,腹胀较重,查尿蛋白仍(+++)~(++++),红细胞5~10个,颗粒管型2~4,腹水,下肢及背部水肿按之凹陷,腹围 89cm。晁老观其脉证,认为其证仍属脾虚水湿停聚,证情急重,故宗急则治其标,给以芦氏丸(二丑、姜、枣、红糖)取其去菀陈莝,攻下治疗。连续服药三天,患者服药后呕吐、腹痛、腹泻,夜不能寐,每日大便行十余次,水样便,同时腹水大减,腹围减至 66cm,体重下降 10kg,查尿变化不大,后继给以温阳健脾利水法,药以苍术、白术、云苓、党参、泽泻、车前子、制附子、生黄芪等等,以巩固疗效。又调理三个月,诸症减轻,水肿未复发,尿蛋白(±~+),颗粒管型消失,胆固醇降至 200ml/dl,住院四个月余,病情基本缓解出院。晁老认为此法伤正重,但急危之状仍不可废弃,须审证慎用为好,或攻补兼施用之。

2. 开鬼门 鬼者(同魄),系指汗孔,而开鬼门则属开发汗孔使之发汗之法,主要适用于先有面部水肿而后遍及全身,并以上半身肿为主。《金匮要略》提到:"风气相击,身体洪肿,汗出乃愈"。《丹溪心法》还根据《黄帝内经》《伤寒论》之理提到"腰以上肿,宜发汗","水气在表,可汗"这些都是属发汗消肿祛邪之法,解表发汗消肿,有时又有辛凉、辛温之别,有时还与益气药合用,《金匮要略》中提出"风水,脉浮身重,汗出恶风者,防己黄芪汤主之",诸如麻黄连翘赤小豆汤等均属此类。

晁老曾用麻黄连翘赤小豆汤加减治疗该病,用麻黄 5g、连翘 5g、桑皮 5g、杏仁 5g、白茅根 10g、赤小豆 10g、生姜 3 片、大枣 5 枚,治疗一小儿急性肾炎水肿。患儿 10 岁,女性,突然于感冒后发现颜面水肿,查尿中蛋白(++),红细胞 5~10 个,服药五剂后诸症消除,后未复发。

3. 洁净府 洁净府即是利小便,仲景提出"腰以下肿当利小便"。利水治肿属重要平妥之法。治疗中又分为温阳、健脾、理气以利水。诸如五苓散、五皮饮、茯苓导水汤等等。

晁老曾治疗一女性患者,因劳累肾炎复发,始见全身水肿,晨起颜肿甚,下午下肢肿势加重,纳差、腹胀、伴乏力、头晕、尿浊,血压正常,查尿蛋白(+++),颗粒管型 1~2 个,酚红试验两小时 60%,非蛋白氮(NPN)28mmol/L,脉弦,舌苔白腻,证属脾虚水湿停聚,拟用健脾化湿利尿治之,药予党参、苍术、白术、云苓、泽泻、车前子、冬瓜皮、白茅根、竹叶、陈皮。经服药十五剂后,水肿大减,尿蛋白(±),管型(-),饮食、二便正常,后又服用脾益气,调理月余而基本缓解。

（二）宣肺、健脾、温肾治疗水肿

无论急慢性肾小球肾炎,还是肾病之水肿的治疗,从肺、脾、肾来考虑都是非常重要的,根据临床表现进行辨证,选用宣肺、健脾、温肾来达到利水的目的。这也是属于治本的方法,即扶正以祛邪的办法,晁老认为由肾炎引起了水肿,中医认为其病位不外乎肺、脾、肾三脏,其病机乃因肺之通调水道功能失职,脾之健运功能受阻,肾之温化无权,开阖不利所致,故当平治权衡,掌握时机,辨证治疗。

1. 宣肺利水 所说宣肺利水亦属宣肺发表,使其水道通调、水湿得以从小便排出或从汗解,肿势得除,宣肺利水尤以急性肾炎最为常用,一些资料提示由于风邪袭肺,肺气闭塞,不能通调水道,影响膀胱气化失常而见小便不利,遍身水肿,此时常以越婢加术汤为主方加减,方中麻黄、石膏宣肺、清热,甘草、姜枣和中,白术健脾利水,可加白茅根解表利水,使肺气宣通,水湿下行,若见热证不重当去石膏,有表证者可再加羌活、防风,咳者可加桑皮、杏仁,咽喉肿痛可加金银花、板蓝根等解毒药治之。此法乃宣肺利水,与"开鬼门"有相近之处。

2. 健脾利水 健脾以利水,乃系因脾主运化水湿,由于中阳不足,气不化水,脾不运水,致使水湿泛滥,水肿按之凹而不起。晁老曾治一男性慢性肾炎,其表现下肢水肿。伴脘腹胀满,纳呆便溏、神倦懒言,小便短少,舌质淡,苔白滑腻,脉缓,查尿蛋白(++~+++),管型少许,红细胞 3~5 个,分析其证属脾虚欠运,水湿停聚,拟用健脾理气利水之法,方用实脾饮加减:炒白术 10g、大腹皮 10g、草果 10g、木香 6g、干姜 6g、厚朴 10g、云苓 15g、车前子 10g、山药 10g、薏苡仁 30g,服药 10 剂后水肿减轻,纳食好转,便溏除。又服药三十余剂诸症缓解,尿检基本恢复正常。

3. 温阳利水 此法早在仲景著作中即已有应用,所说治水肿用附子、肉桂即为此法,真武汤则是代表方剂,对温阳利水,后世更为重视,并有不少发挥。宋代严用和应用济生肾气丸则为其范例之一,它主要针对肾阳虚衰,水湿泛滥。晁老 1964 年间治疗一张姓肾病患者,其症见颜面及四肢水肿、面色㿠白,恶寒怕冷,四肢不温,纳差便溏,小便短少,脉沉迟,舌质淡,白苔。查其尿蛋白(+++),红细胞 3~5 个,可见颗粒管型,尿量 400ml/24h,酚红试验 65%,NPN 25mmol/L,胆固醇 600ml/dl,血压增高,辨证分析乃为阴水范围,是因肾气衰微,阳气不足,膀胱气化不利而水气内盛,应当温阳利水,而先给以真武汤加味(即附子、白术、白芍、茯苓、生姜,加泽泻、车前子、胡芦巴等药)每日一剂,治疗二十余日方见好转,而后给以济生肾气丸药治之。

又曾会诊一男性小儿肾病,曾用过激素、利尿剂、环磷酰胺等药治疗效果不显。患儿表现为高度水肿,按之凹陷,阴囊水肿,明亮,纳少,四肢不温,尿少,尿量300ml/d,脉滑,舌苔白腻,查尿蛋白(+++~++++),红细胞3~5个,管型1~2个,血压稍高,胆固醇356ml/dl,给以温阳利水治之,方用桂枝、附子、泽泻、车前子、白茅根、白术、云苓、冬瓜皮、陈皮治之,三剂后尿多,肿减,阴囊水肿消退,继服上方十余剂,尿检尿蛋白(++)。

八、急性传染病

传染病是由各种病原体引起的、能在人与人、动物与动物或人与动物之间相互传播的一类疾病。在世界医学发展的史上,各种传染病曾经是对人类健康危害最大、造成死亡人数最多的严重疾患。但从20世纪40年代一系列抗生素发明应用于临床之后,各种烈性传染病和感染性疾病得到有效的控制,很多人认为传染病已不能严重影响人类健康了。然而仅仅过了半个世纪,大规模传染病又卷土重来。一些老的传染病,例如肺结核、疟疾,又死灰复燃;一些史无前例的新的传染病,如艾滋病、埃博拉、出血热等,正在向人类的健康发出挑战。世纪之交,严重急性呼吸综合征(severe acute respiratory syndrome,SARS)、人感染高致病性禽流感等严重急性呼吸道传染病,尤其是2019年发生的世界范围新型冠状病毒肺炎的传播、流行,严重威胁了我国乃至全世界广大人民群众的健康。晁恩祥教授作为知名中医呼吸病学专家,当时虽年事已高,但每次疫情发生时,总是冲在临床第一线,不仅获得了第一手的临床资料,还通过自己丰富的临床治验,应用中医中药治疗方法,为扑灭疫情作出了重大的贡献。晁老对SARS、COVID-19人感染高致病性禽流感、严重的病毒性流感等呼吸系统的急性传染病,积累了自己独特而有效的临床经验,现择其要介绍如下:

(一)SARS

1. 理论溯源 晁老认为,SARS虽然是一种新型的冠状病毒,但回顾中医温病学发展的历程,借鉴其经验,可用于防治SARS的工作,并值得探讨。

（1）历代对温病的认识：疫病，历代皆有，《礼记》《周礼》《山海经》《吕氏春秋》中即有疫病的记载，如"季春行夏令，则民多疾疫""仲夏行秋令，民殃于疫"、秦王政四年（公元前 243 年）"十月庚寅……天下疫"。《后汉书·顺帝本纪》曰："疫病为灾"……古时各代，常有疫病之灾，并非罕事。《隋书·炀帝本纪》载：大安八年，是岁大旱疫，人多死，山东尤甚；《唐书·中宗本纪》中"景龙之年夏，自京师至山东、河北、疫者千数……"尤其是金、元、明末、清初，山东、江苏、浙江、南北直隶，温疫多有流行。伤寒亦为热病，正如《黄帝内经》中言："人之伤于寒也，则为病热"。《难经》有："伤寒有五，有中风、有伤寒、有湿温、有热病、有温病"。亦有医家提出："六经传变，由浅至深。皆是热证"。张仲景从外感角度对热病流行颇有建树，提出过不少方药。但伤寒与温病尚有区别，张仲景所治之热病乃"伤于风寒病邪而致"多是狭义伤寒。伤寒从表入里，系皮毛所受，而温病则邪从口鼻而入。潜邪从内向表里而发。而至清代叶天士，著有《温热论》，首创卫、气、营、血辨证，重视辨舌、验齿，重视辨证用药和后期扶正；清代薛雪，字生白，著有《湿热条辨》，重视湿热，认为湿热充斥三焦，提出湿热并重、湿热伤阴及湿热阳虚；清代吴瑭，字鞠通，经历多次温病流行，潜心研究，撰有名著《温病条辨》，重视三焦辨证，重视清热养阴；清代王士雄，字孟英，也经历了多次温热、霍乱、疫病的流行，著有《温热经纬》，尤其对于霍乱颇有见地，并将霍乱分为寒证、热证。

（2）温病与温疫的区别：温病与温疫，如同现代医学感染性疾病与传染病的关系，两者既有密切联系，也有一定的区别。一般说温病系属温邪外受引起发热，具有偏热之征象，属易伤阴的一类疾病。温病可由于病因、季节、天时不同，临床表现也有不同。但其发生、发展、演变有较明显的规律。温病其发病、传染、临床表现各异，各有其规律性。其特点：①温病病因可以有风热、暑热、湿热、燥热以及"伏寒化温"；②温病有季节性，春易发春温、风热，夏易发暑湿、温病，秋则多发温燥，南方多湿热，西北、北方多寒凉而燥；③可以有一定的流行性、地域性。

温病与温疫是有区别的，温病是具有温热性质的外感病，如普通感冒、上呼吸道感染等，而温疫是温热病中具有强烈传染性和可以引起流行的一类疾病，如流行性感冒、天花、鼠疫、霍乱以及 SARS 等等。早在《黄帝内经》

中就有"五疫之至。皆相染易。无问大小。病状相似。""邪之所着。有天受，有传染"；也有"天行疫气、时行外感"之说。有学者说："天行之病，大则流毒天下。次则一方，次则一乡，次则偏着一家"，说明了温疫的传染性。由于温疫具有较强的传染性，并可引起流行，来势迅猛，病情严重，较之一般温病危害更甚。

晁老认为，温病与温疫还有一点区别值得提出：即温病与温疫感染皆系邪从口鼻而入，"温邪上受，首先犯肺"，但口气通于胃，邪从口入，受邪而发，故温疫还可以严重的胃肠道症状为突出表现。

2. SARS 的病因与传播途径　SARS 是因新型冠状病毒传播致病，其传播途径以近距离飞沫传播为主，也有接触分泌物，或粪便等因素，从口、鼻、眼传播等，当属密切接触传染。因而初期医护人员感染较多，尤其是抢救之时的医护人员及陪护人员、陪护家属，感染机会多于普通人。其感邪之气当属疫病。

3. SARS 的临床表现　晁老对 SARS 的危重病人，总是亲临一线会诊、抢救，并获得了丰富的临床资料。他指出：该病有一定的潜伏期，初期为发热、头痛、周身酸楚，乏力、咳嗽无痰或少痰，干咳为主；有的伴有腹泻、呕吐、食欲不佳，初起似流行性感冒、感冒，似风温、春温，但非春温、风温。热者毒热，邪郁；舌苔腻，脉滑数，湿之象，脾胃受伤；干咳、气促伤肺，肺之气因受损，重者正虚邪实累至肺衰、脏衰。病情进展迅速并有多种兼症：从中医来看，似邪气入里向外发，见有发热、头身疼痛；邪热入里伤肺，见有干咳，有的伴有腹泻，食欲不佳。发病急，病情严重，患者高热不退；再次发展则可伤及肺气，出现气促、喘息、呼吸急迫、口唇发绀，其大部分可以经过自身抗病能力及调治而转危为安，只有极少数患者可出现呼吸窘迫而气厥，气阴受损，累及心、肝多脏，正气失固而亡。

4. 对 SARS 的诊断　目前已确知 SARS 是由冠状病毒感染引起的一种综合征，但在 2003 年 SARS 疫情暴发时，当时对该病的认识是一无所知，晁老根据其多年的临床经验，已初步推测是该病一种传染病，他指出 SARS 应有接触史、短期突然发热，头身痛，乏力、干咳、少痰，X 线检查呈进展斑片状或片状阴影，血白细胞正常或下降，抗生素使用无效。继则可出现气促，少数病人可伴发低氧血症，口唇发绀，呼吸窘迫，更有少数会出现呼吸衰竭或多脏器衰竭，病情发展迅速，损伤免疫功能严重，心肌酶谱、肝酶谱可能升高,个别患者可能还会出现肺间质病变。在当时人心惶恐的时候,晁老特别指出不能认为一有发热、咳嗽,便怀疑是SARS,要重视SARS的鉴别诊断,SARS与流行性感冒、感冒或上呼吸道感染不同,但在初期有类似表现,明确鉴别诊断对减少疑似病例有重要意义。

5. 关于SARS的治疗　SARS因为是一种新型的急性传染病,当时暴发时,并无以前的治验可循。晁老依据自己的临床经验,结合其临床表现,根据疾病不同的时期,以及感邪深浅的不同与人体反应的不同,提出了自己独特的治疗方法,并在此基础上,形成了较为完备的SARS中医治疗方案。

晁老认为,该病起病之初,因病毒伤人,正邪搏击,首见正邪相争而高热,乏力,并可迅速波及于肺、胃,其原因系毒热从内、向表里而发展,该病邪实伤正,且正邪相争十分激烈。而随着疾病的发展,可表现出以肺为中心的热毒损伤,《温热论》中早有"温邪上受,首先犯肺,逆传心包"的记载,故而见有咳嗽,少痰,气短,喘促,呼吸频率在30次/min以上,继则呼吸窘迫、呼吸衰竭、多脏衰诸象,当属正不胜邪。还有一类患者,不仅有毒邪侵袭,还有湿邪内蕴,脾胃受邪,常见腹泻、纳差食少,恶心,脉弦滑数,或滑数,苔白腻,这些均属多湿之状。但也有患者可能因应用药物(抗生素、激素)而舌脉生变。随着病情的发展,患者可有气阴两伤与血瘀痰阻,这两种情况比较突出。气虚者,无力,汗出,短气,气促,喘急,可能还会见到心悸,亦可见血瘀、痰阻之状,出现口唇发绀、肺纤维化、肺泡间质渗出亦有血瘀及痰湿内阻之象。该病变化多端,毒邪内蕴,致热极邪实,疫毒伤肺,继损多脏,致气血、阴阳受损,气阴两虚,痰浊、血瘀互结,正虚邪实、肺气瘀阻等等。晁老选择"随证治之",宣邪、解毒、清热、宣肺、止咳、化痰、平喘、祛湿、泻肺、化浊、养阴、益气、降逆、活血、健脾、和胃等法择之,视其邪正情况的不同选用治法治疗。

基于上述认识,并结合中医辨证理论分析,晁老将SARS分为以下几种类型:①疫毒袭肺:表现为发热、恶风、无汗、头痛、干咳、乏力、气短,为表里炽热,苔白腻。此期因以清热解毒退热为要。②疫毒夹湿:表现为发热恶寒身重,口干不欲饮,少痰,痞满,大便溏泻,治疗上应选择宣化湿热,透邪外达的方剂。③热毒伤肺,气阴两伤:表现为胸闷气短、咳嗽痰少、口唇发绀、伤人正气,治疗上应以养阴益气为主。④恢复期脾肺虚损,气阴两伤:

采用益气养阴,健脾益肺的治法。

结合了晁老的治验,国家中医药管理局规范了 SARS 的中医药临床治疗方案,为中医药抗击 SARS 做出了突出贡献。

(1) 轻症患者或疑似病例

主症:发热或发热恶寒、头痛、关节肌肉酸痛、乏力、腹泻,或有干咳少痰,舌边尖红,苔薄白或白腻,脉滑数。

治法:清热解毒,疏风宣肺。

方药:银花 15g,连翘 12g,黄芩 12g,苏叶 10g,茵陈 15g,蝉蜕 3g,炙麻黄 5g,杏仁 12g,生石膏 30g,知母 10g,太子参 15g,生甘草 10g,水煎服,每剂煎 2 袋(150ml/ 袋),每天服 2 次,每次服 1 袋。

随症加减:腹泻者:去生石膏,加藿香 12g、佩兰 12g、苍术 10g 或选用藿香正气胶囊、软胶囊、口服液。恶心呕吐者:加竹茹 10g、半夏 10g、生姜 10g。食欲不振者:加焦三仙 30g。咳嗽较重者:加枇杷叶 12g、紫菀 12g。

(2) 重症患者

主症:表现有发热或不发热,胸闷,呼吸急促,喘憋,口唇发绀,舌暗少津,脉弦滑数或细弦数。

治法:益气化瘀、清热解毒。

方药:西洋参 15g(单煎兑服),三七 12g,丹参 12g,山萸肉 12g,麦冬 10g,葶苈子 15g,炙杷叶 15g,广地龙 12g,金莲花 8g,黄芩 10g,瓜蒌皮 15g。水煎服,每剂煎 2 袋(150ml/ 袋),每天服 2 次,每次服 1 袋。

随症加减:高热不退者:加生石膏 30~60g、青蒿 15g,或加服紫雪散。食欲不振者:加焦三仙 30g、鸡内金 10g。咳痰多者:加鱼腥草 30g,桔梗 10g。脉迟缓,肢冷心悸者:加制附子 9g、干姜 6g。

(3) 恢复期患者

主症:胸闷气短,动则尤甚,汗出心悸,神疲体倦,偶有咳嗽,纳呆,腹胀或便溏,舌淡暗苔白或腻,脉细滑。

治法:益气养阴、健脾和胃。

方药:太子参 15g,生黄芪 15g,黄精 15g,炒白术 15g,沙参 15g,麦冬 15g,炙杷叶 15g,砂仁 6g,焦三仙 30g,葛根 15g,丹参 15g,陈皮 6g,水煎服,每剂煎 2 袋(150ml/ 袋),每天服 2 次,每次服 1 袋。

晁老认为,SARS 为临床危急重症,治疗上应争分夺秒,可以依据中医理论,对现有中成药和注射剂进行辨证用药。退热类药建议口服药有瓜霜退热灵胶囊、新雪颗粒、清开灵口服液等,注射液有清开灵注射液、双黄连粉剂。清热解毒类药适用于早期、普通患者,或重病患者和疑似病例可选用。如清热解毒口服液,苦甘颗粒,藿香正气口服液、葛根芩连片。活血化瘀类药:丹参注射液,丹参滴丸。扶正类药适用于重病患者或有呼吸功能障碍者可选用或恢复期。如生脉饮口服液、百令胶囊、诺迪康胶囊,注射剂如参麦注射液、黄芪注射液等均可选用。

6. SARS的预防与预后调理　中医学历来注重预防。《素问》"不治已病治未病,不治已乱治未乱","正气存内,邪不可干",以及"邪之所凑,其气必虚"的指导思想,至今仍然是重要的。因而中医重视扶正固本,强调机体锻炼,适应四时气候、天时变化,注意劳逸结合,讲求个人卫生,开窗通风、改善居室环境,注意养生之道,提倡情志舒畅,这些都与现代医学的要求是一致的。中医历代积累的一些预防经验可以借鉴:吴又可在《温疫论》认为邪从"口鼻而入",还提出"其年疫气盛行,所患重者,最能传染,即童辈皆知为其疫"。首先要"避其毒气",提出"无论父母,兄弟妻子,俱一切避匿不相见"的告诫。

关于药物预防:药物预防是中医传统用于预防温病的方法之一,历次流行性感冒也不乏有人服用中药预防。但晁老认为应当根据不同情况而应用。一般预防首当避其毒气,不去接触传染源,对于来自疫区、有接触史,如医护人员、患者家属及亲属,或疑似者可以考虑服预防药。未接触SARS及传染源者没有必要服用中药。孕妇、产妇亦不必服用,老幼当视具体情况而定。预防中药也是药,药有药性,有适应范围,不能随意服用。晁老根据中医理论和临床经验,设计过一个预防药方,从透邪、解毒、化湿、益气角度选药,具有防毒、透邪、除湿、扶正益气作用(太子参10g、连翘10g、大青叶10g、紫苏叶6g、葛根10g、佩兰1g,水煎服3~5剂)。晁老认为中药只是预防SARS的一个方面,注意隔离防护,避其毒气才是最重要的。生活中还可以在饮食方面加以注意,可以吃些蔬菜、野菜,如败酱草、马齿苋、鱼腥草、大蒜等。"恬淡虚无,精神内守"。中医学十分注意七情调理,人有怒、喜、忧、思、悲、恐、惊。广大群众及SARS患者,都应有一个良好的心态和平和的心理。中医学历来认为"恬淡虚无,真气从之,精神内守,病安从来",说的就是人要心态平和,注意精神调理,切忌烦急,勿惶恐不安以损真气。

对于大病之后,温病学家重视病瘥后邪热已除,或余邪未尽,而正气尚未回复,除嘱患者注意休息及饮食调理外,中医药还可以应用养阴、益气之品,如应用麦冬、沙参、玉竹、黄精等,古之也有如荷叶、芦根、枇杷叶等可参考。若脾胃不适、纳差者,可应用焦三仙(焦山楂、焦神曲、焦麦芽)、砂仁、陈皮等以理气消食。

(二)人感染高致病性禽流感

禽流感又称鸡瘟,系由甲型流感病毒某些亚型中的毒株引发的急性呼吸道传染病而致。目前可分为 16 个 H 亚型和 9 个 N 亚型,能传染给猪等动物,近些年认为禽甲型流感病毒还可以感染给人。现已证实,感染人的禽流感病毒亚型有 H_5N_1、H_9N_2、H_7N_7、H_7N_2、H_7N_3 等,其中 H_5N_1、H_1N_1 感染病情最重,死亡率高。感染 H_5N_1 毒株的患者大部分均有近期与病死禽类直接接触史,或食用过病死禽,或有其分泌物、排泄物的接触史。目前虽有人禽共患,但人感染尚属少数。目前虽无造成瘟疫大流行的趋势,但病毒变异仍需警惕。

1. 病因病机及临床表现 中医根据人感染高致病性禽流感的临床表现,认为是疫毒(或称病毒)从口鼻而入,邪入于体内潜伏 3~7 天甚至更长而发病,其过程为邪入半表半里或膜原潜伏待发,发病时系由里向外发,可见发热、恶寒、咽痛、头身疼;同时犯肺,向里、向脏腑发,出现发热、咳嗽、气短、喘息,符合"温邪上受,首先犯肺";由于"邪从口鼻而入",故可见发热、恶心、呕吐、腹泻、胃气失和之症;严重者可见咯血、喘急、神昏、窍闭、厥脱等症,一些患者可迅速出现缺氧、呼吸窘迫、多脏衰竭,致使阴阳离绝,危及生命。晁老认为人感染高致病性禽流感发展符合温疫范畴,该病发热时间较长,有同于温病学家描述温疫之发热,即《温疫论》"夫温者热之始,热者温之终,温热首尾一体……又名疫也"。具有起病急、来势猛、传变快、变化多的温(瘟)疫病特点。具备了毒、热、湿、瘀、虚、脏衰的证候要素表现,乃病毒潜于半表半里发病,邪传于表发于卫分,传于里而入肺,毒热伤及脏腑阴阳。毒者,毒邪。疫病之邪为患,符合病毒感染伤于肺及全身。肺卫受毒可致发热、恶寒、头身疼痛。热者,热邪。高热持续,危重者毒热侵及脏腑,可致咳嗽气急喘促,热极神昏厥脱。湿者,湿浊之邪,湿邪伤及脾,湿热相合,苔腻或黄腻,脉滑,可并见呕吐、腹泻、胃肠不适。瘀者,热伤血络,出现咯血、胸水、甚或血性胸水、窍闭神昏。虚者,气阴受损,正气亏乏,可见乏力、气短。脏损,乃肺及脏腑正气衰败累及心阳受伤,四肢不温,伴有心悸,神昏窍闭,阴阳欲绝。

2. 辨证论治 中医诊治疾病注重阶段证候,注重"整体观念",讲究"天人合一""脏腑相关",注重辨证论治,注重运用四诊(望、闻、问、切),八纲(阴、阳、表、里、虚、实、寒、热)分析病情。晁老在既有临床经验的基础上,根据疾病的发生、发展、证候及疾病过程的不同表现,提出了四证方案:

(1)毒犯肺卫:系疫毒外受,毒发伤及肺卫,致使肺卫受邪,肺气失宣。症见发热,恶寒,咽痛,头痛,肌肉关节酸痛,咳嗽,少痰,苔白,脉浮滑数。毒邪袭于肺卫者,当以清热解毒,宣肺透表。

参考方:柴胡 10g,黄芩 12g,炙麻黄 6g,炒杏仁 10g,银花 10g,连翘 15g,牛蒡子 15g,羌活 10g,白茅根、芦根各 15g,生甘草 6g。

加减:咳嗽甚者加炙枇杷叶、浙贝母;恶心呕吐者加竹茹、苏叶。

(2)毒伤肺胃:系毒发伤及肺胃之气,湿热内蕴,胃肠失于和降。症见发热,或恶寒,头痛,肌肉关节酸痛,恶心,呕吐,腹泻,腹痛,舌苔白腻,脉浮滑。当以清热解毒,祛湿和胃。

参考方:葛根 20g,黄芩 10g,黄连 6g,鱼腥草 30g,苍术 10g,藿香 10g,姜半夏 10g,厚朴 6g,连翘 15g,白芷 10g,白茅根 20g。

加减:腹痛甚者加炒白芍、炙甘草;咳嗽重者加炒杏仁、蝉蜕。

(3)毒热壅肺:系疫毒之邪壅肺,缺氧,气短、气促或痰浊瘀阻于肺。症见高热,咳嗽少痰或有痰,胸闷憋气,气短喘促,或心悸,躁扰不安,甚则神昏谵语,口唇紫暗,舌暗红,苔黄腻或灰腻,脉细数或见舌紫暗。口唇紫暗。当以清热泻肺,解毒化瘀。

参考方:炙麻黄 9g,生石膏 30g,炒杏仁 10g,黄芩 10g,知母 10g,浙贝母 10g,葶苈子 15g,桑白皮 15g,蒲公英 15g,草河车 10g,赤芍 10g,牡丹皮 10g。

加减:高热,神志恍惚,甚则神昏谵语者加用安宫牛黄丸,也可选用清开灵注射液、痰热清注射液静脉滴注;口唇发绀者加黄芪、三七、当归尾;大便秘结者加生大黄,芒硝。

(4)内闭外脱:系邪热内陷,热极毒盛,缺氧更重出现呼吸衰竭,或伤及心阳等多脏受损,或气脱阴竭。症见高热或低热,咳嗽或有痰,憋气喘促加重,手足不温或肢冷,冷汗,唇甲发绀,脉沉细或脉微欲绝。当以扶正固脱、回阳救逆、清热开窍。

参考方:生晒参 15g,麦冬 15g,五味子 10g,炮附子 10g(先下),干姜 10g,山萸肉 30g,炙甘草 6g。

加减:汗出甚多者加锻龙牡;痰多,喉中痰鸣,苔腻者,加金荞麦、苏合香丸、猴枣散。注射剂如醒脑静注射液、生脉注射液、参麦注射液、参附注射液、血必净注射液等选择应用。

3. 中成药的选用 晁老认为,在面对人感染高致病性禽流感时,中医还可以根据辨证论治对证选药,近些年随着中药现代化和急症必备用药的遴选,提出的一些清热、解毒、透表、泻肺、行瘀、化湿、益气、开窍、升压、回阳救逆的中成药,有口服药和注射剂,均可以配合汤剂选择应用。中药有些清热、解表、化湿等方药也可能具有抗病毒作用,但并非完全局限针对病毒,组方应更重视对疾病过程、阶段的证候治疗,体现中医思维。晁老认为常用的 6 类中成药,如清热解表透邪、清热解毒泻肺、清热开窍化瘀、清热祛湿和胃、止咳化痰平喘、益气固脱回阳等可供临床选用参考。

(三)流行性感冒

流感属流感病毒变异而发,也表现为"温邪上受,首先犯肺",以发热为主,可迅速出现肺热壅盛及气分证候,部分患者传变较快,可出现"逆传心包"的表现。

晁老治疗流感,认为其常见证型为风热袭肺证与外寒里热证,并拟定针对风热袭表证的疏风宣肺抗流感方:金银花、连翘、牛蒡子、大青叶、板蓝根、浙贝母、黄芩、杏仁、桔梗各 10g,蝉蜕 8g,紫菀 15g,生甘草 6g。针对外寒里热证的解表清里抗流感方:炙麻黄、豆豉各 8g,紫苏叶、荆芥、羌活、独活、青蒿、黄芩、荆芥各 10g,生石膏 30g,白茅根 15g,生甘草 6g。经临床验证,其用于流感治疗具有较好的临床疗效。

(四)流行性出血热

流行性出血热是由病毒引起以鼠类为传染源的自然疫源性疾病。临床上可分为发热期、低血压期、少尿期、多尿期、恢复期。在西医常规治疗的基础上,根据各期典型的证候表现,选用对应的经方加减治疗,可迅速缓解症状,明显缩短病程。在不同的发展阶段可以使用的经方依次是白虎汤、白虎加人参汤、竹叶石膏汤。

对上述急性传染病(疫病)的治疗,晁老总结其经验认为:治疗疫病不但要注重外邪的祛除,还应强调正气的固护,提出对流行性出血热要早用下法驱毒外出,注重凉血养阴护正的治疗原则。如当发热时应用透邪、清热、解毒,如银翘散、桑菊饮等;重视入气则可清气,如白虎之类;通下法用于热结便秘,以通腑泄热、导滞通便,可予以承气类,如宣白承气汤、桃核承气汤、牛黄承气汤、增液承气汤等;重视清营凉血,如清营汤、清瘟败毒散;善用开窍法及息风法,对于"逆传心包"者,应用开窍醒神之法,热闭用安宫牛黄丸、至宝丹或紫雪丹,息风可用羚羊钩藤汤类;厥脱者应用参附类回阳固脱,气阴两虚者选用生脉散益气养阴。中医辨治疫病的方法以卫气营血辨证与三焦辨证为主,亦可参照六经辨证。晁老的经验总结为中医传承治疗精华、创新中医"疫病"理论做出了巨大贡献。

第四章 临床验案录

一、呼吸系统

(一)咳嗽

案 1

患者某,男,50 岁。发热、咳嗽 3 天。

患者 3 天前自服感冒清热冲剂,而热不解且诸症加重。查体:体温 38.5℃,咽部充血,双侧扁桃体无肿大,双肺呼吸音清,无干湿性啰音。既往有慢性支气管炎病史 6 年。

刻下:发热,头痛,咽痛,周身疼痛,咳嗽时作,咯吐黄色黏痰,伴流黄涕,时心慌,小便黄,大便不干。舌淡红苔白,脉结数。

中医诊断:感冒,风热犯肺。

西医诊断:上呼吸道感染。

治法:疏风解表,清热化痰。

处方:柴胡 10g,葛根 15g,羌活、独活各 10g,黄芩 10g,生石膏 30g(先下),牛蒡子 10g,肥知母 10g,金银花 15g,连翘 10g,白茅根 25g,荆芥 10g,杏仁 10g,炙枇杷叶 10g,板蓝根 15g,锦灯笼 10g,3 剂。

1 周后患者特来相告:服 1 剂药后即汗出热解,诸痛尽消,咳嗽明显减轻,痰色变白,痰量减少,再服 1 剂病瘥,甚喜致谢。而患者既往却每因感冒诱发慢性支气管炎急性发作,病势缠绵,常常半月不愈。

按:感冒常被患者当成小病而忽视,往往自服中成药或西药治疗,并存在滥用抗生素现象,危害甚大。晁恩祥教授认为,中药治疗感冒疗效佳且优势显著,但辨证准确与否至关重要。目前治疗感冒的中成药品种繁多,但如果不能正确辨证、选药使用,对年老体弱或有慢性病的患者来说,外邪也可由表入里,导致缠绵难解,或变生他病。本案病例证属风热犯肺袭表,致表卫不固、肌腠失和、肺气失宣,误用辛温解表之感冒冲剂症状反而加重。今临证明辨寒热,投以柴葛解肌汤合银翘散以疏风解表,清热化痰,一矢中的,故有一剂减二剂愈之佳效。

案2

王某,女,59岁,2005年8月2日因"反复流涕喷嚏近3年,咳嗽2年半"初诊。

患者2年多前冬季出现喷嚏流涕,夜间加重,当地医院考虑为过敏性鼻炎,服用鼻炎康后好转。至2003年春节出现夜间咳嗽,阵咳,咯白沫痰,自服止咳药治疗,咳嗽反而加重,2003年7月在山西医科大学第二附属医院查肺功能示阻塞性通气障碍,通气功能显著减退,肺弥散功能稍减退,支气管扩张试验(+),诊为"支气管哮喘急性发作"(2003年7月17日)。7月24日再次检查激发试验(+),FEV_1下降33.8%,诊为"咳嗽变异性哮喘",给予布地奈德粉吸入剂、富马酸福莫特罗粉吸入剂、布地奈德鼻喷雾剂后有效,但仍有咳嗽间断发作。今年6月发热1天,胸片示有2ml胸腔积液,因曾有结核病史,当地医院诊为"结核性胸膜炎",予抗炎治疗1天后发热即退,抗结核治疗至今。8月1日查:天冬氨酸转氨酶968U/L,丙氨酸转氨酶1 183U/L,总胆红素30.1mmol/L,胆汁酸20.5mmol/L,直接胆红素2.9mmol/L。8月1日301医院肺CT示左肺陈旧结核,右侧肋膈角胸膜肥厚粘连。血嗜酸性粒细胞0.309(0.01~0.05),肺功能示轻度混合性通气功能障碍,扩张试验(-)。

刻下:现咳嗽阵作,咯大量泡沫痰,黄白相间,气短乏力,精神较差,身体消瘦,脘腹胀满,时恶心,纳差,眠可,二便调,舌质淡红,苔白腻,脉弦滑。

中医诊断:咳嗽(肺气失宣　肝胃失和)。

西医诊断:①慢性阻塞性肺疾病　急性发作期;②药物性肝损伤;③陈旧性肺结核。

治法:调和肝胃,宣肺止咳。

处方:方用平胃散合苏黄止咳汤加减。

苍、白术各10g,陈皮10g,厚朴10g,焦三仙各10g,鸡内金10g,党参10g,苏子叶各10g,炙杷叶10g,地龙10g,蝉蜕8g,五味子10g,百部10g,前胡 10g,鱼腥草 25g,金荞麦 25g,栀子 10g,苦参 10g,3 剂,水煎服,日 1 剂。

2005 年 8 月 5 日二诊:药后食欲好转,脘腹胀满消失,仍畏食生冷,大便正常,咳嗽,咯白泡沫痰,量较多,午后重,舌淡红,边有齿痕,苔白,脉弦。

治法:宣肺化痰止咳,健脾和胃。

处方:苏黄止咳汤合止嗽散化裁。

紫菀 15g,款冬花 15g,陈皮 10g,百部 10g,焦三仙各 10g,鸡内金 10g,云苓 15g,苏子叶各 10g,炙杷叶 10g,地龙 10g,蝉蜕 8g,五味子 10g,金荞麦 15g,苦参 10g,14 剂,水煎服,每日 1 剂。

2005 年 8 月 19 日三诊:药后咳嗽减,咯白痰,量中等,精神明显好转,食欲好,大便正常。舌淡红,苔黄腻,脉弦小数。8 月 12 日查:ALT 222U/L,AST 69.968U/L,直接胆红素 0.6mmol/L。因患者仍痰量较多,舌淡有齿痕,苔白腻,脉滑。

治法:疏风宣肺,清热化痰。

处方:拟于前方加入清热化痰之品。

紫菀 15g,佩兰 10g,百部 10g,苏子叶各 10g,炙枇杷叶 10g,地龙 10g,蝉蜕 8g,五味子 10g,橘红 10g,半夏 10g,黄芩 10g,栀子 10g,茵陈 25g,苦参 10g。21 剂,每日 1 剂,水煎服。

患者服上方后诸症均明显减轻,继续服药后咳嗽消失,仅偶有少量白痰,精神佳,纳食好,二便调。肝功完全恢复正常,未再服药。

2005 年 11 月 8 日四诊:患者 10 月 1 日感冒后出现咳嗽,在呼吸科予甲磺酸左氧氟沙星抗炎治疗 3 天,出现严重胃脘疼痛,伴恶心,呕吐,予营养支持治疗后稍缓。10 月 12 日胃镜示反流性食管炎,浅表糜烂性胃炎,胆汁反流,十二指肠球炎,HP(−)。胸片示左上肺多发钙化,慢支,肺气肿,双侧胸膜增厚。胃肠造影报低张胃,低位盲肠。现时咳嗽,咯白痰,难咯出,食后胃胀明显,无疼痛,呃逆,畏食生冷油腻,二便正常。舌质暗,苔薄白腻,脉弦滑。患者本次发病复因风邪袭肺,肺失宣降而咳,再以抗炎药复伤脾胃,致脾胃失和,升降失常,而见脘胀、恶心、呕吐。据而辨证为肺气失宣,脾胃失和。

治法:宜疏风宣肺,调和脾胃。

处方:方用苏黄止咳汤合平胃散加减。

紫菀 15g,杏仁 10g,苏子叶各 10g,地龙 10g,蝉蜕 8g,半夏 10g,橘红

10g,五味子10g,厚朴10g,枳实10g,焦三仙各10g,苍白术各10g,木香10g,炙杷叶10g。每日1剂,水煎服。

2005年12月6日五诊:药后胃脘胀明显减轻,无恶心,食欲好,大便正常。10天前因加服牛奶,暴饮食,则胃脘胀痛加剧,阵发干呕,时嗳气,纳食可,大便欠畅,痰量增多,舌质淡红,苔薄白,脉弦小数。辨证为脾虚胃热,痰湿内阻。治法宜健脾和胃,化痰祛湿。

处方:苍白术各10g,厚朴10g,木香10g,枳实10g,玫瑰花10g,元胡10g,藿香10g,佩兰10g,姜黄10g,化橘红10g,半夏10g,紫菀15g,百部10g,焦三仙各10g,2剂,水煎服。

2005年12月8日六诊:服药2剂后脘痛除,食欲增,精神好,嗳气减,痰量减,易咯出,大便未行。舌淡红,苔白,脉弦小数。效不更方,继遵前法。

处方同前,14剂,水煎服。

2006年3月28日七诊:服上方后胃脘部疼痛胀满等症消失,但饮食不节时则发作。仍咳嗽喘憋,阵咳,下午、睡前及夜间咳嗽明显,咯黄痰,黏稠胶着,有白泡沫,痰出则咳减,自服11月8日方14剂后减轻。现已停药2个月,仍咳嗽咳痰,痰黏难咯,轻喘,消瘦明显,纳食少,睡眠可,二便调。舌质暗红,有瘀点,苔白腻,脉弦。病变主要在肺,治疗当以治肺为重,拟疏风宣肺,止咳化痰,兼调脾胃之法。

处方:予苏黄止咳汤加减。紫菀15g,杏仁10g,苏子叶各10g,地龙10g,蝉蜕8g,炙杷叶10g,橘红10g,半夏10g,金荞麦15g,鱼腥草25g,黄芩10g,当归10g,苍白术各10g,细辛2g,每日1剂,水煎服。

守方加减治疗一月余,患者咳嗽消失,脾胃转运,纳食正常。

按:此例患者病情复杂,晁老根据其病情演变,标本缓急,灵活思辨,遵循仲景"观其脉证,知犯何逆,随证治之"的治疗原则。患者初由风邪袭肺,肺气失宣,日久失治,痰郁化热,症见咳嗽阵作,咯泡沫痰,黄白相间,量多,气短;复因慢性阻塞性肺疾患误诊误治,致肝胃失和(药物性肝损伤),导致恶心,纳差,脘腹胀满,乏力等症,此阶段特点是肺气失宣与肝胃失和并重,治当以健脾和胃与宣肺化痰并举,随证用药,而收良效。由于药证相符,患者很快咳嗽缓解,脾胃转运,肝功恢复正常。后复因外感诱发咳嗽,经抗炎治疗,致患者出现强烈的胃肠道反应,而咳嗽咳痰未减。虑其平素体质虚弱,感受外邪,加之西药重伤脾胃,导致肺气失宣,脾胃失和之证。治疗宜疏风宣肺,调和脾胃之法。以疏风宣肺、化痰止咳、调和脾胃,以健运中焦。经上述治疗后,患者脾胃症状消失,遗有原发病"咳嗽"缠绵难愈,根据"急则治标,缓则治本"的原则,予疏风宣肺,止咳化痰,兼调脾胃之法,故而收桴鼓之效。

案 3

王某,女,65岁。2006年3月21日因"反复咳嗽10年"初诊。

患者间断咳嗽十余年,每因感冒而发,冬季易发,发作时咳嗽痰多,不喘,服抗炎止咳药物能愈。平素晨起咯少量白痰,时胃脘不适2年,近日反酸加重,以夜卧时为甚,半卧位稍好,伴食管烧灼感明显。先后用中西药物治疗效果均不显。

刻下:晨起脸肿,咳嗽频频,痰多色白,易咯,呃逆、嗳气,食后腹胀。畏凉食少,腹冷感如居雪地,纳可,眠可,二便调,舌质淡红,舌苔薄白,脉弦细沉。

中医诊断:咳嗽 肺胃气逆。

西医诊断:慢性支气管炎急性发作;反流性食管炎。

治法:宣肺止咳,降气和胃。

处方:紫菀10g,杏仁10g,姜半夏10g,竹茹10g,苏子叶各10g,橘红10g,太子参15g,厚朴10g,枳实10g,苍白术各10g,木香10g,焦三仙各10g,鸡内金10g,党参10g,五味子10g。

服药7剂,咳嗽、胃脘部灼热感减轻,仍嗳气,腹胀,连服28剂,诸症俱失。

按:慢性咳嗽反复发作,并伴反酸呃逆者,此乃属肺胃气逆之咳嗽,治以宣肺止咳、降气和胃为法效果显著。"五脏六腑皆令人咳",《黄帝内经》云:"形寒饮冷则伤肺","此皆聚于胃,关于肺"。肺胃一脏一腑,同以降为顺,气逆则害,遂为咳为病为胀等。咳嗽因外感而发,伴有食管烧灼感。饭后腹胀,此肺胃气逆之证,当辨其寒热,调胃降逆而咳嗽自愈,此乃肺胃同降,临床治疗之范例。

案 4

张某,男,53岁。2008年9月26日因"咳嗽4天"初诊。

患者 2008 年 8 月在朝阳医院以胃痛就诊,发现肺癌,即行切除(右肺下叶),诊断及病理报告示"小细胞肺癌"。已行化疗 4 天。

刻下:咳嗽,晨起为主,无咽痒,痰量不甚多,白色易咯,晨起有白苔,口不苦,食欲可,二便常,睡眠可,舌苔白干少津,脉弦。

中医诊断:咳嗽(气阴不足,毒邪蕴肺)。

西医诊断:右下肺癌术后。

治法:治以养阴益气,清肺解毒法。

处方:麦冬 15g,五味子 10g,太子参 15g,紫菀 15g,橘红 10g,金荞麦 10g,地龙 10g,白果 10g,枸杞 10g,山萸肉 15g,浮小麦 30g,半枝莲 15g,白花蛇舌草 15g,煅龙、牡各 30g,夏枯草 8g,甘草 10g,7 剂,水煎服。

2008 年 10 月 17 日二诊:术后近 2 个月,在朝阳医院行二次化疗,化疗后头痛,十余天无法入睡,服用黄芪扶正颗粒、枣仁安神液。现化疗后半个月,言语多后咳嗽明显,气短,有少量白痰,易咯出。纳可,睡眠尚佳,二便调。舌淡苔白,脉弦。治法仍以养阴益气,清肺解毒法为主。

处方:麦冬 15g,五味子 10g,太子参 15g,紫菀 15g,橘红 10g,金荞麦 10g,地龙 10g,白果 10g,枸杞 10g,山萸肉 15g,浮小麦 30g,半枝莲 15g,白花蛇舌草 15g,鱼腥草 30g,煅龙、牡各 30g,夏枯草 8g,甘草 10g,7 剂,水煎服。

患者以上方化裁加减治疗 2 月余,顺利完成 5 个化疗周期。后病情稳定,无明显不适,已进入正常工作状态。

按:患者为肺癌术后,化疗第四天时即来就诊,5 次化疗期间一直配合中药治疗。辨证辨病相结合,根据证候而采用养阴益气之法为主,同时兼以清肺解毒,患者自觉症状逐渐缓解,体力日渐恢复,化疗后无明显不适感,全程化疗结束后很快进入正常生活工作状态。

(二)咳嗽变异性哮喘

案 1

患者某,女,47 岁。阵发咳嗽、咽痒、流涕 2 个月。

2 个月前因感冒后喷嚏,鼻、咽痒不适,咳嗽阵作,曾以"支气管炎"住院,予多种抗炎止咳药物不效,咳嗽日见加重,遂来中医内科门诊求治。查双肺清,未闻及干湿性啰音。血常规、胸片无异常,支气管激发试验呈阳性。

刻下:精神不振,咳嗽呈连续性呛咳,夜间阵咳不得卧,鼻痒喷嚏,每遇冷空气、异味、油烟味即咽痒咳嗽,咳至咯出少量白黏痰方止,无喘,纳呆,二便尚调。舌淡苔白腻,脉弦细小数。

中医诊断:咳嗽 风邪犯肺,气道不畅,肺失宣降。

西医诊断:咳嗽变异性哮喘。

治法:疏风宣肺,止咳利咽。

处方:炙麻黄 8g,杏仁 10g,苏子、苏叶各 10g,紫菀 15g,炙枇杷叶 10g,蝉蜕 8g,鱼腥草 15g,黄芩 10g,地龙 10g,前胡 10g,五味子 10g,防风 10g,苍耳子 10g,辛夷 10g,7 剂。

二诊:咳嗽发作次数减少,持续时间缩短,鼻痒、喷嚏明显减轻,夜间能间断入眠,仍有气道痒感。舌淡苔白薄腻,脉弦细。上方去防风、苍耳子、辛夷,加用金银花 12g,牛蒡子 12g,连翘 12g,再服 7 剂。

三诊:诉服上药 3 剂后咳去九分,仅偶有轻咳,精神好,已正常工作。两日前在家中喷用 84 消毒液后,咳嗽复加重,全身出现散在皮疹,鼻流清涕,喷嚏,牙痛。舌淡红苔薄白,脉弦滑。上方稍事加减,再调 7 剂痊愈,年余未复发。

按:咳嗽变异性哮喘是哮喘的一种特殊类型,临床表现以咳嗽为主症,没有明显的喘息症状,是一种气道高反应性疾病。临床中常常被误诊为支气管炎、咽炎等,本案即为典型案例。晁老指出:本病临床很多见,尤其是感冒后的一些病人,有些便是以气道高反应性引起的咳嗽为主症,以突发、阵咳、呈连续性呛咳、痉挛性咳嗽为特点,常有过敏史及诱发因素,如遇冷空气、异味、油漆、吸烟、运动等则立即咳嗽;伴咽痒,气道痒感,不伴哮喘;抗生素及止咳药物治疗效果不明显;常反复发作。上述证候特点体现了中医风证"风为百病之长""善行而数变""其性轻扬,风盛则挛急"之特点,本病系属风邪为患,中医辨治当以治风为本,故而确立了疏风宣肺、缓急解痉、止咳利咽的治法,药物选用疏风、散风,宣肺止咳、利咽等药物治疗,故临床取得满意疗效。

案2

某女,34 岁。2005 年 7 月 8 日初诊。

半年前曾感冒,感冒愈但咳嗽不止,咳吐白色泡沫痰,咳嗽严重时则有呕吐,头痛。曾在当地医院就诊,查胸片未见异常,诊为"气管炎和咽炎"等,予抗炎止咳及西替利嗪治疗无效。服中药曾治疗有效,感冒后咳嗽又复发。查体:体温36.5℃,心率70次/min,呼吸18次/min。咽部无充血,双侧扁桃体无肿大。双肺呼吸音清,未闻及干湿性啰音。X线胸片未见异常。肺功能正常,激发试验示气道反应性增高。

刻下:咳嗽,呈阵发性,早晚明显,少量白色泡沫痰,咽痒,对冷、热空气和异味均敏感,咳嗽影响睡眠,饮食和二便尚可。舌质淡,苔薄白,脉弦。

中医诊断:风咳(风邪犯肺,肺气失宣)。

西医诊断:咳嗽变异性哮喘。

治法:疏风宣肺 止咳利咽。

处方:炙麻黄8g,紫菀15g,杏仁10g,苏子、叶各10g,前胡10g,炙枇杷叶10g,地龙10g,蝉蜕8g,牛蒡子10g,五味子10g,化橘红10g,川芎10g,菊花10g,鱼腥草25g,7剂。

2005年8月5日二诊:7剂药后,咳嗽明显改善,能安睡,对冷热空气敏感度下降,之后在当地再取上药服用,疗效不显,咳嗽渐加重,白痰多,易咯出,咽痒,咽干,无憋气,无流涕,无喷嚏,食欲可,大便溏,1~2次/d。舌质淡红,舌苔白、花剥,脉细。治法继以疏风宣肺为治。

处方:麻黄10g,杏仁10g,苏子叶各10g,地龙10g,蝉蜕10g,前胡10g,五味子10g,牛蒡子10g,炙枇杷叶10g,紫菀10g,莱菔子10g,白芥子10g,黄芩10g,半夏10g,金荞麦15g,15剂。

2005年12月6日三诊:服上药后咳嗽大减,其后间断服上方月余,平素已无咳。近两天天气寒冷,咳嗽稍加,每天阵咳2~3次,对冷空气敏感,咯少量白黏痰咽部干痒。舌质淡红,苔薄白,脉弦。治法:从风论治,渐见其效。继续疏风宣肺,止咳利咽。

处方:炙麻黄8g,杏仁10g,紫苏子10g,炙枇杷叶10g,五味子10g,前胡10g,牛蒡子10g,地龙10g,蝉蜕8g,白芍10g,桔梗10g,玉蝴蝶5g,青果10g,30剂。

随诊半年,现已无反复感冒及咳嗽,对冷热空气不敏感,随访未复发。

按:本例患者病起感冒,咳嗽持续半年不止,但不能诊为感冒后咳嗽(感冒后咳嗽病史为3~8周),具有阵发性、反复发作特点,伴咽痒,早晚咳重,对冷、热空气和异味均敏感,抗炎止咳治疗无效,胸片、肺功能正常,气道反应性增高,符合咳嗽变异性哮喘特点。本病例咳嗽反复因感冒触发,而抗炎、抗过敏治疗罔效。综观本病咳嗽剧烈,咽痒明显,咳甚呕吐,符合风邪致病特征,故取从风论治取效。

方中麻黄疏风解表为主药,苏子、苏叶并用,一主散风,一主降气,且苏子味辛,降中有散;杏仁、紫菀降气止咳,枇杷叶、前胡宣肺止咳,宣降结合,通调气机,枇杷叶且能降胃气,以对咳甚呕逆;麻黄辛散,以驱邪外出,五味子酸敛,以防正邪交争太过;地龙、蝉蜕为虫类药,能搜风,且地龙能缓急平喘,蝉蜕能解表。患者咳剧时头痛,风扰清空,故初诊时加菊花、川芎以散上扰之风。二诊时白痰较多,故加莱菔子、白芥子、半夏以降气化痰,三药均味辛,辛能散也,半夏且能和胃降逆。三诊时诸症大减,他症不突出,咽干痒明显,咽喉为肺之门户,故加桔梗、玉蝴蝶、青果以利咽止咳。本案临床辨证"风咳"特征明显,守法"从风论治",随症加减,而收全功。

案3

某女,46岁,2005年4月22日初诊。

初因感冒引起咳嗽,予抗炎治疗有效,治愈10多天后无明显诱因再次发作,3个月后当地医院按"哮喘"治疗,用激素治疗后未缓解,从3月始服泼尼松、布地奈德粉吸入剂治疗,4月21日朝阳医院行气道激发试验示强阳性。诊为"咳嗽型哮喘"。

刻下:咳嗽,夜间剧烈,影响睡眠,咯出大量白黏痰,易咯出,不憋,咽痒明显,纳可,二便调。舌质淡红,舌苔白中部厚腻,脉象弦。

中医诊断:风咳(肺气失宣)。

西医诊断:咳嗽变异性哮喘。

治法:疏风宣肺,止咳利咽。

处方:炙麻黄8g,紫菀15g,杏仁10g,前胡10g,苏子、叶各10g,炙杷叶10g,地龙10g,蝉蜕8g,藿香10g,五味子10g,牛蒡子10g,佩兰10g,白茅根25g,乌梅10g,旋覆花10g。

2005年5月10日二诊:服药后3剂咳嗽明显减轻,7剂药后基本已不咳,后在当地取药治疗后效果不佳,病情稍有反复,现咳嗽时发作,夜间咳作1~2次,咯出痰后方止,咽不痒,无喘憋,纳可,眠可,二便调。舌质淡红,舌苔薄白,脉弦。效不更法,继以疏风宣肺,止咳利咽。

处方:炙麻黄 8g,紫菀 15g,杏仁 10g,前胡 10g,苏子、苏叶各 10g,炙杷叶 10g,地龙 10g,蝉蜕 8g,五味子 10g,牛蒡子 10g,白茅根 25g,乌梅 10g,旋覆花 10g,山萸肉 12g,百部 10g。

2005 年 5 月 24 日三诊:服药后咳嗽改善明显,仍以白天及夜间咳嗽 2~3 次,咯吐白色黏痰,易咯出,咽部干涩不利,不痒,无喘,纳可,眠可,二便调。舌质淡红,舌苔薄白,脉弦。治法:药后症减,咽部干涩,咳久伤阴也,酌加养阴利咽之品。

处方:炙麻黄 8g,紫菀 15g,杏仁 10g,前胡 10g,苏子、叶各 10g,炙杷叶 10g,地龙 10g,蝉蜕 8g,五味子 10g,牛蒡子 10g,莱菔子 10g,白芍 10g,百部 10g,玄参 15g,桔梗 10g。

2005 年 6 月 10 日四诊:服药后咳嗽基本消失,近 2 天劳累后咳嗽复发,咯白痰,量不多,咽不痒、不干,食可,大便干。舌淡红,苔薄白,脉弦。治法:劳累动气,易致气逆风动,肺失宣降而咳。大法不变,酌加疏风宣肺之品。

处方:炙麻黄 8g,紫菀 15g,杏仁 10g,前胡 10g,苏子、叶各 10g,炙杷叶 10g,地龙 10g,蝉蜕 8g,五味子 10g,牛蒡子 10g,乌梅 10g,白僵蚕 10g,白芍 10g,黄芩 10g,鱼腥草 25g。

2005 年 6 月 24 日五诊:药后咳嗽缓解,咽略干涩,食欲好,大便正常。舌淡红,苔薄白,脉弦。治法酌加利咽敛气之品。

处方:炙麻黄 8g,紫菀 15g,杏仁 10g,前胡 10g,苏子、叶各 10g,炙杷叶 10g,地龙 10g,蝉蜕 8g,五味子 10g,牛蒡子 10g,乌梅 10g,白芍 10g,玉蝴蝶 3g,诃子 10g。

2005 年 7 月 8 日六诊:自觉热天使用空调后咳嗽又起,较以前轻,夜间咳嗽数声,咽部发紧,发干涩,少痰,透明痰,易咯出,余正常,仍有咽部异物感,眠差。舌质淡红,苔薄白,脉弦。夏日感寒,寒郁于表,与风合,肺失宣发,咳嗽又起。

治法:疏风宣肺,止咳利咽。

处方:炙麻黄 8g,紫菀 15g,杏仁 10g,前胡 10g,苏子、苏叶各 10g,炙杷叶 10g,地龙 10g,蝉蜕 8g,五味子 10g,牛蒡子 10g,玉蝴蝶 3g,玄参 15g,锦灯笼 18g,白茅根 25g,百部 10g,炒枣仁 15g。

追访患者,服上药 14 剂后咳止咽爽,未再发作。

按:本案咳嗽、痰多,有痰浊蕴肺之象,但考虑咳嗽剧烈、咽痒明显、气道激发试验强阳性,咳嗽变异性哮喘诊断明确,仍属风邪犯肺,肺失宣降而咳,风邪夹湿,宗疏风法治疗,兼以化湿,用藿香、佩兰化湿兼能散风解表,为专注于痰,很快缓解。风性善变,反复发作,然病机未变,故均以疏风为法而获效。

案4

某女,48岁,2005年4月5日初诊。

1个月前咽痛,咳嗽,黄痰,发热,服中西药治疗后热退,但咳嗽不止,咽痒,以咽干痒为主,咳嗽剧烈,咯中量白痰。既往有慢性咳嗽病史十余年,使用中西药物无效。

刻下:咳嗽阵发,阵咳为主,咯白黏痰,对冷空气、异味均敏感,咽痒,气道发憋感,时出汗,恶风,头晕,纳可,眠少,二便调。舌质淡红苔薄白腻,脉弦。

中医诊断:风咳(肺气失宣)。

西医诊断:咳嗽变异性哮喘。

治法:疏风宣肺,降气止咳化痰。

处方:炙麻黄5g,杏仁10g,紫菀15g,炙杷叶10g,前胡10g,地龙10g,蝉蜕8g,苏子、叶各10g,五味子10g,牛蒡子10g,青果10g,乌梅10g,旋覆花10g,黄芩10g,鱼腥草25g。

2005年4月8日二诊:咳嗽剧烈,咽干痒。有白痰,背部发凉,余同前。舌质淡红,舌苔薄白腻,脉弦。查肺功能示小气道通气障碍,气道激发试验阳性。风咳诊断明确。考虑患者既往慢性咳嗽,使用各种中西药物无效病史十余年,应为风咳病史久矣,故药后咳剧、咽干痒,仍为典型气道敏感、气道挛急之象,宜守方治之,因久咳伤气,故酌加罂粟壳敛肺镇咳。

处方:上方加罂粟壳5g。

2005年4月12日三诊:咳嗽明显减轻,次数减少,程度减轻,咳嗽已不连续,咯出痰即止,咯白黏痰。咽干痒明显缓解,对冷空气敏感度下降,已无气憋,已无头晕及汗出,纳可,睡眠改善,二便调。舌质暗红,舌苔薄白腻,脉弦。守法不变,酌加清肺养阴之品以利咽,久病入络,加虫类药通络祛风。

处方:炙麻黄5g,杏仁10g,紫菀15g,炙杷叶10g,前胡10g,地龙10g,

蝉蜕 8g,苏子叶各 10g,五味子 10g,牛蒡子 10g,橘红 10g,桑白皮 10g,僵蚕 10g,玉蝴蝶 10g,锦灯笼 10g。

1 个月后随访,久咳已愈。

按:本案阵咳、咽痒、对冷空气及异味敏感,风盛挛急之象;汗出、恶风、头晕,风为阳邪、其性开泄故也。证属风邪犯肺,肺气失宣,气道挛急之风咳,治以疏风宣肺,止咳利咽,3 剂药后咳嗽反而加剧,肺功能加气道激发试验检查提示咳嗽变异性哮喘诊断明确,细思病史,当为久病顽疾,细思辨证无误,乃正邪相争太过,恐药力不足,故守方再治,并稍加敛肺之药而收效。此案系宣肺与敛肺,相辅相成。

案5

某女,50 岁,2004 年 10 月 5 日初诊。

现咳嗽阵作,以夜间 0:30~2:30 发作为主。咳嗽时咯大量白色泡沫痰,伴胸憋,不能平卧。2003 年 3 月,曾在协和医院查过敏原,对多种物质过敏,2004 年 5 月 10 日查嗜酸性粒细胞计数升高。

刻下:咳嗽频频,咳痰量多色白,夹有泡沫,胸闷气促,夜间不能平卧,舌质淡红,苔白腻,脉弦。

中医诊断:风咳(肺气失宣,痰浊阻肺)。

西医诊断:咳嗽变异性哮喘。

治法:疏肺宣肺,降气化痰。

处方:炙麻黄 8g,杏仁 10g,紫菀 15g,款冬花 15g,前胡 10g,苏叶 10g,苏子 10g,枇杷叶 10g,地龙 10g,蝉蜕 8g,半夏 10g,橘红 10g,莱菔子 10g,瓜蒌 25g,五味子 10g。

2004 年 11 月 19 日二诊:服药 1 剂后,当晚即能安卧休息,咳嗽明显减轻,咳痰易出,后因挂号困难,在外院就诊,予金银花、连翘、黄芩、桑白皮、胆南星、生石膏、生地、玄参、麦冬等药,胸憋,咳嗽加重。现咳嗽阵作,夜间不能平卧,胸闷,不喘,痰量较前减少,不易咯出,咽不痒,胸口有堵闷感,纳可,眠差,大便干,小便调,舌质红,舌苔黄腻,脉弦细。思原方既效,故效不更方。

处方:上方加玫瑰花 10g。

2004 年 12 月 10 日三诊:咳嗽基本消失,咯少量黄痰,易咯出,无胸闷,对污浊空气敏感度下降,口干苦,纳可,眠可,二便调,舌质淡红,苔白,脉弦。治法:仍拟宣肺止咳,利咽降气。

处方:炙麻黄6g,杏仁10g,紫菀15g,苏叶10g,苏子10g,前胡10g,枇杷叶10g,地龙10g,蝉蜕8g,莱菔子10g,香附10g,五味子10g,瓜蒌15g,薤白10g,玫瑰花10g,葛根15g,7剂。

2004年12月24日四诊:2周后来诊,言服药后,未再咳嗽,偶有咳痰,口干苦减轻。一周前无明显诱因鼻炎复发,但症状比以前轻。现时有鼻塞,流涕,或喷嚏,无咳嗽,鼻咽发痒,纳可,眠可,大便干,小便调。舌质边红,舌苔白,脉弦细。查肺功能正常,气道激发试验阳性。

处方:炙麻黄6g,杏仁10g,紫菀15g,苏叶10g,苏子10g,前胡10g,枇杷叶10g,地龙10g,蝉蜕8g,莱菔子10g,五味子10g,瓜蒌15g,玫瑰花10g,葛根15g,沙参15g,山萸肉12g,7剂。

2005年7月15日五诊:1个月前晨起流清涕,打喷嚏。口服氯雷他定1周后,症状缓解。现鼻塞,咽晚上干痒,不咳,不喘,运动20分钟(打乒乓球)不咳不喘,食欲好,大便正常。舌质淡红,舌苔薄白,脉细。治法以调理肺肾为主。

处方:紫菀15g,杏仁10g,前胡10g,苏叶10g,苏子10g,辛夷10g,牛蒡子10g,地龙10g,蝉蜕8g,五味子10g,山萸肉15g,枸杞子10g,菟丝子10g,肉苁蓉10g,乌梅10g。

2005年8月9日六诊:感冒1周,喷嚏,流涕,咽痒,低热2天,37.6℃,已退热。咽痒,咳嗽,咯少量白痰,今晨转为黄痰。本次未发喘咳,现流黄涕,咽干,鼻塞,纳差,眠差,小便调,大便干。舌质淡红,舌苔白,脉沉细。治拟疏风宣肺,止咳利咽。

处方:荆芥10g,防风10g,辛夷10g,苍耳子10g,薄荷5g,牛蒡子10g,地龙10g,蝉蜕8g,五味子10g,火麻仁30g,白茅根25g,葛根15g,杏仁10g,紫菀15g,黄芩10g。

2006年3月22日七诊:晨起流涕、喷嚏3周,未服药治疗,已稍减轻。现无咳嗽,无痰,因对花粉过敏,特来医院预防治疗,纳可,二便调,舌质淡红,舌苔薄白,脉沉细小数。治拟疏风宣肺,调补肺肾。

处方:炙麻黄6g,杏仁10g,紫菀15g,苏叶10g,苏子10g,枇杷叶10g,五味子10g,地龙10g,蝉蜕8g,鱼腥草25g,牛蒡子10g,辛夷10g,乌梅10g,

山萸肉 10g,枸杞 10g。

按:本例患者,咳嗽一年,加重两周,阵咳,泡沫痰,为风邪犯肺之象,过敏体质为内风,以疏风宣肺治疗,当夜咳即减轻,平卧入睡,后就医他人,因咳嗽、痰黏、苔黄,予金银花、连翘、黄芩、生石膏等凉药,咳嗽加重,二诊时,尽管舌苔黄腻,但核心病机未变,仍宗疏风宣肺治疗而取效。风常兼寒,肺最易被风寒所伤,咳嗽,属风邪犯肺之症者,应注重辛温解表宣肺,有热时,也用清肺,但比重不大,多用鱼腥草、金荞麦,清中兼透,晁老喜用白茅根,使热下行,从小便而出。咳缓后,当加入调补肺肾,后反复外感,但均未引起剧烈咳嗽,或不咳嗽。本例患者的诊疗过程、用药加减,对疏风宣肺与调补肺肾择机应用等均得到客观反映,比较清晰地体现了晁老治疗"风咳"的用药思路。

案6

缪某,女,51 岁。2008 年 11 月 18 日就诊。

患者 4 月受凉后咳嗽半年余,曾在朝阳医院、北大一院、协和医院等就诊,服用多种抗生素治疗不效,7 月份在朝阳医院诊断为"咳嗽变异性哮喘",开始间断使用沙美特罗替卡松气雾剂 1 吸,2 次 /d,未见明显缓解。期间曾在外院服用中药汤剂治疗,效果亦不显来诊。

刻下:咳嗽,午后尤著,咳痰色白质黏,不易咯出,量少,咽痒,偶有胸闷,气道不畅感,对异味敏感,眠欠佳,不易入睡,二便调。舌淡暗边有齿痕,苔白略腻,脉沉细。

中医诊断:风咳(肺气失宣,气道挛急)。

西医诊断:咳嗽变异性哮喘。

治法:疏风宣肺 缓急止咳利咽。

处方:炙麻黄 8g,杏仁 10g,紫菀 15g,炙杷叶 10g,苏子、叶各 10g,地龙 10,蝉蜕 8g,五味子 10g,牛蒡子 10g,射干 10g,白芍 10g,远志 10g,炒枣仁 15g,白果 10g,甘草 10g,7 剂,水煎服。

2008 年 11 月 25 日二诊:咳嗽仍以午后为主,但较前减轻,咽部发痒,阵咳,少量白黏痰不易咯出,左胸有不适感,纳可,眠可,二便调,舌淡红边有齿痕,苔白,脉沉细,现沙美特罗替卡松气雾剂 50/250 减量为 1 吸,日1 次。治法:以疏风宣肺,止咳利咽为主。

处方:炙麻黄8g,杏仁10g,紫菀15g,炙杷叶10g,苏子、苏叶各10g,地龙10g,蝉蜕8g,五味子10g,牛蒡子10g,白果10g,甘草10g,薤白10g,瓜蒌15g,鱼腥草25g,金荞麦15g,火麻仁25g,7剂,水煎服。

2008年12月2日三诊:此时咳嗽较前明显减轻,原咳嗽午后发作2~3次,近1周每天咳嗽发作1次,程度亦较前减轻,11月26日始停用沙美特罗替卡松气雾剂,改口服孟鲁司特钠10mg,日1次,痰少质黏,咽痒减轻,左胸不畅感,深吸气稍缓。纳可,眠欠佳,不易入睡,二便调,舌淡暗,边有齿痕,苔白,脉沉细。治仍以疏风宣肺止咳利咽为主,并配合化痰敛肺、安神润肠之法。

处方:随证加桔梗、浙贝、青果、黄芩、山萸、白果、知母。

至六诊时,偶咳,咯少量白痰,咽痒轻,纳可,大便干,舌淡红苔薄,已停用孟鲁司特钠1周。7剂后即已停药。

按:此例患者病程虽仅数月,但症状典型,且服用西药其副作用明显。经中医从风论治,症状减轻明显,且停服西药,未复发。

(三) 肺炎

吴某,女性,37岁。2008年12月11日因"咳嗽、咳痰、发热3天"初诊。

患者于2008年12月6日入院治疗。入院时体温38.0~40.0℃,胸片示左下肺炎,已予头孢呋肟、阿奇霉素治疗2天效不显。入院后又予左氧氟沙星,继用阿奇霉素治疗。12月11日应邀会诊,病人当时仍发热,最高体温为39.7℃,复查胸片双肺炎性改变较入院时扩大。

刻下:咳嗽,咳黄脓痰,量中等,咽痛,无恶寒,无汗出,无胸痛,纳可,二便调,舌红苔白,脉数。

中医诊断:风温肺热病(痰热内蕴)。

西医诊断:社区获得性肺炎。

治法:疏风宣肺,清热化痰,止咳利咽。

处方:炙麻黄8g,杏仁10g,生石膏30g,甘草10g,紫菀15g,炙杷叶10g,地龙10g,蝉蜕8g,牛蒡子10g,连翘10g,银花15g,黄芩10g,金荞麦15g,鱼腥草25g,白茅根25g,知母10g,5剂,水煎服。

2008年12月16日二诊:患者体温已正常4天,轻微咳嗽,咯少量白痰,质黏,不易咯出,咽痛,口干欲饮,食纳欠佳,眠佳,二便调。舌淡红苔薄白,脉弦。治拟清肺利咽,养阴益气为主。

处方:黄芩10g,金荞麦15g,桔梗10g,紫菀15g,炙杷叶10g,蝉蜕8g,牛蒡子10g,北豆根6g,板蓝根15g,白茅根25g,知母10g,石斛15g,太子参15g,五味子10g,麦冬15g,青蒿10g,甘草10g,7剂,水煎服。

2008年12月23日三诊:患者出院,出院诊断为左下肺炎(痰培养为克雷伯杆菌),复查胸片较入院后所查胸片显示炎症有较明显吸收。患者要求出院后继服中药,症见干咳,咳轻,咽痒,余无特殊。舌淡红,苔薄白,脉弦。治以润肺止咳,止咳利咽为主。

处方:麦冬15g,太子参15g,五味子10g,紫菀15g,杏仁10g,浙贝母10g,炙杷叶10g,玉竹10g,牛蒡子10g,蝉蜕8g。14剂,水煎服。

2周后复查胸片正常。但出院2周余时曾出现低热(37.4~37.8℃),自觉咽痛,余无不适。经予疏风清热,宣肺利咽法治之1周后,未再出现低热。患者系产后5个月,遂以调理产后诸症为主。

按:患者住院期间即予中药治疗,出院时患者复查胸片示肺部炎症仍未完全吸收,但该例患者未再服用西药,仍以中药治疗,且出院后患者可能为微受风邪,又出现低热,但以中药疏风清热治疗,并未出现咳嗽,且治疗过程中兼顾患者产后气血不足,益气养阴,皆有助于病者速愈。

(四)肺心病

案1

患者冯某,女,53岁。因"咳喘反复发作20年,加重7天"收住院。

患者入院前有受凉史,急诊查血常规提示白细胞12.8×10^9/L,中性粒细胞百分比90.8%。胸片提示双下肺感染、肺气肿、肺动脉高压。血气分析提示缺氧、高碳酸血症,电解质正常。给予抗感染、平喘治疗症状无明显减轻。现症:喘息不能平卧,乏力,咳嗽,咯白色泡沫痰,恶寒,发绀,纳差,心下痞满,双下肢不肿,舌质暗,舌下脉络迂曲,苔白腻,脉滑。

中医诊断:肺胀。

西医诊断:慢性阻塞性肺疾病急性发作;慢性肺源性心脏病。

辨证:风寒束肺,痰浊内阻。

治法:宣肺散寒,祛痰平喘。

处方:炙麻黄10g,杏仁(后下)10g,浙贝10g,苏子10g,白芥子10g,莱菔子10g,橘红10g,细辛3g,法半夏10g,干姜10g,黄连5g,黄芩5g,白术10g,苍术10g,3剂。

二诊:患者在应用抗感染、平喘药物的基础上,服用上方后,咳喘减轻,可以平卧,痰色由白色泡沫转变为黄白相间,痰量减少,恶寒消失,心下痞满减轻,舌苔渐化,仍为白色,舌质暗,脉滑。

辨证:痰热内蕴。

治法:清热化痰,宣肺平喘。

处方:炙麻黄10g,杏仁(后下)10g,川贝10g,黄芩10g,鱼腥草30g,金荞麦25g,干姜6g,苏子10g,莱菔子10g,五味子10g,焦三仙各10g,7剂。

按:患者咳喘反复发作,病史较长,肺气已虚。容易导致外邪侵袭。肺病及脾,出现乏力、纳差,心下痞满。急则治其标,因于受寒,且出现恶寒,此表证未解,急当解表,白痰呈泡沫状,苔白腻,有痰浊在内;仲景有"病痰饮者,当以温药和之"之训,《黄帝内经》有"中满者泻之于内"原则,因此在宣肺散寒的基础上,加泻心汤而成本方。临床喜欢用炙麻黄是取其宣肺平喘的作用,对于合并有高血压的肺心病患者应当慎用或改用桑白皮。

肺病辨痰色有很重要的参考价值,痰色由白变黄,此由寒变热之象,法随证变,因此该用清肺化痰平喘之法,脾胃为肺之母,为防止苦寒败胃,少加干姜以固中州。药后患者病情平稳,临床好转出院,转入稳定期,调理肺肾以减少反复发作的次数以及每次发作的严重程度。

案2

患者崔某,女,65岁。因"咳、痰、喘反复发作10年,加重伴发热3天"由门诊收住院。

患者3天前因受凉,出现发热,体温可高达38.9℃,咳嗽加重,喘息不能平卧,咳痰色黄质黏,不易咯出,大便干燥,5日未行,舌质红,苔黄腻而干,脉滑数。胸片提示肺气肿,肺动脉高压,滴状心,双上肺陈旧性钙化。血常规示15.3×10^9/L,中性粒细胞百分比95.8%。动脉血气分析提示呼吸性酸中毒合并代谢性碱中毒,pH 7.522,$PaCO_2$ 59.9mmHg,PaO_2 101.5mmHg(吸氧2L/min)。给予头孢二代抗生素抗感染治疗,加用茶碱类药物平喘,效果不明显。

中医诊断:肺胀。

西医诊断:慢性阻塞性肺疾病急性发作,慢性肺源性心脏病。

辨证:痰热阻肺,腑实气逆。

治法:清肺化痰,通腑泄热,降气平喘止咳。

处方:炙麻黄 10g,杏仁(后下)10g,黄芩 10g,鱼腥草 30g,金荞麦 25g,生石膏 30g,知母 10g,苏子 10g,莱菔子 10g,青蒿 15g,川贝 10g,大黄 5g,芒硝 3g,3 剂。

患者服用 1 剂后,便出燥屎数枚,而停用大黄、芒硝,体温降至 37.5℃,喘息、咳嗽明显减轻,痰色仍黄,舌脉无明显改变。肺与大肠相表里,腑气一通,肺气得降,喘息可缓,肺热得清。

因此更方为炙麻黄 10g,杏仁 10g,黄芩 10g,鱼腥草 30g,金荞麦 25g,川贝 10g,桑白皮 10g,紫菀 15g,款冬花 15g,寒水石 20g,4 剂。

服药后,体温正常,咳痰色白,易于咳出,喘息以活动后明显,二便如常,纳差,餐后腹胀,苔白腻,舌质淡红,脉滑。后经调理肺肾,兼顾脾胃,5年内未曾住院治疗。

按:肺与大肠相表里,在临床应用相当广泛,在肺系病急症治疗的过程中有着重要的意义。但应中病即止,以防矫枉过正,徒伤正气。证变法随之而变,病情处理得当,症状缓解迅速,就显露出患者肺脾肾三脏虚的内伤基础,故根据临床表现而采取相应的补益措施而得效。

案 3

患者金某,男,70 岁。因"咳痰、喘息反复发作 30 年,寒战高热 2 天"由门诊收入院。

患者 2 天前,由于受凉而出现寒战高热,体温高达 40℃,咳嗽,喘息,咯黄绿痰,口唇发绀,来我院急诊,查血常规提示白细胞总数 18.63×10^9/L,中性粒细胞百分比 96.1%。胸片提示肺气肿,肺动脉高压,双下肺感染。血气分析结果提示 pH 7.222,$PaCO_2$ 79.9mmHg,PaO_2 71.5mmHg(吸氧2L/min)。入院后,给予吸氧,抗感染、平喘治疗。目前症状:高热寒战,喘息不能平卧,咯黄绿色痰,纳差,腹胀,二便调,口唇发绀,舌质红绛而干,苔黄腻,脉滑数。

中医诊断:肺胀。

西医诊断:慢性阻塞性肺疾病急性发作;慢性肺源性心脏病。

辨证:热毒内蕴,痰瘀气逆。

治法:清肺解毒,涤痰祛瘀,降逆平喘。

处方:银花 30g,蒲公英 10g,紫花地丁 10g,黄芩 10g,栀子 12g,鱼腥草 30g,白茅根 30g,芦根 30g,海浮石 10g,厚朴 10g,杏仁 10g,川贝 10g,生地 10g,苏木 10g,桃仁 10g,红花 10g,羚羊角(分冲)3g,3 剂。

二诊:3 剂药后,患者寒战消失,体温降至 37.5℃,无汗,喘息略好转,黄痰变白,可以咯出,口唇仍发绀,仍纳差,腹胀缓解。

中医诊断:肺胀。

辨证:痰瘀阻肺,余热未清。

治法:祛痰化瘀,兼清余热。

处方:炙麻黄 10g,杏仁 10g,黄芩 10g,苍术 10g,橘红 10g,苏子 10g,莱菔子 10g,青蒿 10g,银柴胡 10g,紫菀 15g,款冬花 15g,桃仁 10g,红花 10g,赤芍 10g,土鳖虫 10g,水蛭 10g,鸡内金 10g,焦三仙各 10g。

按:肺属金,脾属土,脾为肺之母,脾为生痰之源,肺为贮痰之器,补母令子实,健脾即可化痰,肺心病多有肺脾肾三脏亏虚的情况,急性期以祛邪为主,缓解期以扶正为主,但临床上急性期和缓解期区别有时比较困难,因此在临床表现不十分突出时,应该权衡正虚和邪实的轻重缓急,辨证施治,斟酌应用。

肺心病合并感染是肺心病病情加重发展的重要环节,而以心衰为主的临床表现也是十分重要,这一阶段尤其以水肿突出者更应注意。此阶段常见证候有心肾阳虚、脾虚水泛或肺热水蓄等,因此治法则有温阳健脾利水、清肺活血利水之别。

案 4

患者温某,男,74 岁。因"咳痰喘反复发作 40 余年,下肢水肿 5 天"由门诊收入院。

患者在 5 天前无明确诱因出现双下肢水肿,尿量减少,纳差,水肿查腹部 B 超无腹水发现。胸部 X 线提示肺气肿、滴状心、肺动脉高压,血常规示白细胞及中性粒细胞百分比均正常,电解质正常,双下肢静脉彩超无静脉血栓形成。目前咳嗽、咯白痰少量、喘息动甚,不能平卧,纳差乏力,怕冷肢重,双下肢按之没指,白天尿少,夜尿频,口唇发绀,杵状指,舌质暗苔白滑,脉结。

中医诊断:肺胀。

西医诊断:慢性阻塞性肺疾病急性发作;慢性肺源性心脏病。

辨证:脾肾阳虚水泛。

治法:温阳利水,益气健脾。

处方:制附子 10g,白术 10g,干姜 10g,泽泻 10g,太子参 15g,茯苓皮 10g,桑白皮 10g,五加皮 10g,生姜皮 10g,陈皮 10g,桂枝 10g,白芍 10g,赤芍 10g,车前草 10g,猪苓 10g,5 剂。

按:本病患者脾阳虚可见纳差乏力、怕冷肢重,湿性下趋故双下肢水肿,肾司二便,肾阳虚失于蒸腾气化则小便不利,肾阳虚,阳虚当以温补以绝生水之源,利水可消除即已经形成的水湿。该患者服用 5 剂后,水肿明显消退,怕冷渐退,肢体困重消失,纳差好转,喘息减轻,可以平卧,继续服用药物 7 剂而出院。

案 5

患者杜某,女,58 岁。因"喘息咳嗽咳痰反复发作 20 年,发热、双下肢水肿 3 天"由急诊收住院。

急诊血常规提示 WBC 16×10^9/L,中性粒细胞百分比 81.1%,胸片提示肺气肿,肺动脉高压,双下肺感染。血气分析结果提示 pH 7.29,$PaCO_2$ 69.9mmHg,PaO_2 57.5mmHg(吸氧 2L/min),腹部 B 超无腹腔积液。入院后,给予吸氧,抗感染、平喘治疗。目前症状:发热,体温 38.2℃,喘息汗出,不能平卧,咯黄痰,纳差,腹胀,双下肢水肿,尿少,口唇发绀,舌质红绛而干,苔黄腻,脉滑数。

中医诊断:肺胀。

西医诊断:慢性阻塞性肺疾病急性发作;慢性肺源性心脏病。

辨证:肺热气逆,水瘀互阻。

治法:清肺降气,活血利水。

处方:炙麻黄 10g,杏仁(后下)10g,生石膏 30g,知母 10g,大腹皮 10g,桑白皮 10g,茯苓皮 10g,生姜皮 10g,五加皮 10g,丹参 30g,川芎 10g,赤芍

10g,水蛭 10g,旋覆花 10g,枇杷叶 10g,5 剂。

按:肺为水之上源,肺气不利则不能下输膀胱,而从其类,则双下肢水肿;致水之由,也可因于瘀血内阻而成,血不利则为水,因此活血化瘀也同样起到利水的作用。5 剂后患者体温正常,喘息减轻,双下肢水肿减轻,尿量增多,口唇仍发绀,舌质暗红,苔白,脉滑数。

在肺心病急性发作期患者中呼吸衰竭及肺性脑病的发生率也是很高的,这部分患者不但缺氧,二氧化碳潴留,而且酸碱失衡严重,若处理不当死亡率较高,若抢救处理得当也能收到较好的效果。这类患者临床大体多见两种证候,即痰浊阻肺,蒙蔽心窍及热瘀痰阻,神昏窍闭。

案6

患者刘某,女,80 岁。因"咳喘反复发作 35 年,神志不清 2 小时"收住急诊抢救室。

血气分析提示 pH 7.19,$PaCO_2$ 89.7mmHg,PaO_2 57.5mmHg;血常规:WBC 15.2×10^9/L,中性粒细胞百分比 78.1%。胸片提示肺气肿,肺动脉高压,双下肺感染。电解质在正常范围。患者家属拒绝呼吸机辅助呼吸,而收住院。患者神志不清,喘息汗出,口唇发绀,耳轮青紫,双下肢水肿,痰声辘辘。小便量少,大便 2 日未解。脉数,舌苔舌质无法观察。给予抗生素抗感染,静脉应用呼吸兴奋剂、利尿减轻心脏负荷,静脉应用醒脑静注射液 20ml。

中医诊断:肺胀;神昏。

西医诊断:慢性阻塞性肺疾病急性发作;慢性肺源性心脏病;肺性脑病。

辨证:痰瘀闭窍。

治法:清宫涤痰,醒脑开窍。

处方:①中成药:静脉应用醒脑静 20ml,每日 1 次。②鼻饲中药:胆南星 10g,竹茹 10g,郁金 10g,法半夏 10g,茯苓 10g,菖蒲 10g,远志 10g,葶苈子 10g,厚朴 10g,3 剂。

二诊:经过 3 天抢救,患者苏醒,可以咯出白色黏痰,呼吸困难有所缓解,口唇发绀减轻,乏力纳差,舌质暗苔白腻,脉滑数,法随证变。更法为健脾化痰活血化瘀。

处方:太子参 10g,麦冬 30g,五味子 10g,苍术 10g,白术 10g,橘红 10g,鱼腥草 25g,金荞麦 25g,患者服用上方 10 剂后,乏力减轻,活动后喘息,吸氧后发绀缓解。

按:肺心病患者并发肺性脑病,证候变化迅速,死亡率高,应该进行呼吸机辅助呼吸,可以在短时间内排出潴留的二氧化碳,改善其神志异常状况。静脉运用醒脑静或鼻饲安宫牛黄丸、苏合香丸以醒脑开窍。中药可辨证用药,法随证变,药以法统,在缓解期可坚持用药,以提高生存质量,延长寿命,减少急性发作次数,减轻每次急性发作的严重程度。

案7

患者陈某,男,69 岁。因"咳喘反复发作 25 年,神志模糊 2 小时"收住急诊抢救室。

血气分析示 pH 7.25,PaCO$_2$ 81.7mmHg,PaO$_2$ 67.5mmHg。血常规:WBC 12.2 × 10^9/L,中性粒细胞百分比 76.1%。胸片提示肺气肿、肺动脉高压、右下肺感染。电解质钠、氯在正常范围,K$^+$3.3mmol/L。患者家属拒绝呼吸机辅助呼吸,而收住院。患者神志不清,喘息汗出,口唇发绀,耳轮青紫,双下肢不肿,发热汗出、痰声辘辘,小便量少,大便秘结。脉数,舌苔舌质无法观察。给予抗生素抗感染,静脉应用呼吸兴奋剂、鼻饲补钾、利尿减轻心脏负荷,静脉应用醒脑静注射液 20ml。

中医诊断:肺胀;神昏。

西医诊断:慢性阻塞性肺疾病急性发作;慢性肺源性心脏病;肺性脑病。

辨证:痰热腑实,神昏窍闭。

治法:清热通腑,化质开窍。

处方:①静脉运用醒脑静 20ml,每日一次。②鼻饲中药:炙麻黄 10g,黄芩 10g,栀子 10g,大黄(后下)3g,厚朴 10g,枳实 10g,赤芍 10g,丹参 30g,鱼腥草 30g,杏仁 10g,生石膏 30g,全瓜蒌 30g,芒硝 5g,3 剂。

按:下法,是中医的基本治法之一,它是运用泻下通便药为主组成的一类方剂,以达到泻下通便进而使病邪排出体外的一种治疗方法。下法不仅可以直接祛除病邪,而且可以间接地祛邪以扶正,能去菀陈莝,推陈致新,疏利肠胃,通调升降,荡涤邪热以及攻泻水饮。下法早为历代医家所重视,并广泛运用于中医临床,对中医急证的治疗则更有着重要的意义。

《黄帝内经》云及"实者泻之","中满者,泻之于内"等均寓下法之意,汉·张仲景在《伤寒杂病论》中,把下法的运用置于重要的地位,无论从临床还是理论阐述方面都做了比较详尽的总结,为后世之楷模;其后金元时期的刘完素、张子和,以及清代一些温病学家,对于下法的运用更有许多创新和发挥。由于下法治疗急证具有径直、迅捷、畅达之长,故至今为人们所常用,因而认真研究、总结下法于急症治疗中的运用经验,仍然是今天开展中医急症治疗时必不可少的方法之一。如肺心病患者在急性发作期可因肺气壅塞而出现痰浊蒙窍之证,治疗以急则治标,根据肺与大肠相表里的理论,运用攻下通里之剂,使大肠通、肺气宣、神志转清。这与有人应用通里攻下,或用凉膈散治疗该病的报道相一致。然大黄亦可取后下的用法,取其清热活血的治疗作用;燥屎一下,芒硝软坚散结作用已经失去应用之证,中病即止,谨遵圣训。

此阶段病情较重,应抓紧时机给药,而且大都以中西医结合方法治疗。如抗感染,吸氧,改善心肺功能,纠正酸碱电解质紊乱等。

案 8

患者耿某,男,72 岁。主因"咳喘反复发作 20 余年,加重伴昏睡 1 天"由急诊收入院。

患者在我院急诊查血气分析提示 pH 7.345,$PaCO_2$ 71.7mmHg,PaO_2 68.4mmHg。血常规:WBC 13.4×10^9/L,中性粒细胞百分比 76.1%。胸片提示肺气肿,肺动脉高压,双下肺感染。电解质:Na^+ 124mmol/L,Cl^- 在正常范围,K^+ 3.1mmol/L。血压 78/40mmHg,心率 43 次/min。患者家属拒绝呼吸机辅助呼吸,而收住院。患者神志不清,喘息汗出,口唇发绀,耳轮青紫,四肢逆冷,痰声辘辘。3 日未解大便。脉沉细数,小便量少,素来便秘,舌苔舌质无法观察。给予抗生素抗感染,静脉应用呼吸兴奋剂、纠正电解质紊乱、抗休克治疗,静脉应用醒脑静注射液 20ml、参附注射液 20ml。

中医诊断:肺胀;神昏。

西医诊断:慢性阻塞性肺疾病急性发作;慢性肺源性心脏病;肺性脑病。

辨证:阳虚窍闭,痰瘀腑实。

治法:回阳固脱,化痰通腑开窍。

处方:①参附注射液20ml+醒脑静20ml静脉滴注。②中药汤药鼻饲:红参20g,制附子10g,麦冬30g,葶苈子10g,山萸肉10g,大黄5g,干姜10g。

经用药2剂后,患者肢体厥逆好转,四肢渐温,汗出减少,大便已通,痰声消失,血压100/60mmHg,Na$^+$ 134mmol/L,K$^+$ 3.3mmol/L,神志转清。患者仍喘息,可以半卧位,发绀明显,吸氧后有所好转,痰色白质黏,舌质暗,苔厚而剥,脉细数。该患者后以益气养阴,化痰活血,纳气平喘治疗,出院后用扶正固本的方法坚持应用中药调理,3年未曾住院治疗。

按:中医强调"急则治其标,缓则治其本",在肺心病急性发作期以抗感染为主,畅通呼吸道,为二氧化碳的排出提供有利的条件;肺与大肠相表里,同属庚金,其气主降,通腑有助于肺气的肃降,降气有助于大便的排出;另外要区分昏迷的原因如脑血管意外、肺性脑病、电解质紊乱,分其原因而治之;对于休克的治疗,中药益气回阳、益气养阴、回阳固脱等均有非常显著的临床意义,可以减少升压药的应用剂量,与西药的升压药有积极的协同作用。缓解期的治疗调理非常重要,可以减少急性发作的次数,减轻急性发作的严重程度,提高患者的生存质量,降低患者每年的经济负担,具有较好的社会效益和经济效益。

案9

患者朱某,男,61岁。因"喘息反复发作15年,加重伴便血1天"由急诊收住院。

患者在我院急诊查血气分析示pH 7.332,PaCO$_2$ 77.6mmHg,PaO$_2$ 88.4mmHg(吸氧2L/min)。血常规:WBC 13.4×10^9/L,中性粒细胞百分比76.1%,Hb 89g/L。胸片提示肺气肿,肺动脉高压,双下肺感染。Na$^+$ 134mmol/L,Cl$^-$在正常范围,K$^+$ 3.4mmol/L。大便呈柏油样,潜血试验阳性,量约300ml。血压110/60mmHg,心率113次/min。患者家属拒绝呼吸机辅助呼吸,而收住院。患者表情淡漠,下肢皮下有瘀斑,喘息汗出,口唇发绀,耳轮青紫,痰声辘辘。小便量少。脉沉细数,舌苔舌质无法观察。给予抗生素抗感染,静脉应用呼吸兴奋剂,纠正电解质紊乱,止血,保护胃黏膜治疗,静脉应用醒脑静注射液20ml/d。

中医诊断:肺胀;血证;神昏。

西医诊断:慢性阻塞性肺疾病急性发作;慢性肺源性心脏病;肺性脑病;上消化道出血。

辨证:痰瘀窍闭。

治法:醒脑开窍,化瘀祛痰。

处方:①静脉滴注醒脑静 20ml/d。②中药以凉血止血、化瘀祛痰佐以益气养阴固脱为法,药用西洋参 20g,麦冬 30g,五味子 10g,赤白芍各 10g,三七粉(分冲)5g,大黄炭 10g,血余炭 10g,茜草 10g。

该患者经中西药抢救后 3 天后,大便颜色正常,潜血试验阴性,皮下瘀斑颜色变为青黄色,神志清楚,仍然以动则喘息为主要表现,痰量减少,电解质正常,复查血红蛋白 10g/L,舌质暗少苔,脉细,后以益气养阴调理肺肾而出院。

按:肺心病患者有一定的内伤基础,血瘀证贯穿病程的始终,瘀血内阻新血不生,阻碍脉络则血溢脉外而为血证;阴虚则脉道不充、气虚则行血无力,血行瘀滞也是产生瘀血的基础,并且瘀血消散需一定的时间,慢慢消退,大黄可以用大量炭,也可生用,生用有清热化瘀之功,兼有一定的通下作用。

(五)Ⅱ型呼吸衰竭

案1

患者孟某,男,72 岁。因"咳喘反复发作 30 余年,加重 2 天"由急诊抢救室收入院。

患者 30 余年来反复出现咳嗽、咳痰、喘息。多于冬春受凉而加重致急性发作。每年发作 2~3 次,每次持续 3 个月左右。曾多次住院治疗。2 天前因受凉咳痰再次加重、喘息不能平卧,伴神志时清时寐,自行服用药物治疗(具体不详),症状不能缓解,遂来我院急诊就诊。查胸片提示慢性支气管炎、肺气肿、双肺感染,肺动脉高压可能。血气分析显示 pH 7.401,PaO_2 69.3mmHg,$PaCO_2$ 68.6mmHg,电解质:K^+ 3.2mmol/L,Na^+ 138mmol/L,Cl^- 83mmol/L。

刻下:面色黧黑,大肉陷下,喘息汗出,双下肢指凹性水肿,神志时清时寐,纳差,大便 4 日未行,舌质暗紫,苔白黄腻而干,脉滑,重按则无力。

中医诊断:肺衰(肺肾气衰,痰瘀内阻)。

西医诊断:慢性阻塞性肺疾病急性发作;Ⅱ型呼吸功能衰竭;慢性肺源性心脏病。

治法:补益肺肾,化痰活血。

处方:①吸氧、给予无创呼吸机辅助呼吸;②抗感染、平喘、化痰、利尿,监测生命体征;③中药:生黄芪30g,太子参30g,麦冬30g,山萸肉20g,葶苈子30g,大黄6g,莱菔子10g,浙贝母10g,水蛭10g,土鳖虫10g,白果10g,石菖蒲10g,3剂,日一剂,二服。

二诊:服用2剂时患者大便已通,质地不干,神志变清,目前痰量及喘息汗出无明显改善,发绀仍然,胃纳渐开,舌苔为白腻苔,不甚干燥,脉象仍滑,舌下静脉迂曲。标本兼顾,补益肺肾,纳气平喘敛汗,佐以活血化瘀降气化痰为法。

处方:生黄芪30g,太子参30g,麦冬30g,山萸肉15g,石菖蒲10g,白果10g,苏子10g,莱菔子10g,葶苈子15g,丹参30g,地龙10g,浙贝母10g,7剂。

患者服用药物后喘息明显缓解、汗出消失、痰量明显减少,食量逐渐恢复到急性发病以前的水平。后改用蛤蚧定喘丸加百令胶囊调理同时配合无创呼吸机辅助呼吸3个月,随诊出院后3年未曾住院治疗。

按:肺衰患者为病之后期,证情危重,在急性期务必分秒必争,适当使用呼吸机辅助呼吸为抢救患者赢得宝贵的抢救时机十分重要。肺主宣降,胃主受纳,肺胃通降,胃气因降而活,肺气因降而喘消,浊气得排则元神自清。本病中医在改善患者症状、提高患者的生存质量、减少急性发作次数方面有十分重要的意义,中医的精髓在于辨证论治,法随证变,药从法出,力求做到理法方药一线贯通。

案2

患者贾某,因"反复咳嗽、喘憋9年余,加重1天"由门诊收入院。

患者9年来,反复出现咳嗽、咳痰伴进行性呼吸困难。6年前在朝阳医院诊断为尘肺Ⅰ期。曾多次在朝阳医院职业病研究所进行治疗,效果不明显,呼吸困难进行性加重。1天前患者无明显诱因,出现失语半小时,二便失禁入院。查胸片提示双肺间质病变合并感染,血气分析示pH 7.25,PaO_2 139mmHg,$PaCO_2$ 83mmHg(吸氧 1L/min),电解质:K^+ 4.1mmol/L,

Na$^+$ 121mmol/L,Cl$^-$ 77mmol/L。入院后经西医治疗,患者神志转清,仍然纳差、喘息不能平卧。

刻下:神清,消瘦,睡卧露睛,纳差,痰多色白量多,喘息,生活不能自理,大便 3~4 日一行,舌质红少苔,脉结。

中医诊断:肺衰病(气阴双亏,痰瘀内阻)。

西医诊断:慢性阻塞性肺疾病急性发作;Ⅱ型呼吸功能衰竭;尘肺Ⅱ期。

治法:调补肺肾,纳气平喘,化痰活血。

处方:太子参 15g,麦冬 15g,五味子 10g,山萸肉 15g,白果 10g,紫菀 15g,杏仁 10g,黄芩 10g,金荞麦 15g,丹参 10g,浙贝母 10g,瓜蒌 25g,焦三仙各 10g,5 剂。

患者服药后大便畅通,经过运用上方加减治疗 20 余剂后,生活可以自理,食量正常。继用蛤蚧定喘丸加百令胶囊、七味都气丸加减调理而安。

按:阳化气,阴成形,气虚及阴,病情笃重,其阴津之亏非一时可复。胃为水谷之海,后天之本,培土方可生金,因此在本病的治疗过程中,固护胃气甚为关键。清肺之品黄芩、鱼腥草、金荞麦、生石膏为寒凉清热之品,可以随症选用,但不可寒凉败胃;山萸肉酸而不敛邪,具有收敛心肺之气、纳肾气的功效,生脉饮在诊治危重病人时发挥了重要的作用,但必须有气阴两虚时方可用之。

(六)间质性肺疾病

案 1

王某,男,76 岁。2004 年 3 月 19 日初诊。因"咳嗽 1 个月,活动后气短十余日"来诊。

患者有慢性支气管炎病史 60 年,吸烟史累计 1 年,1982 年经 309 医院诊断为肺气肿、肺心病。1 月前受凉后患者出现咳嗽,咯黄痰,痰量多,发热(体温 38.6℃),无喘憋,无气急。肌内注射青霉素半个月,体温逐渐降低(体温 37.4℃),黄痰量减少,逐渐转变为白痰,但是出现活动后气短、喘息,休息后可以缓解。逐渐活动的耐受力减低,稍动即喘,难以耐受日常生活(如刷牙、洗脸、上厕所等)。3 月 8 日 301 医院胸部 CT 示两肺弥漫网格状阴影,纵隔淋巴结肿大,双肺间质纤维化,间质性炎症。肺功能检查:限制性通气功能障碍,弥散功能下降。血气分析:$PaCO_2$ 35mmHg,PaO_2 50mmHg。血常规:WBC $16×10^9$/L。住院后予泼尼松 30mg/d,口服,3 天后体温恢复正常,咳嗽减轻。

刻下:咳嗽,咯白色黏痰,不易咯出,活动后气短、喘息,伴有唇甲色紫暗,日常生活活动即有明显的症状,休息后可自动缓解,咽痒,夜间口干,易疲乏,恶风,易出汗,食欲好,大便干。舌略红,苔薄黄,脉沉弦。

中医诊断:肺痿(肺肾气虚,痰浊阻肺)

西医诊断:弥漫性肺间质病变;类固醇性糖尿病。

治法:调补肺肾,化痰降气,宣肺平喘。

处方:炙杷叶 10g,紫菀 15g,杏仁 10g,苏子叶各 10g,前胡 10g,蝉蜕 8g,五味子 10g,山萸肉 10g,枸杞 10g,女贞子 15g,菟丝子 10g,百部 10g,黄芩 10g,鱼腥草 25g,麦冬 15g,地龙 10g,14 剂,水煎服,日 1 剂,分 2 服。

2004 年 4 月 16 日二诊:服药 14 剂后咳嗽明显减轻,晨起咯多量白黏痰,活动后喘息,时胸闷憋气,可平卧。服药 21 剂后不咳嗽,晨咯少量白黏痰,不易咯出,活动后喘息减轻。泼尼松减量至 20mg/d。效不更方。咳嗽、咳痰减轻,去前胡、百部、黄芩、鱼腥草、麦冬,加淫羊藿加强调补肺肾之力。

处方:紫菀 15g,杏仁 10g,苏子叶各 10g,半夏 10g,葛根 25g,地龙 10g,蝉蜕 8g,淫羊藿 10g,莱菔子 10g,山萸 10g,五味子 10g,菟丝子 15g,枸杞 10g,橘红 10g。

2004 年 5 月 14 日三诊:病情稳定,可散步慢行,舌淡红,苔白,脉弦。

治法:益气活血,调补肺肾。

处方:太子参 15g,五味子 10g,麦冬 15g,黄精 10g,丹参 10g,川芎 8g,紫菀 15g,杏仁 10g,苏子叶各 10g,地龙 10g,前胡 10g,橘红 10g,淫羊藿 10g,菟丝子 10g,山萸 10g。

继续服药 2 个月后,可游泳 200 米,爬 3 层楼时有气短的感觉,晨咯少量白痰,泼尼松减量至 15mg/d。

2004 年 11 月 9 日四诊:病情平稳,不咳,咯少量灰色痰,可散步 1 小时无喘息,纳可,二便调,双下肢水肿。

处方:前方加茯苓 25g,车前子 15g,冬瓜皮 30g。

服药 2 个月,水肿消失,喘息无加重。

2005 年 1 月 11 日五诊:4 天前感冒后咳嗽加重,咯白黏痰,咽轻痒,动喘情况同前,无加重迹象,食欲不好,二便调。舌质淡红,苔白,中间厚,脉弦。血常规:WBC $9.6×10^9$/L,中性粒细胞百分比正常。

治法:调补肺肾,疏风宣肺化痰。

处方:葶苈子10g,地龙10g,杏仁10g,紫菀15g,橘红10g,佩兰10g,苏子叶各10g,炙杷叶10g,山萸15g,五味子10g,半夏10g,前胡10g,鸡内金10g,蝉蜕8g。

服药14剂,咳嗽明显缓解,夜间不咳嗽,动喘如前,咽有时痒,痒即咳嗽,效不更方,继续服药2个月。

2005年5月13日六诊:精神好,泼尼松减至15~20mg/d已半月,无咳嗽,咯少量白黏或稀痰,有时咯出不爽,动喘继续好转,日常生活中行走无困难,无气喘,纳可,眠可,二便调。查血气:pH 7.43,PaO₂ 94.3mmHg,PaCO₂ 30.5mmHg。继续服用上方14剂。

2005年6月24日七诊:停服泼尼松1周,病情无明显变化,每日咯白痰4~5口,不咳嗽,剧烈活动(连续上三楼、快速行走)后气短,可正常生活。继续调补肺肾,益气化痰治疗。

按:此病人有慢性支气管炎病史60年,可谓"痼疾",反复发作的肺脏病变致使肺的生理功能改变,肺肾两虚,痰阻气滞、血液瘀滞是间质性肺病的病理表现。新有外感六淫之邪的侵袭,邪气客肺,肺失清肃。新感与"痼疾"内外相合共同致病,临床表现为外邪未解,实证还在,素有内虚,虚实相杂。针对如此虚实夹杂的情况,从遵循肺的生理功能角度出发,晁老提出调补肺肾治疗间质性肺病的观点。调补不仅补益肺肾,同时注意宣肺与敛肺相结合,升发与降气相结合,化痰与养阴相结合,益气与活血相结合。此法不仅可提高补益肺肾的功效,同时可清肃肺气,不留外邪。

案2

代某,男,62岁。2009年2月5日初诊。

患者于2006年7月无明显原因间断出现咳嗽,咳痰,色白,量少,无胸闷、憋气,无活动耐力下降,2006年7月30日外院查胸部CT示"肺间质病"(家属诉,未见报告),给予乙酰半胱氨酸口服,每次0.4g,日2次。2007年2月于协和医院门诊查肺功能:TCL 4.61,弥散量44.2%,FEV₁ 83%,FVC 77.7%(限制性通气障碍,弥散功能障碍),胸部CT报右肺结核灶,部分钙化;双肺弥散性间质病变。ANA(+);PPD 示硬结 1.8cm×1.5cm,红晕 4cm×5cm,血常规、凝血、血沉均未见异常,给予百令胶囊及乙酰半胱氨酸治疗,建议支气管镜检查,患者因高血压及阵发性室上性心动过速故未做。后咳嗽、咳痰反复发作,伴活动后气短(上 2 层楼)。2008 年 8 月,上述症状再次加重,于协和医院住院治疗,行肺功能、胸部 CT 检查,诊断为“弥漫性肺间质性病变”,给予抗感染、平喘治疗,症状好转出院。2 天前因受凉出现咳嗽,咳痰加重,喘息,发热,体温 38.3℃,大汗出,恶寒怕冷,于社区医院给予阿奇霉素抗感染,二羟丙茶碱平喘治疗,症状有所好转,现为进一步治疗来诊。

患者既往 1972 年前胸透检查示“肺结核”,给予异烟肼治疗(具体不详)。2004 年 12 月诊断为“血行播散性肺结核”给予输液 2 月(具体不详),口服异烟肼、乙胺丁醇治疗 1 年半。现规律服用异烟肼 0.3g,日 3 次,利福平 0.45g,日 1 次。高血压十余年,血压最高 150mmHg,规律服用降压零号 1 片,血压控制在 130/80mmHg。阵发性室上性心动过速 20 年,每月发作 1~2 次,口服普罗帕酮缓解。否认乙肝病史,否认输血病史。否认药物食物过敏史。近半年体重下降 7kg 左右。2008 年 8 月诊断为类固醇性糖尿病。血糖餐后 10~20mmo/L,予诺和灵 R,血糖控制不详。吸烟史 20 年,每日 20 支,已戒 10 年;饮酒 30 年,每日半斤。

刻下:咳嗽,咳痰,痰少,质黏色白,不易咯出,喘息,无发热,无汗,口干喜温饮,活动时即喘息明显,咽痒,无胸闷胸痛心悸,双下肢轻微水肿,纳寐可,二便调。舌质暗红舌下瘀斑,苔薄黄,脉弦。

查体:双肺呼吸音略粗,双下肺可闻及爆裂音,右下肺可闻及少许湿啰音及哮鸣音。杵状指,双下肢轻微水肿。

中医诊断:肺痿(肺肾阴虚,瘀血阻滞)。

西医诊断:弥漫性肺间质病变;类固醇性糖尿病。

治法:宣肺固肾,止咳化痰。

处方:五味子 10g,黄芩 10g,甘草 10g,桑白皮 10g,浙贝母 10g,枇杷叶 10g,连翘 15g,银花 15g,蝉蜕 10g,地龙 10g,苏子叶各 10g,知母 10g,鱼腥草 25g,大黄 3g,金荞麦 15g,山萸肉 15g,白果 10g。

2009 年 2 月 12 日二诊:患者服药后阵发性咳嗽减轻,仍有咳痰,质黏,较难咯出,量多,食欲可,大便可,眠差,舌质红舌下瘀斑,苔白腻,脉弦。

治法:宣肺化痰,止咳纳气平喘。

处方:黄芩12g,鱼腥草30g,火麻仁30g,金荞麦15g,青蒿10g,浙贝母10g,炙枇杷叶10g,苏子叶各10g,蝉蜕10g,地龙10g,知母10g,野菊花12g,半枝莲15g,五味子10g,甘草10g,7剂,水煎服,日1剂。

2009年2月24日三诊:患者咳嗽减轻,仍咳痰,量多,体温37.5~38℃,可考虑肺阴虚致热,给予中药养阴清热,止咳平喘治疗。

处方:紫菀15g,杏仁10g,地龙10g,蝉蜕8g,白果10g,五味子10g,青蒿15g,银柴胡15g,黄芩10g,知母10g,山萸肉15g,太子参15g,麦冬15g,白茅根25g,生石膏30g。6剂,水煎服,日1剂。

按:间质性肺疾病是以弥漫性肺实质、肺泡炎症和间质纤维化为病理基本病变,以活动性呼吸困难、X线胸片弥漫性浸润阴影、限制性通气障碍、弥散功能降低和低氧血症为临床表现的疾病,该病属中医学肺痿范畴,其病久肺脏虚损,肺叶枯萎不用。肺痿病机分虚实,虚者肺肾失养,实者痰瘀阻络。该案患者有多年饮酒、吸烟史,耗津伤血,烟毒伤肺,致肺肾阴津亏耗,痰浊内蕴,血行不畅。晁老从宣肺化痰通络立法,伍用清热生津、化瘀通络之品,方证合拍,故有佳效。

案3

孙某,男,45岁。2008年12月2日初诊。因"白血病骨髓移植术后2年",反复出现"肺炎"2年,"间质性肺炎4个月"来诊。

患者2006年因"白血病"行骨髓移植术,术后反复发作"肺炎",反复抗炎治疗,予泼尼松治疗,由30mg逐渐减量至10mg,日1次,肺部感染加重,遂将泼尼松减至5~10mg时,停药1周,再发"肺炎"。北京人民医院考虑为"真菌、病毒、念珠菌混合感染",胸片考虑有"间质性肺炎可能",予甲泼尼龙治疗。当时患者发热(体温39.0~40.0℃),咳嗽,咳痰量不多,呼吸困难,出现呼吸衰竭,予无创呼吸机辅助治疗。经2个月治疗后,热退,症状减,但胸片无改善。泼尼松减至5mg,每日1次。

刻下:疲乏感明显,汗出多,每于就餐后因汗出多需更衣,活动后气短,咳嗽少,咳痰量多,色白质稀易咯出,咽痒,纳可,二便调,舌暗红体胖大苔白腻,脉细数。

中医诊断:肺痿(肺肾气虚,痰浊阻肺)。

西医诊断:间质性肺炎;白血病骨髓移植术后。

治法:调理肺肾,清肺化痰。

处方:紫菀 15g,杏仁 10g,炙杷叶 10g,炙麻黄 8g,地龙 10g,蝉蜕 8g,五味子 10g,牛蒡子 10g,山萸肉 15g,白果 10g,苏子叶各 10g,太子参 15g,7 剂,水煎服。

2008 年 12 月 16 日二诊:气短减轻,疲乏感减轻,痰量明显减少,咽痒明显减轻,但有喷嚏、流涕、偶咳、上楼动喘。现双足发凉明显,畏寒凉,尤以胃脘部为著,双手胀满感,视物稍模糊,纳可,二便调,眠可。舌淡红体胖大边有齿痕,苔白腻,脉弦。

治法:仍调理肺肾,降气化痰。

处方:紫菀 15g,杏仁 10g,炙杷叶 10g,山萸肉 15g,地龙 10g,蝉蜕 8g,五味子 10g,牛蒡子 10g,白果 10g,桂枝 10g,干姜 10g,橘红 10g,半夏 10g,藿香 10g,太子参 15g,7 剂,水煎服。

2008 年 12 月 30 日三诊:患者痰量减,流涕减,呼吸自觉畅通,足部已有暖感,胃寒亦减,仍疲乏,咽痒明显,时有喷嚏,舌上起疮,唇干,汗出仍多,纳尚可,眠少,二便调,舌红苔白厚腻,脉弦。

治法:调理肺肾,降气平喘。

处方:上方减桂枝、干姜、橘红、半夏、藿香,加麦冬 15g,玉竹 10g,黄芩 10g,知母 10g,浮小麦 30g,7 剂,水煎服。

患者 2 周后再诊,疲乏感持续减轻,汗出减少,气短持续减轻,足凉明显改善。继续以调理肺肾,通阳降气平喘为主,并酌情配合养阴益气,或益气活血之法。方以紫菀 15g,杏仁 10g,炙杷叶 10g,炙麻黄 8g,山萸肉 15g,地龙 10g,蝉蜕 8g,五味子 10g,白果 10g 为主,酌用太子参、丹参、葛根、桂枝、枸杞、黄芪、麦冬、瓜蒌、薤白等,药用 3 个月后,患者已基本无气喘。2009 年 3 月 10 日患者来诊,述近日曾去滑雪场游玩,往返几次爬山未喘,汗出少量,有少量白痰,纳可,眠可,二便调。守方继服,病情稳定,可从事日常工作、生活。

按:患者久病必致体虚,故本例治疗始终未离调补肺肾之法,乃治本之意,调理肺肾乃可恢复肺肾正常功能,正气得复,乃可主呼吸,同纳气,气可降,喘可缓,因需调补肺肾之中,自可助降气平喘。正气复,则津液有所主,不致外泄,阳气得复,周身有阳气之温煦,自当身暖如常,同时方中兼顾清肺化痰,使邪解气机畅,多法并举方得正气渐复,邪渐得化,诸症渐解。

案 4

闫某,男,61岁。2009年3月13日初诊。因"胸憋、气短2个月余"来诊。

患者于2月11日因在朝阳医院行心脏支架治疗而行胸片检查,结果示"间质性肺炎",当时无症状,未予治疗。2月25日无明显诱因出现发热(体温38.0℃),憋气,胸闷偶作,遂入朝阳医院呼吸科住院治疗,予抗炎对症处理后无发热,但仍感憋气。于3月7日始予泼尼松40mg,日1次,胸憋缓解,于3月9日出院。来诊时症见:晨起稍动后憋气明显,日间、夜间憋气不明显,行走约300米左右或活动多时气短即作,仅可登一层楼梯。有时心慌,胸闷偶作,咳嗽不明显,无咳痰,无发热,纳可,眠可,二便调。舌尖红,苔黄腻,脉弦。

中医诊断:肺痿(肺气失宣,气机失畅)。

西医诊断:间质性肺炎。

治法:宣肺降气,清肺化湿。

处方:紫菀15g,杏仁10g,苏子叶各10g,炙杷叶10g,黄芩10g,鱼腥草25g,金荞麦15g,佩兰10g,地龙10g,五味子10g,蝉蜕8g,浙贝母10g,山萸肉15g,葛根25g,甘草10g,7剂,水煎服。

2009年3月20日二诊:患者述服药后诸症逐渐缓解,服药6剂后觉气短明显缓解,行走已由300米增至500~600米,胸憋缓解,偶觉心慌,今日晨起咽中有痰感,嗽咽后觉舒。纳可,二便调。舌红苔黄腻,脉弦。仍服用泼尼松40mg,日1次。

治法:清肺化痰,止咳利咽之法。

处方:黄芩10g,鱼腥草25g,金荞麦15g,紫菀15g,杏仁10g,地龙10g,五味子10g,蝉蜕8g,浙贝10g,白果10g,山萸肉15g,葛根25g,牛蒡子10g,桔梗10g,生甘草10g,7剂,水煎服。

患者至4月10日复诊时,无胸憋发作,行走1公里无气短发作,无心慌、无胸闷,纳可,二便调。舌红,苔黄腻已减,脉弦。4月6日改泼尼松30mg,日1次,复查胸部CT示肺部病变明显吸收。患者病情稳定,法以清肺降气,养阴益气为主,上方加半夏、太子参、知母,继服7剂。

按:本例患者来诊时已予泼尼松40mg治疗一周,虽症状已有改善,但憋气、气短仍较明显,活动后气短加重,治疗上并非专注"间质性肺炎"的病理改变,而是注重中医思维,依据主症辨以肺气失宣,气机失畅,法以宣肺降气为主,所谓肺主气,司呼吸,肾主纳气,气机失畅,肺肾难以脱开干系,故治疗上标本兼顾,宣肺不忘补肾。综合脉证,系痰湿之邪内蕴,兼有热象,即以气短、胸憋为主,乃气道不畅,法拟从肺清化,疏通气道,化无形之湿,清有形之报,邪去则肺肾之职无扰,气机调畅,诸症自解。

二、循环系统

案 1

梁某,男,83 岁。2008 年 11 月 28 日"心悸 2 日"初诊。

患者因早搏于 11 月 26 日入院治疗,B 超检查结果回报示胆结石,甲状腺左叶多发小结节;ECG 示室性心律失常,二联律。

刻下:时有心慌,夜间甚,心悸,痰多,白色黏痰,不易咯出,纳可,睡眠一般,易醒,大便干,小便夜频。舌暗红苔薄白,脉弦。

中医诊断:心悸(气阴两虚,心气不足)。

西医诊断:冠心病;心律失常;胆结石。

治法:养阴益气,养心化痰。

处方:麦冬 15g,五味子 10g,太子参 15g,黄精 10g,生黄芪 15g,远志 10g,柏子仁 10g,橘红 10g,半夏 10g,云苓 15g,生龙牡各 30g,山萸肉 15g,射干 10g,火麻仁 25g,甘草 10g,7 剂,水煎服。

2008 年 12 月 5 日二诊:患者心慌较前好转,夜间甚,白痰量多,不易咯出,双下肢无明显水肿,纳可,眠差,易醒,大便干难解,夜尿频。舌红少苔,脉弦,偶有间歇。治法继以养阴益气,安神化痰法为主。

处方:麦冬 15g,太子参 15g,五味子 10g,玉竹 10g,远志 10g,山萸 15g,柏子仁 10g,化橘红 10g,半夏 10g,生黄芪 15g,炒枣仁 15g,火麻仁 25g,肉苁蓉 15g,枸杞 10g,甘草 10g,7 剂,水煎服。

其后仍以养阴益气为主,酌情配合疏肝、安神或养心安神,或调理心肾之法。服药约 1 个半月后,患者早搏次数明显减少,痰量减少,偶心悸,大便已调,但仍入睡困难。继以调补心肾,养心安神法治疗,反复查 ECG 心律正常。

按:本例室性心律失常患者系气阴两虚,在临床甚为多见,该老年患者尤需顾护气阴,故治疗中养阴益气,养心补肾贯穿始终,同时兼顾痰浊湿滞,肠结便秘等。并且老年患者证候繁杂,抓主症至为重要,以平补为主,兼顾标证,并有侧重,不求速愈,但求症减。

案2

吴某,女,61 岁。2006 年 2 月 24 日"发作性胸骨后痛半年"初诊。

患者近半年余活动后发作胸骨后痛,含服硝酸山梨醇酯数秒钟可缓解,伴有胃脘嘈杂,进食不适等症状。休息后可自行缓解。疼痛发作时常及后背,脊柱约第六胸椎处,伴憋气,无盗汗,无手足凉,无晕厥,每次痛持续 1 分钟,含服硝酸山梨醇酯数秒钟可缓解。2005 年 10 月,北医三院做心血管 CT 示左心室功能减低。2005 年 10 月北医三院胃镜报糜烂性胃炎,2006 年 1 月安贞医院诊断为颈椎病。

刻下:发作性胸骨后疼痛,休息后可缓解,痛时可窜及后背,反酸,进食不适,胃脘有嘈杂感,喜暖怕冷,口不渴,舌边痛,大便正常。舌质淡红,舌苔白,中心黄厚腻,脉弦。

中医诊断:胸痹(脾胃不和,气郁血瘀)。

西医诊断:冠心病(心绞痛);左心室功能不全;胃炎;食管裂孔疝。

治法:健脾和胃,理气活血。

处方:方拟平胃散合瓜蒌薤白白酒汤加减。

苍白术各 10g,厚朴 10g,陈皮 10g,焦三仙各 10g,葛根 25g,玫瑰花 10g,元胡 10g,瓜蒌 15g,瓦楞子 10g,薤白 10g,羌独活各 10g,川芎 10g,砂仁 15g,川黄连 5g。

2006 年 3 月 7 日二诊:服药 14 剂后,近 4 天未再发作,胸部疼痛,胃中灼热感明显减轻,食后胃中不适感,时反酸,无呃逆,畏寒,食纳少,眠中易醒,多梦,二便调,舌两侧时疼痛。以健脾和胃、理气活血为法继续服用 7 剂,诸症皆有好转。

按:胃之大络在虚里,左乳之下,其动应衣,以脉守气,足见胃与胸关系密切,肝木犯胃,曲直作酸,肝郁气滞则疼痛。胸骨后疼痛多有心绞痛、食管裂孔疝,临床难以区别,可查胃镜、冠脉造影以区别之。中医多责之于气滞血瘀,本病有明显肝木犯胃之表现,故临证以健脾和胃制约肝木而取效。

三、消化系统

案 1

患者刘某,男性,64 岁。因"突发腹痛 9 小时"于 2005 年 5 月 18 日收住院。

当时患者脐周持续性钝痛,伴腹胀,呃逆,无排气排便,体温 37.7℃,麦氏点压痛可疑阳性,腹肌紧张,无压痛及反跳痛,心率 100 次/min,呼吸窘迫综合征(ARDS),病情十分严重,予无创呼吸机持续正压通气。同时请院内外专家联合会诊,考虑为:"急性弥漫性腹膜炎、急性麻痹性肠梗阻、胆结石?阑尾炎?"晚 21 时行剖腹探查术,术中见腹腔内脓液 500ml,阑尾坏疽性穿孔,内有粪石,周围肠管及网膜水肿明显。术中诊断"急性弥漫性腹膜炎,急性坏疽性阑尾炎并穿孔",遂行阑尾切除术。术后经鼻气管插管,给予机械通气,胃肠减压。术后第 1 天(23 日),患者体温 37.0~37.8℃,呼吸机辅助呼吸。无排气排便,腹胀明显,腹围 102cm,腹腔压力 19cmH$_2$O,CVP 13~15cmH$_2$O,经胃管给予通腑颗粒,症状未见缓解。WBC 10.7×10^9/L,N 90.6%,HGB 113g/L,PLT 92×10^9/L。以中医理气通腑、活血生肌、清热解毒之法治之亦无效。术后第 2 天(24 日),体温 37.1℃,症状仍无缓解。腹胀加重,腹围增至 105cm。腹腔压力增至 24.5cmH$_2$O,CVP 20cmH$_2$O。患者症状持续性加重,遂邀晁恩祥教授于晚 17 时会诊。

刻下:神识欠清,痛苦面容,撮空理线,躁扰不宁,问诊不能配合,腹大如鼓,腹皮拘急,未闻肠鸣音,舌苔白腻,脉弦数。

中医诊断:腹痛(气机失畅、腑气不通、中焦不运)。

西医诊断:①急性坏死穿孔性阑尾炎伴腹腔感染术后;②脓毒症。

治法:调理气机、通腑消胀。

处方:生大黄 8g(后下),厚朴 12g,枳实 12g,元明粉 10g(分冲),藿香 10g,紫菀 15g。2 剂,水煎服每剂煎 250ml,鼻饲,每 3 小时 1 次,每次 50ml(每次给药 3 小时后抽胃液,第一次抽出少许药液,第二次给药 3 小时后未抽出药液)。另予葱白(1 寸)3 段,鲜生姜 25g,小茴香 10g,共捣为泥,敷脐周,每日早晚各 1 次,每次 2~3 小时。再予木香 10g,焦槟榔 15g,青皮 15g,熟大黄 5g,2 剂,每剂水煎 400ml,分 2 次用结肠镜灌肠,每日 1 剂。

术后第 3 天(25 日)用药后次日 13 时自行排气 9 次,自觉腹胀减轻。继续经胃管及结肠镜灌肠给药,中药外敷。

二诊:第 4 天(26 日)体温恢复正常,腹胀明显减轻。腹围减至 102cm,腹腔压力减至 19cmH$_2$O。再次行结肠镜辅助排气,鼻饲中药,进镜距肛缘 60cm 乙状结肠、降结肠内见有大量干性粪便,至脾曲处无法进镜,表明燥屎已渐下行。少量排气,并排出棕色便约 50ml。下午再次会诊:神清,能回答问题,腹胀满减轻。舌苔白腻,脉弦略数。虑其排便量少,仍有腹胀,且平素便秘,有糖尿病病史,故治以理气通腑,养阴润肠之法。上方基础上加入养阴润肠之品,并加大大黄、元明粉用量。处方:生大黄 10g(后下),枳实 10g,厚朴 10g,元明粉 15g(分冲),玄参 15g,生地黄 15g,麦冬 15g,紫菀 15g,火麻仁 30g。2 剂,每剂煎 200ml,分 4 次服。停中药外敷及灌肠。

第 5 天(27 日)体温正常,排棕色稀便 3 次,量约 380ml,腹胀减轻,CVP 12cmH$_2$O,腹围 100cm,腹腔压力 19cmH$_2$O,肠鸣音有所增强。28 日早 7 时撤除呼吸机,改为面罩吸氧。腹胀明显缓解,按之腹软,5 次排出棕色稀便,约 310ml,腹围减至 99cm,CVP 11cmH$_2$O,腹腔压力 19cmH$_2$O,肠鸣音活跃。患者病情已基本平稳。5 月 30 日拔除胃管,自主进食,患者无不适。5 月 31 日第 3 次会诊:继以调理气机,润肠通便之法治疗。患者病情日渐好转,体温正常,有排气排便,无腹胀腹痛,可以床旁活动,进食好。后又两次会诊,分别以益气养阴、润肠理气和益气养阴、安神健脾之中药调理至痊愈出院。

按:本例患者病情复杂危重,晁恩祥教授根据中医理论,灵活思辨,竟获奇效。纵观本案治疗经过有如下几个启示:首先,要坚持中医整体观念和辨证论治的特色,中医认为"肺与大肠相表里",大肠传导失司,腑气不通,必然影响到肺气的宣发与肃降,肺气的宣肃功能失常又会影响大肠的传导,形成恶性循环,因此在治疗中要有全局观念,晁恩祥教授在大承气汤中少加宣肺行气之品,寓提壶揭盖之意;又以辛温通阳之品敷脐以运三焦之气,不专宣肺而肺气自宣,因此在腑气通畅的同时,ARDS 亦随之缓解。其次,要坚持"谨守病机,各司其属"的原则,针对主要病机制定治法。本例患者虽有感染,血象较高,呼吸衰竭,但最为突出的是腹胀严重。晁恩祥教授根据主证认为本患的病机在于腑气不通,当以"通"为顺,治法以通气为主。初则通便消胀,患者"痞、满、燥、实"四证具备,病情危急,非急下重剂不能逆转病情,断然用大承气汤急下通便,以通腑气。继则考虑到患者的体质情况,用润肠、养阴、益气之法,整个治疗虽非一方贯之,但均为恢复肠道蠕动功能,消除胀满。晁恩祥教授针对病机,抓住主证,精心组方,药少而精,多法并举直中肯綮,使束手无策之证,竟收豁然开朗之功,再者要根据患者的具体情况灵活给药,可从两方面体现出来:一是晁恩祥教授非常重视中西医治疗方法的并举,利用西医的胃管、肠镜灌肠等给药方法,使中药能直达病所,充分发挥作用。本例给药途径有三:上行鼻饲,药力由上而下;中以敷脐,使辛温之气由腹而入,冀"大气一转,其气乃散",又使辛温之药不与苦寒之品相混,使药力更专;再以行气导滞之品从下直达肠道,催动排便。三是考虑患者腑气不通,胃不受纳,药入即吐,故嘱以鼻饲少入频施,缓缓与之,冀其受纳,果然奏效。

案2

患者张某,女性,65岁,因"结肠癌术后4年,大便不利10天"来诊。

10天前受凉后出现上腹部胀满,继则大便不利,每日解极少量大便,脘腹胀满明显,排气少,来诊前2天急诊考虑为不完全性肠梗阻,夜间腹中胀痛明显,舌红苔黄略腻,脉弦。

中医诊断:便秘(腹中燥结,气滞血瘀证)。

西医诊断:急性不完全性肠梗阻。

治法:攻下通便,理气活血,佐以润肠。

处方:大承气汤加减。

厚朴10g,枳实10g,大黄6g,元明粉2g(分冲),丹参10g,川芎10g,木香10g,砂仁10g,焦三仙各10g,当归10g,火麻仁25g,甘草10g。3剂水煎服。

二诊:服上方3剂后腹部胀满有缓解,排便量稍增,呃逆多,每天进食2~3两,大便2~3次/d,夜间腹部胀痛缓解,舌红苔白略腻,脉弦。继以小承气汤(厚朴10g,枳实10g,大黄5g)之意,佐以健脾理气化湿,润肠通便之品,7剂水煎服。

经治疗后腹部胀满已明显缓解,两胁肋部已不胀,呃逆减,有时左上腹痛,排气,大便1次/d,隔日2次/d,每天进食3~4两,夜间腹部不适缓解。

按:晁老认为承气汤之运用当遵柯琴所云"诸病皆因于气,秽物之不去,由于气之不顺也。故攻积之剂,必用气分之药,因以承气名汤"。也即吴昆《医方考》所曰:"伤寒阳邪入里,痞、满、燥、实、坚全俱者,急以此方主之。调味承气汤不用枳、朴者,以其不作痞满,用之恐伤上焦虚无氤氲之元气也;小承气汤不用芒硝者,以其实而未坚,用之恐伤下焦血分之真阴,谓不伐其根也。此则上中下三焦皆病,痞、满、燥、实、坚皆全,故主此方以治之。厚朴苦温以去痞,枳实苦寒以泄满,芒硝咸寒以润燥软坚,大黄苦寒以泄实去热。"大承气汤临床应用虽当以"痞、满、燥、实"四症为主,但不应拘泥于此,临床所见病人往往非此典型表现。上例患者,病史达十余天,不急下攻其实,恐生他变,而调胃承气、小承气汤自难奏其效。但因非典型大承气汤证,因而在临床应用中取其方义,在药量上加以调整,使攻之而不致于峻烈,并详察病程,详审病机,而兼顾病证形成过程中的诸多因素,如气滞、血瘀、血虚、肠道失养等。本案虽首方取效,守方恐伤其正,转而以小承气汤之意,缓下为主,仍取大黄泻下热结治其标,但用量减少,并非拘于原方之意,而气滞乃标本并见之证,因而理气之厚朴、枳实用量为大。因而晁老认为临床运用贵在灵活,师古而不泥于古乃取效的关键。

案3

患者,男,62岁,2011年3月22日因"大便不利12天"来初诊。

患者结肠癌术后3年,患者12天前无明显诱因出现腹部胀满,继则大便不利,排便困难,大便呈羊屎状,每日解1~2个小球,脘腹胀满日渐明显,排气少,夜间腹中胀痛明显,伴恶心。舌红,苔黄略腻,脉弦。

中医诊断:便秘(腹中燥结、气滞血瘀证)。

西医诊断:不完全性肠梗阻。

治法:攻下通便、理气活血,佐以润肠。

处方:厚朴10g,枳实10g,大黄8g(后下),元明粉3g(分冲),丹参10g,大腹皮10g,木香10g,香附10g,元胡10g,当归10g,火麻仁30g。3剂,日1剂,水煎取400ml,分多次频服,中病即止。

二诊:服药3剂后腹部胀满有缓解,呃逆,可进食100g,排气少,大便每日2~3次,排便量增多,成形,夜间腹部胀痛缓解。舌红、苔白略腻,脉弦。仍以泄热通便,健脾理气化湿之法。

方药组成:厚朴10g,枳实10g,大黄5g(后下),木香10g,香附10g,元胡 10g,白芍 10g,大腹皮 10g,薏苡仁 30g,砂仁 10g,陈皮 10g,火麻仁 30g。7 剂,日 1 剂,水煎取 400ml,分 2 次口服。

三诊时腹部胀满已明显缓解,呃逆减,有时左上腹痛,每天进食 150~200g,夜间腹部无不适,排气较前增加,大便每日 1~2 次。

按:大承气汤临床应用虽以"痞、满、燥、实"四症为主,但不能拘泥于此,临床所见并非典型病例。此患者,便结已十余天,不急下攻其实,恐生他变,使调胃承气汤、小承气汤难以奏效,故以大承气汤(厚朴枳实大黄元明粉)峻下热结,佐以理气活血之品理气除胀止痛,兼润肠通便。但患者非典型大承气汤证,因而在应用中取其方义,在药量上加以调整,使攻之而不峻烈,并详察病情,详审病机,兼顾病证形成过程中的诸多因素,如气滞、血瘀、血虚、肠道失养等。如《伤寒论》中所说"若不大便六七日,恐有燥屎,欲知之法,少与小承气汤,汤入腹中,转失气者,此有燥屎也,乃可攻之";首方取效,守方恐伤其正,故转而以小承气汤,轻下热结,佐以健脾理气化湿,润肠通便之品,去其燥屎,仍取大黄泻下热结治其标,但用量减少,并非拘于原方之意,而气滞乃标本并见之证,故增大理气之厚朴、枳实用量。

晁老十分推崇张仲景承气汤与麻仁丸,认为二方对应之证契合痞、满、燥、实,同时有枳实、厚朴等药增强了行气之用,可提高胃肠道平滑肌的兴奋性,改善和消除肠道麻痹瘀滞状态,增强胃肠蠕动。以大黄泻下荡积,活血祛瘀通下,为主药;番泻叶、芦荟、决明子等大都同于大黄;对于芒硝,晁老因元明粉效缓而仍具软坚作用,能吸收肠中水分使燥硬之便软化而常用之,用量可视病情轻重而加减。关于三承气,晁老认为大承气药力重也,但方中大黄、芒硝使用能影响其作用之强弱,理气药厚朴、枳实亦十分重要;调胃承气方中芒硝、大黄、甘草重点在于便结、实证;而火麻仁润肠滑肠作用明显,适用于老年肠燥便结、习惯性便秘等,其中亦有大黄、麻仁、杏仁、枳、朴等,增加润肠作用,改通下为润下。

案 4

张某,女,32 岁。2008 年 3 月 18 日"胃脘不适 1 个月"初诊。

患者近一个月来,胃脘胀满,进食后加重,伴恶心、纳差,大便正常。胃镜诊断为浅表性胃炎。先后服用多潘立酮、气滞胃痛冲剂、香砂养胃等药,症状未见减轻。

刻下:胃脘胀满,时有恶心,纳差,二便调。舌质淡红,苔薄白,脉缓。

中医诊断:胃痛(脾胃湿滞)。

西医诊断:浅表性胃炎。

治法:燥湿健脾、理气和胃。

处方:平胃散化裁。

苍术 10g,陈皮 10g,厚朴 10g,炙甘草 6g,木香 10g,玫瑰花 12g。

7 剂后胃脘胀满明显减轻,仍有恶心,并感口干,苔薄白而干,上方再加麦门冬 15g,竹茹 10g。又服 6 剂而愈。

按:本例患者从症状表现结合舌苔脉象,并无湿邪困脾之候,何以用平胃散加减?因"五脏病各有所恶,各随其不喜者为病",而脾为阴湿之土,喜燥恶湿,所不喜正是湿邪,上述症状虽无湿象可寻,但湿邪作祟可推。治疗就是要顺其所喜(燥),远其所恶(湿),来迎合脾土喜燥恶湿的生理特性,达到"所得者愈"。胃为阳燥之土,喜润恶燥,平胃散燥湿虽是脾之所喜却是胃之所恶,服药后出现口干,苔薄白而干,表明胃燥之候已显,此时必须考虑胃土之所恶,加麦门冬旨在"顾此不失彼"。

案5

马某,男,48 岁,因"胃脘不适 1 个月",于 2007 年 5 月 18 日初诊。

1 个月前因"上腹部不适"至西医处就诊,诊断为胃炎,给予奥美拉唑等药疗效不佳来诊。

刻下:胃脘疼痛,胀闷不舒,食后为甚,嗳气恶心,食少纳呆,两胁亦感胀闷,并每遇情志不舒而诸症加重,舌淡苔薄,脉沉弦。

中医诊断:胃痛(肝郁气滞)。

西医诊断:胃炎。

治法:舒肝调胃,理气和中。

处方:木香 10g,元胡 20g,川楝子 10g,香附 10g,枳壳 10g,白芍 10g,青皮 10g,陈皮 10g,石斛 10g,砂仁 10g,焦三仙各 10g,半夏 10g,水煎服。

3 剂药后诸症减轻,唯饮食仍少,故以继服 5 剂,而诸症得除。

按:脾(胃)与肝关系极为密切。《素问·宝命全形论》云:"土得木而达"。说明脾(胃)的消化吸收功能,需要得到肝的疏泄、生发之气的资助。而《素问·经脉别论》:"食气入胃,散精于肝"又明确指出肝脏精气的补充,需要通过脾(胃)的化生转输。故又有"木得土而荣"之说。肝脾(胃)在生理上互相依存,在病理上互相影响。肝郁气滞,肝失条达,横逆犯胃,致胃脘疼痛,治从调和肝胃、理气行滞入手,往往能收到一定的效果。但当见肝郁气滞胃气不和者,也需注意防止燥太过和胃阴受伤,故方中加入白芍、石斛以养肝柔肝,并可制约理气药香燥之性。

案6

苏某,女,56岁,因"腹泻2年余"于2006年3月15日初诊。

患者2年前无明显诱因下出现腹泻,后多方求治,诊断不明,疗效不佳来诊。

刻下:大便稀薄,日泻3~5次,泻前腹部阵阵绞痛,排便后痛减,常以情志不适郁怒烦急而加重,食少纳呆、乏力,舌淡苔薄,脉弦。

中医诊断:泄泻病(肝郁脾虚)。

西医诊断:不明原因慢性腹泻。

治法:健脾止泻。

处方:太子参30g,茯苓10g,炒白术10g,薏苡仁30g,扁豆10g,山药10g。3剂,水煎服。

二诊:3剂后,泻减但痛未见止,故考虑此患不仅脾虚且有肝脏气滞之象,是属肝脏伐脾,故改拟理脾疏肝之剂,应用痛泻要方加味。

处方:防风10g,白术10g,白芍10g,青陈皮各10g,炒生山楂10g,木香10g,柴胡10g,焦槟榔10g。

服药数剂后,泻止痛减,食纳转佳。

按:肝与脾有着相互资生制约的关系,肝气直接影响脾胃的功能。肝气调达可助脾胃之气的升降,致使消化功能正常进行。本案患者先用健脾止泻,疗效不明显,后加疏肝之味,效如桴鼓。

案7

周某,男,39岁,因"胁痛3天"2007年7月11日初诊。

患者有患乙型肝炎病史多年,3天前出现胁痛。

刻下:双胁胀而窜痛不舒,胸闷,脘腹胀满,易急易怒,纳食不香,恶心嗳气,且喜长叹息为快。舌淡苔薄,脉弦。

中医诊断:胁痛(肝气郁结)。

西医诊断:慢性乙型肝炎。

治法:疏肝理气。

处方:柴胡 10g,枳壳 10g,白芍 10g,香附子 10g,陈皮 10g,川楝子 10g,元胡 20g,丹参 30g,木香 10g,佛手 10g,牡丹皮 10g。7 剂,水煎服。

7 剂后,胁痛缓解,再以一贯煎加减化裁调理善后。

按:长期羁患慢性肝炎,肝大、肝功异常,可致肝气郁结,气滞不畅,故见胁肋胀而窜痛不舒、胸闷、脘腹胀满等症。此因肝经布于两胁之故,治疗当以疏肝理气行滞之法,并常佐以活血药物治之,方以柴胡疏肝散加味。但亦当注意理气药治疗气滞诸症后,恐香燥药物损伤肝阴肝血,后须以一贯煎加减调治而愈。

案8

徐某,男。因"周身黄染 2 天"初诊。

患者数日前有饮食不洁史,继而出现发热,2 天前出现黄疸,查肝功能:ALT 258U/L,AST 392U/L 来诊。

刻下:身热不扬,身黄、目黄、小便黄,伴纳差,腹胀,大便干,舌质红,苔黄腻,脉弦。

中医诊断:黄疸(肝胆湿热)。

西医诊断:急性黄疸性肝炎。

治法:清利湿热,佐以解毒。

处方:茵陈蒿汤加减化裁。

茵陈 30g,生栀子 15g,生大黄(后入)5g,板蓝根 30g,金银花 15g,蒲公英 30g,龙胆草 6g,4 剂,水煎服。

4 剂后大便得通,小便清澈,身黄、目黄消失,复查肝功能基本正常。

按:肝与胆相表里乃一脏一腑,一阴一阳,而且其经脉相接相合,即足厥阴肝经与足少阳胆经交接于足背大趾爪甲之后,属肝络胆。《难经》有云:"胆在肝之短叶间,盛精汁三合。"说明胆附于肝下,从而共同起着贮藏、分泌胆汁的生理作用,故前人有言"肝之余气溢于胆,聚而成精汁"。因此,肝胆常同病,治亦需同治。本案因湿热熏蒸肝胆,影响了肝胆之正常疏泄而发病,治疗上当以化湿邪、利小便为大法,同时还需伍以清热解毒,方能取效。

案9

患者,女,35岁。1992年1月"反复发作性腹痛2年,加重3天,伴恶心欲吐2天"初诊。

患者5年前因右下腹部疼痛,诊断为"急性阑尾炎"并行阑尾切除术,近2年来经常见有发作性腹部疼痛,大便秘结或不通,反复发作。近3天来,再次发病,腹痛进行性加重来诊。查体:一般情况好,血压130/80mmHg,心肺未见异常,肝脾未及,腹部压痛,拒按,肠鸣音减弱,腹部叩诊呈鼓音,腹部平片X线提示"不完全性肠梗阻"。

刻下:脘腹胀满,疼痛较剧,按之痛甚,压痛明显,伴有恶心欲吐,大便燥结,饮食不下。舌红苔黄腻,脉象弦。

中医诊断:腹痛(肠腑气滞、蕴热内结)。

西医诊断:不完全性肠梗阻。

治法:理气行滞活血,清热通腑。

处方:柴胡10g,生大黄(后下)8g,枳实10g,厚朴10g,焦槟榔10g,元明粉(分冲)12g,木香10g,川黄连8g,青皮10g,麻仁15g,赤芍10g,桃仁10g。

1剂药煎2次,分3次服。急煎服药1次,于2小时后,患者腹部仍疼痛,肠鸣音活跃,第2次服药后于晚间即见矢气,次晨1次大便,量多腥臭,随即腹部胀痛减轻,思食欲饮,恶心欲吐未做。次日仍用上方1剂3次分服,当晚又大便1次,臭秽。3剂药后疼痛已除,压痛已止,肠鸣音恢复,能进食,晚间可以安然入睡。后又以理气活血、和胃健脾法调理痊愈。并嘱其平时取大黄面做成小水丸,每次服3g,保持大便通畅,追访数年未再发。

按:不完全肠梗阻引起的急性腹痛属于常见急症,其来势凶猛,传变也速,必须根据疾病的发展规律,要有预见性的防微杜渐,采取果断、有力措施,先发制病,据中医学"六腑以通为用"的原则,在急性腹痛治疗中,下法对于各种里实结症有着其不可替代的作用。只要不是"表寒""表虚"之证,或年老体衰之躯,均可早用通里攻下之法,不可因循等待。此乃清热祛邪的一个重要途径,是保存阴津,防止恶化的具体措施。同时本案患者病史时间长,反复发作,"久痛入络",必兼有瘀血,故清热攻下伍用活血之品,效验颇佳。

案10

黄某,男,31岁,工人。1982年8月16日"右下腹胀满疼痛1月余,加剧1天"初诊。

患者于1982年夏,因贪食生冷而致右下腹胀痛,伴呕吐、泄泻,经某医院诊为急性胃肠炎,给予抗生素治疗半月余,病情缓解,然终未痊愈,近因感寒冒雨而发,来我院就诊。查血常规:WBC 13×10^9/L,N 89.2%。

刻下:右下腹胀满疼痛剧烈,伴汗出、呕吐,腹泻不爽,腹部拒按。舌质暗红、苔白腻,脉弦数。

中医诊断:腹痛(寒郁化热)。

西医诊断:腹痛待查(①急性阑尾炎? ②急性不完全性肠梗阻?)

治法:温通攻下、清热泄浊。

处方:大黄附子汤加减。

生大黄(后下)9g,制附子10g,败酱草30g,青皮9g,陈皮9g,白芍10g,细辛3g,生甘草5g,水煎服3剂。

服药后腹胀满痛大减,肠中胀气亦轻。原方加厚朴,继服3剂,诸症皆除。

按:严重的急性腹痛是临床常见急重病,病因具有多样化、综合化和复杂化的特点,不仅涉及内科和外科,在妇产科和儿科也较为常见,多是由于腹部器官发生病变或者是全身器官发生病变而继发。本案患者病因明确,因饮食不洁,伤及脾胃,脾胃失健,气机失调,腑气通降不利,虽经抗生素治疗好转,后又因气候因素触发加重。该患辨证属大肠寒积,久郁化热,治以寒温并用之下法。正如清·高世栻《医学真传》指出:"夫通则不痛,理也,但通之之法,各有不同。调气以和血,通也;下逆者使之上行,中结者使之旁达,亦通也。虚者,助之使通,寒者,温之使通,无非通之之法也。"处方中除大黄以泻下为通之外,附子、细辛以温脾阳,败酱草以清热,青、陈皮行气,白芍和血,寒温并用,行和共进,亦为广义之"腑以通为用"之法,故3剂知,再3剂病除。

案 11

杨某,女,70 岁。2006 年 3 月 10 日"右下腹痛反复 40 天"初诊。

患者 40 天前出现右下腹疼痛,发热,诊断为化脓性阑尾炎,因畏惧手术治疗,行保守抗炎治疗 3 周,疼痛减轻,但时有反复。

刻下:右下腹隐痛,纳食可,大便正常。舌质淡红,舌苔中后白腻,诊脉弦细。

中医诊断:肠痈(气滞血瘀、湿毒内结)。

西医诊断:化脓性阑尾炎。

治法:理气解毒、化瘀祛湿。

处方:苍白术各 10g,厚朴 10g,木香 10g,枳实 10g,玫瑰花 10g,元胡 10g,陈皮 10g,焦三仙各 10g,金荞麦 15g,鱼腥草 25g,川楝子 10g,败酱草 10g,水煎服,日 1 剂。

2006 年 3 月 24 日二诊:服药后腹痛消失,苔腻渐化,湿邪渐退。B 超示包块缩小,治疗有效。再以活血理气,散结解毒为法,加入软坚散结之品,以除余邪。

处方:焦槟榔 10g,木香 10g,枳实 10g,生牡蛎 30g,元胡 10g,青、陈皮各 10g,夏枯草 8g,土茯苓 15g,败酱草 10g,乌药 10g,葛根 25g,红花 10g,薏苡仁 25g,生、炒山楂各 15g,14 剂。

继续服用 14 剂,症状基本消失,无不适。随访 1 个月,病未复发。

按:化脓性阑尾炎由湿热蕴毒内结,腐化成脓,气机不畅,瘀毒内停所致,故腹痛、腹胀,中医治疗按肠痈论治,以理气解毒、化瘀祛湿为法,疗效颇显。肠痈之病有顺逆,药后热退痛减,大便畅,是为顺证。以手触之无块痛减为顺,反之为逆。老年人肠痈因年老体弱等因素,多采用保守疗法。肠痈急性期以热、毒、瘀为主,清热化瘀解毒排脓为法,包块形成则转为慢性,以解毒散结化痈为法。

案 12

患者,男,70 岁,1991 年 11 月"右胁痛 5 天"初诊。

患者有胆囊炎病史,反复发作,来诊时右胁下发作性剧烈疼痛 5 天,痛连肩背,伴有黄疸。查一般情况尚好,巩膜黄染,心肺未见异常,肝区压痛,脾不大,腹膨隆,叩诊呈鼓音,右上腹压痛,下肢无水肿,B 超提示"胆囊炎""胆道结石"。

刻下:右胁疼痛,身热,目睛黄染,纳差,不欲饮食,恶心欲吐,脘腹胀满,肠鸣嗳气,大便2日未行,小便短赤。舌红苔黄腻,脉弦滑。

中医诊断:胁痛(肝胆湿热)。

西医诊断:①慢性胆囊炎急性发作;②胆道结石合并梗阻性黄疸。

治法:疏肝利胆,行瘀清热通下。

处方:柴胡10g,黄芩10g,茵陈30g,栀子10g,大黄(后下)5g,赤芍10g,木香10g,白茅根30g,金钱草30g,海金沙(包煎)10g,甘草10g。

服药3剂后即感右胁部位疼痛大减,肩背掣痛已除,恶心未作,稍能进食,目睛黄染减轻。继服上方5剂,病情得以缓解,B超检查提示"慢性胆囊炎"。

按:胆囊炎及胆石症急性发作以右胁疼痛为主要症状者,属于中医胁痛病范畴,多属肝胆二经之病。肝胆之气失和有常致脾胃受病,凡饮食失当,情绪失调,或受外邪,湿热蕴结,肝气郁滞,升降失司,胆汁阻滞,均可见身热、胁痛、黄疸等症。治法上当以疏肝利胆法治疗为要。肝体阴而用阳,肝气郁滞日久可化热,故尚需伍以清热之药。患者久有胁痛,恰如叶天士指出"久痛入络",临证时尚需加活血通络之品,方取佳效。

案13

患者,男,35岁。1983年11月"间断性胃脘疼痛半年,加重5天"初诊。

患者半年来反复胃脘部疼痛,经常嗳气吞酸。查一般情况好,心肺未见异常,肝脾不大,胃脘部有压痛,腹部无腹水,下肢无水肿。胃镜检查提示糜烂性胃炎,反流性胃炎。

刻下:胃脘部疼痛较重,脘中痞满,伴肠鸣腹胀,不思饮食,时有恶心,进食不耐寒热,大便不爽,脉弦,舌苔薄白。

中医诊断:胃脘痛(气滞不舒)。

西医诊断:急性糜烂性胃炎伴反流。

治法:辛开苦降、理气行滞。

处方:半夏泻心汤加减。

半夏10g,党参10g,黄芩10g,黄连10g,甘草10g,生姜3片,干姜8g,元胡10g,木香10g,陈皮10g,厚朴10g,川楝子10g。

上方服用 4 剂后,疼痛大减,脘腹满胀已除,已无恶心,仍进食不多,继以上方继续调理 10 天而诸症平复。

按:辛开苦降法源于《伤寒论》,其代表方为半夏泻心汤。此方在原文中治疗小柴胡汤证误下,损伤中阳,外邪乘虚内入,以致寒热互结,而成胃痞之证。痞者,痞塞不通,脾胃是阴阳升降之枢纽,因各种病因致脾胃中气虚弱,则寒热互结,遂成痞证。本案患者虽以"胃痛"为主诉,但细考证候、病机,以中气损伤,升降失常为主要病机,故上见嗳气,下则肠鸣。治宜调其寒热,益气和胃,散结除痞之法。方中以辛温之半夏为君,散结除痞,又善降逆止呕。臣以干姜、生姜之辛热以温中散寒,黄芩、黄连之苦寒以泄热开痞。以上四药相伍,具有寒热平调,辛开苦降之用。然寒热互结,又因中虚失运,升降失常,故方中又以党参益气,以补脾虚,与半夏配合,有升有降,以复脾胃升降之常。同时对症伍以止痛之元胡、川楝,配合理气行气之陈皮、厚朴,诸药合方,疗效得显。

案 14

赵某,女,37 岁。2009 年 3 月 3 日以"间断稀便 7 年"初诊。

患者有"慢性结肠炎病史 7 年余",曾予中药治疗,有好转。2008 年 12 月因饮食不节出现稀水样便,再服用既往中药方 2 月,症状未见加重,但每天大便 2 次,晨起正常,下午解少量水样便,无其他不适。2009 年 2 月 18 日到北京中医医院就诊,予中药治疗。2 月 19 日出现便血,每日晨起大便正常,但晚上便血,量少,无腹痛。自述水样便次数增加,3~4 次 /d,无黏液样便。服 5 剂药后停药来诊。

刻下:水样便,4 次 /d,午后及晚上少量便血,无黏液样便,无腹痛,腹部微胀,纳可,眠可,小便调,舌淡红苔薄白,脉弦。

中医诊断:泄泻病(脾虚气滞、热灼肠络)。

西医诊断:慢性结肠炎。

治法:健脾理气,凉血止血。

处方:党参 10g,马齿苋 10g,败酱草 25g,棕榈炭 10g,大黄 3g,焦山楂 15g,生山楂 15g,赤芍 10g,干荷叶 10g,川黄连 10g,厚朴 10g,枳实 10g,木香 10g,甘草 10g。7 剂,水煎服。

2009 年 3 月 10 日二诊:大便次数减少为 3 次 /d,水样便为主,便血减为晚间 1 次,量少,伴黏液,腹胀坠减轻,排气多,舌淡红,苔薄白,脉弦。

处方:上方加焦槟榔 10g 继服。

2009 年 3 月 17 日三诊:患者一周便血 2 次,量少,但大便仍为水样伴黏液,每日 3~6 次,便血时有里急后重感,排气仍多。纳可,舌淡红苔薄白,脉弦。治法拟健脾益气,化湿止血为主。

处方:苍术 10g,炒白术 10g,炒山药 10g,党参 10g,棕榈炭 10g,干荷叶 10g,干姜 10g,川黄连 10g,马齿苋 15g,藿香 10g,佩兰 10g,焦山楂 15g,升麻 8g,炙甘草 10g,7 剂,水煎服。

2009 年 3 月 27 日四诊:大便 2 次 /d,晨起大便正常,晚间水样便,夹少量血,下坠感不明显,腹有胀气,纳可,舌淡红苔薄白,脉弦。3 月 26 日查结肠镜示炎性改变。仍守上法。

处方:苍术 10g,炒白术 10g,棕榈炭 10g,干荷叶 10g,干姜 10g,川黄连 10g,马齿苋 15g,藿香 10g,佩兰 10g,炙甘草 10g,陈皮 10g,薏苡仁 15g,黄芩 10g,半枝莲 15g,地榆炭 15g,7 剂水煎服。

配合川黄连 10g,马齿苋 30g,佩兰 15g,川柏 15g,7 剂,灌肠,每日一次。

2009 年 4 月 7 日五诊:述灌肠 8 次,服汤药 10 剂,大便已基本正常,无黏液血便,无下坠感,精神压力明显减轻。舌淡红苔薄白,脉弦。

处方:上方加党参 10g,炒山药 15g,嘱继服 7 剂。续用灌肠方 5 剂,以巩固疗效。

按:患者素有肠疾,饮食不节,诱发宿疾。四诊合参,辨以脾虚气滞,湿滞血热内蕴为主,脾虚为本,湿邪阻滞气机,血热灼伤肠络为标,施治中标本兼顾,但又遵循“急则治其标,缓则治其本”的原则,急除标证而采化湿凉血止血、清热解毒之法,并以灌肠之品直达病所,祛除病邪。本案始终顾及健脾益气,脾健有助湿化,气旺有助止血,湿邪得去,血归其处,则诸症皆减。

案 15

宁某,男,40 岁。2006 年 3 月 21 日因“间断发作不欲饮食,食后腹胀 20 余年”初诊。

患者 20 年来食后脘腹胀痛间断发作,每因饮食不节而作。伴呃逆,泛酸,口干口苦,胃镜示:①Barrett 食管(建议定期复查);②食管裂孔疝;③反流性食管炎;④萎缩性胃炎。

刻下:脘腹胀,呃逆,口干苦,大便不成形,畏寒凉,无恶心,纳可,眠可,舌尖红苔白厚腻,脉弦细。

中医诊断:胃痞;肝脾不和。

西医诊断:①萎缩性胃炎;②反流性食管炎;③Barrett 食管;④食管裂孔疝。

治法:健脾和胃、降气疏肝。

处方:苍白术各 10g,厚朴 10g,木香 10g,枳实 10g,砂仁 10g,焦三仙各 10g,玫瑰花 10g,鸡内金 10g,香橼 10g,半夏 10g,青陈皮各 10g,川黄连 8g,干姜 8g,瓦楞子 10g,藿香 10g。

用药后患者未复诊。

2009 年 3 月 17 日二诊:胃中嘈杂 10 天,头晕乏力 1 个月来诊。2006 年在晁老处用中药治疗 1 次后,症状减轻,其后反复服用上方治疗 1 年,胃胀消失。近 1 个月来患者自觉胃中嘈杂明显,伴头晕、乏力、目涩、恶心、干呕,无反酸,无食欲,胃中凉,畏寒食,本次因饮黄酒加重,眠差,大便不成形,日行 2~3 次。舌淡红苔白腻,脉弦小数。查胃镜示:①反流性食管炎;②浅表性胃炎;③十二指肠息肉,HP(-)。辨证为脾胃失和,胃气上逆。治法拟健脾和胃,降气益气。

处方:苍白术各 10g,半夏 10g,厚朴 10g,陈皮 10g,太子参 15g,草果 10g,焦三仙各 10g,瓦楞子 10g,干姜 10g,川黄连 10g,佩兰 10g,旋覆花 10g,枳实 10g,砂仁 10g,党参 10g,7 剂,水煎服。

按:脾喜燥恶湿,胃喜润恶燥,本证从调理脾胃入手,顺应脾胃喜恶,因势利导,意在恢复脾胃功能。脾得运化,胃能受纳,气机调畅,诸症皆除。该患者一方服用 1 年,症状消失,且复查胃镜结果亦提示病情呈好转趋势。慢性病治疗贵在守方,药不贵奇,法不贵新,贵在谨守病机,理法方药一致。中医辨证准确,每收意想不到之效。

四、泌尿系统

案1

王某,女性,10 岁,因"颜面水肿 5 天,双下肢水肿 1 天"于 1969 年 10

月9日就诊。

患者两周前受凉后感冒,咽喉痛,流清涕,咳嗽,精神好,未予治疗,症状逐渐消失。5天前早晨突然发现颜面水肿,双眼睑明显,1天前双下肢出现水肿,小便量无减少,无尿急、尿频、尿急,无汗,无明显腰痛,食欲好,大便正常。查尿中蛋白(++),红细胞5~10个。舌质淡红,苔薄白,脉弦。

中医诊断:水肿(风热侵袭、水湿外溢)。

西医诊断:急性肾小球肾炎。

治法:疏风清热,利水消肿。

处方:麻黄连轺赤小豆汤加减。

麻黄5g,滑石10g,连翘5g,桑皮5g,杏仁5g,白茅根10g,生姜3片,赤小豆10g。

服药五剂后诸症消除,后未复发。

按:水肿是因感受外邪,饮食失调,或劳倦过度等,使肺失宣降通调,脾失健运,肾失开合,膀胱气化失常,导致体内水液潴留,泛滥肌肤,以头面、眼睑、四肢、腹背,甚至全身水肿为临床特征的一类病证。早在《黄帝内经》中即指出:"开鬼门、洁净府"为重要的治疗方法。在水肿病的治疗中,晁老特别重视肺之功能,他认为:肺为水之上源,肺气宣肃不利可以导致小便不利、一身悉肿的风水证。治肺与治水即是治疗的两个方面,又是一整体。说是两个方面,就是应用两种治法:宣肺与利尿,不可有一方的偏废。说是一个整体,就是只有宣肺才能利尿;只有利尿才能宣肺,两法相辅相成,不能独立存在。在治疗水肿病中,晁老重视麻黄的作用,他认为麻黄可宣肺、通腠理,其发汗作用可以"开鬼门",既可以发散在表的水气外出,又能恢复肺的正常功能,使"水精四布,五经并行",水道通畅。他常以麻黄配伍滑石,滑石可通利膀胱经,使水邪外出。两药一升一降,水液代谢恢复正常,肿胀自消。

案2

周某,男性,67岁,因"反复双下肢水肿3个月"于2007年3月6日来诊。

患者3个月前无明显诱因下出现双下肢水肿,在外院查:心功能、肝功能、甲状腺功能均正常。肾功能:血肌酐:143μmol/L。B超提示:前列腺增生。口服保列治,间断服用氢氯噻嗪片,服用时水肿可退,停用水肿再发。

刻下:双下肢肿,腰酸乏力,不思饮食,食后腹胀,大便干,小便黄少,舌质淡红,有齿痕,苔白,脉沉。

中医诊断:水肿(水湿浸渍)。

西医诊断:①慢性肾功能不全;②前列腺增生。

治法:燥湿利水,行气醒脾。

处方:五皮饮加减。

苍术 20g,厚朴 10g,大腹皮 10g,桑白皮 10g,茯苓皮 10g,陈皮 6g,生姜皮 6g,五加皮 6g。

服 3 剂,水肿解除。

此后曾复发 2 次,依此方服二三剂即告愈。

按:水肿病之发生与肺、脾、肾三脏密切相关,晁老在治疗中非常重视中焦脾对水液之转输运化功能,正如《景岳全书·肿胀》中指出"盖水为至阴,其本在肾;水化于气,故其标在肺;水惟畏土,故其制在脾"。晁老在治疗中,习用五皮饮燥湿利水,行气醒脾,同时晁老必伍用苍术,他认为苍术性温,味苦辛烈,香气浓郁,入脾胃两经,具有燥湿健脾之效,五皮饮为利水治标之法,苍术健脾有治本之功。故水肿由脾虚水湿浸渍、经络阻滞所致者,晁老以苍术配五皮饮,常取佳效。

五、免疫系统

案1

患者,男,52 岁,因"低热反复两年"于 2004 年 7 月 30 日初诊。

患者既往有反复低热史,在外院确诊为"白塞病",口服激素等免疫抑制剂,反复有"胃溃疡出血""肝功能损伤"等并发症,停药体温即波动在 37.5~38℃,午后明显。

刻下:双下颌关节肿痛,但皮色不红,皮温稍高,局部压痛,全身乏力,心慌,心烦,眠差,恶心,纳差,大便干燥,小便灼热,舌淡红,苔白厚腻,脉弦稍数。

中医诊断:痹证(湿热蕴结)。

西医诊断:白塞病。

治法:清热透邪、益气养阴,兼以利湿。

处方:银花 10g,连翘 10g,生石膏 25g,知母 10g,牡丹皮 10g,银柴胡 10g,青蒿 10g,黄芩 10g,太子参 15g,麦冬 15g,五味子 10g,黄精 10g,葛根 25g,车前子 12g,火麻仁 30g。

7 剂,水煎服,每日 1 剂。

8 月 6 日二诊:低热已去,下颌关节痛减,恶心减轻,纳食好转,睡眠欠佳,舌质淡,苔薄白水滑,脉弦细。湿热已去大半,当以益气养阴、清热和胃安神为主。上方去生石膏、黄芩、知母、牡丹皮等寒凉清热之品,加焦三仙、砂仁、远志、石菖蒲等和胃安神。

处方:太子参 15g,麦冬 10g,五味子 10g,黄精 10g,金银花 15g,连翘 10g,葛根 25g,青蒿 10g,银柴胡 10g,荷叶 10g,焦三仙各 10g,砂仁 10g,远志 10g,石菖蒲 10g。

7 剂,水煎服,每日 1 剂。

8 月 24 日三诊:下颌关节疼痛继续减轻,因故停药 1 周。3 天前体温升高至 37.6℃,1 天后自行退至正常,并见牙龈肿痛,大便干燥,小便灼热。考虑为热邪又盛,上方去砂仁,加生石膏 30g,知母 10g,栀子 10g 清热泻火。

8 月 31 日四诊:下颌关节肿痛消失,时有面部烘热,双下颌不适,酸重感,右侧不敢咀嚼,舌质红,苔黄腻,脉弦细,仍为湿热阻滞,熏蒸于上。继守上方加减治疗,并以此方加减治疗 1 月后,诸症尽去。

按:白塞病早在《金匮要略》已有记载,现代医学认为白塞病是一种以细小血管炎为病理基础的多系统损害的自身免疫性疾病,以反复发作和缓解的积脓性虹膜睫状体炎、口腔黏膜溃疡和外生殖器溃疡为主要临床特征,伴有关节病变临床亦不少见。本案患者以低热伴下颌关节疼痛为发病表现,临床表现不典型。晁恩祥教授认为,白塞病发病病因复杂,临床病机以湿热阻遏多见,郁久则化燥,伤及气阴。湿热之实与气阴之虚并存,治疗颇为棘手。治疗常选金银花、连翘清热透邪。伴阴伤化燥者配伍清阴分虚热之品以增强清热之力,气阴不足者配生脉散益气养阴,扶助正气,湿重则配车前子、荷叶、石菖蒲等祛湿开胃。

案2

胡某某,女,80 岁。因"关节疼痛反复发作 3 月"于 2001 年 2 月 19 日来诊。

患者既往反复有肢体关节疼痛,每于受风或天气变化后加重,呈游走性,伴颈项部不适,有拘挛感,饮食正常,大便干燥,3~4 日未行,睡眠正常,舌淡红苔薄白,脉弦紧。

中医诊断:痹证 - 风痹(风寒袭络)。

西医诊断:类风湿性关节炎。

治法:祛风止痛通便。

处方:丝瓜络 20g,葛根 15g,桑枝 15g,鸡血藤 15g,秦艽 10g,海风藤 10g,细辛 3g,威灵仙 10g,大黄 5g,火麻仁 20g,郁李仁 20g。

7 剂,水煎,日 1 剂。

服用 7 剂后,患者疼痛好转,大便通畅,原方减通便药加用虫类药搜风止痛,继续服用 14 剂后疼痛基本消失。

按:类风湿性关节炎根据其临床表现,可纳入"痹证"范畴。《素问·痹论》:"风寒湿三气杂至,合而为痹也。"风寒湿邪侵袭为本病的重要病因。本案患者以"风邪侵袭"为主要表现,治法也应以祛风止痛为要。晁老进一步细考痹证发病病机,认为本病发生与邪入经络密切相关,因此治疗上要重视搜风剔络。他在组方中善用藤类药以疏邪通络。同时他重视在痹证中虫类药的应用,他认为痹证之邪入经络,应用草木之品不能取效,惟虫类药始能建功:一者,自古便有虫类搜风之说,虫类药善于入络搜风剔毒,逐邪外出;二者,中医学认为虫类药多有小毒,而又专善以毒攻毒:三者虫类药乃属血肉有情之品,有一定补益之性;四者大多搜风剔络之虫类药皆有免疫调节作用。故在立法选方见效基础上,再加用虫类药,顽症渐除。

案3

患者,女,41 岁。1967 年 8 月"周身关节持续性疼痛 3 天伴发热汗出"初诊。

患者 3 天前,突然发热,周身关节疼痛,状如猫咬,夜甚日轻,尤以膝、肘、腕关节局部灼热为重,关节周围可见多形红斑,汗出如洗,心悸不安,饮食不振,口渴多饮,精神萎靡,大便干结,小便黄少。查一般情况差,痛苦病容,消瘦,活动受限,汗多,肘关节处可见潮红多形红斑,脉弦大而数,舌苔微黄少津,体温 39.5℃。心电图提示窦性心律,心率 106 次 /min。两肺未闻及干湿性啰音,肝脾未扪及,腹软,下肢无水肿。抗双链 DNA 抗体

800IU/ml,血常规:血红蛋白 130g/L,红细胞 4.3×10^{12}/L,白细胞 11×10^9/L,N:85%。

中医诊断:痹证 - 热痹 湿热阻络。

西医诊断:急性风湿性关节炎。

治法:清热化湿,疏风通络,消肿止痛。

处方:桂枝 8g,白芍 15g,生石膏(先煎)45g,知母 10g,萆薢 12g,木瓜 10g,生甘草 10g,赤芍 10g,忍冬藤 15g,秦艽 10g,威灵仙 10g,海风藤 10g,络石藤 10g,生薏苡仁 30g。

上方服用 3 剂后,热势渐退,关节红肿疼痛有所缓解,精神稍有好转。继服上方 3 剂又见汗出大减,红斑皮肤颜色渐暗,脉弦,舌苔薄白。经上方调治半月诸症平复,继以疏风通络清热凉血治疗 4 周而愈。

按:一般认为,风寒湿三气杂至合而为痹。但晁老认为,在痹证的治疗中,还需要重视"热"邪,一者,风夹"湿热"之邪亦可入络阻碍气血;二者,风寒湿痹阻关节日久可以化热。"热"与"湿"熏蒸,可致筋脉关节损伤。晁老治疗此类痹证,往往以桂枝芍药知母汤加减藤类药、虫类药,以进一步加强搜络剔毒之效。

六、血液系统

案1

孙某,男,32 岁。主诉:高热 4 天,于 1998 年 4 月 1 日入院。

患者 4 天前无明显原因出现发热,体温最高达 40℃,伴头痛、眼眶痛、恶心、呕吐,当地医院曾按"上呼吸道感染"治疗,静滴甲磺酸左氧氟沙星、清开灵注射液 2 天。因高热不退、病情无好转遂转来我院。入院后根据相关检查,明确诊断为"流行性出血热"。现症:高热,体温 39.5℃,汗出,头痛,眼眶痛,面红目赤,口渴明显,舌红苔黄燥,脉洪数。

中医诊断:外感热病(阳明经热证)。

西医诊断:流行性出血热(高热期)。

治法:清热生津。

处方:白虎汤。

生石膏 40g,知母 10g,生甘草 10g,粳米 30g。2 剂。

二诊:2 剂后体温降至 37.5℃左右,血压 80/50mmHg,口渴引饮,烦躁,汗出明显,四肢欠温,舌质红,苔燥少津,脉细数。目前诊断为流行性出血热(低血压期),治拟清热、益气、生津。

处方:生石膏 40g,知母 10g,生甘草 10g,粳米 30g,红参 20g,五味子 10g,麦冬 10g。2 剂。

三诊:2 剂后患者体温正常,口渴,烦躁消失,但尿少症状明显,肾功能检查示急性肾功能不全,伴呕吐、食欲下降等胃肠道症状,疲倦无力明显。舌质红、苔燥少津,脉细数。此时西医诊断:流行性出血热(少尿期)。治以清热生津、降逆止呕。

处方:竹叶 15g,生石膏 20g,麦冬 15g,半夏 10g,人参 10g,竹茹 10g,陈皮 10g。3 剂。

四诊:3 天后呕吐消失,精神好转,尿量逐渐增多,1 日尿量最多达 5 000ml,患者极度口渴,舌淡嫩,无苔,脉细数。治以温阳滋肾固摄。

处方:肾气丸加减。

熟地黄 24g,山茱萸肉 24g,山药 24g,泽泻 9g,牡丹皮 9g,茯苓 9g,制附子 10g,桂枝 10g。5 剂。

5 剂后口渴消失,尿量正常,继改以成药金匮肾气丸又服 1 周,临床症状消失,实验室检查无异常,治愈出院。

按:急性流行性出血热,是临床急性疫病,死亡率高。典型患者病程可分为高热期、休克期、少尿期、多尿期、恢复期等五期。纵观该病患的整个治疗过程中,晁老在发热期根据高热、面红目赤、口渴表现,结合舌脉,辨证属阳明经热,投以清热生津的石膏汤。低血压休克期抓住了口燥渴、心烦之突出表现,遵从仲景"伤寒无大热,口燥渴,心烦,背微恶寒者,白虎加人参汤主之"之论述,在前方基础上加红参等药味。而到了少尿期,患者除有呕吐、食欲下降等胃肠道症状,并出现疲倦无力明显。此时患者已不发热,又出现呕吐、乏力等症,与"伤寒解后,虚羸少气,气逆欲呕者,竹叶石膏汤主之"论述一致。故治以清热生津、降逆止呕的竹叶石膏汤。而在多尿期,患者典型症状是多饮、多尿、口渴。晁老紧扣病机,认为此时的口渴与前三期的热盛津伤不同,是阴损及阳,肾阳不足,不能蒸腾津液上达所致。口渴若源于热盛津伤者必当少尿,但尿量反多系津液耗损,阴损及阳,肾气不足,固摄失职所致。所谓"男子消渴,小便反多,以饮水一升,小便一斗,肾气丸主之"。治以温阳滋肾固摄的肾气丸。而在恢复期继以肾气丸善后。

该病例晁老是立足经典《伤寒论》,根据每期所表现的典型证候,抓主症应经方,使临床症状很快缓解,缩短了自然病程。就证治而言,各期所用经方依据充分,证治统一;就各期渐次发展而言,病机变化环环相扣,符合中医学阐释病理的逻辑思维。

案2

周某,女,78岁,因"间断发热、头晕1月余"于2007年9月23日就诊。

患者2007年8月1日因发热1天,就诊于外院,查血常规:WBC 0.8×10^9/L,N 50%,L 14%,HGB 9.2g/L,RBC 3.3×10^{12}/L,PLT 39×10^9/L,住院治疗。骨髓细胞学检查:骨髓增生低下,巨核细胞易见,成堆血小板可见,粒系总约占3%,各阶段细胞均可见,红系总约占19%,以中晚红细胞为主,成熟淋巴细胞占21%,颗粒巨核细胞9/10。出院诊断:再生障碍性贫血,2型糖尿病。予泼尼松等治疗。现患者乏力,时头晕,间断发热,易牙龈出血,口干喜饮,睡眠不好,食欲可,大便正常,舌暗苔白,脉弦细。2007年9月23日查血常规:WBC 3.5×10^9/L,N 57.2%,HGB 9.5g/L,RBC 3.75×10^{12}/L,PLT 32×10^9/L。

中医诊断:血证(虚热内扰,热迫血行)。

西医诊断:再生障碍性贫血。

治法:清热、凉血、养阴。

处方:地骨皮15g,生地15g,牡丹皮10g,丹参10g,太子参25g,五味子10g,麦冬15g,枸杞子10g,黄精10g,旱莲草15g,炒枣仁15g,远志10g,制首乌10g,炙甘草10g。

7剂,水煎服。

二诊:服药后未再发热,乏力、头晕稍减轻,查血常规:WBC 3.7×10^9/L,N 60%,HGB 10.9g/L,PLT 77×10^9/L。再拟原方加减治之。

处方:地骨皮15g,生地15g,牡丹皮10g,丹参10g,麦冬15g,太子参25g,五味子10g,黄精10g,当归10g,制首乌10g,生黄芪15g,枸杞10g,旱莲草15g。

7剂,水煎服。

药后症状缓解,复查血常规:WBC 7.4×10^9/L,N 59%,HGB 11.7g/L,PLT 90×10^9/L。

按:再生障碍性贫血因劳倦过度、外感邪毒、房事不节等导致脏腑阴阳受损,气血亏虚而成病。起病之初,多呈肝肾阴虚表现,肾不藏精,精不化血,阴血虚少,滋生内热而呈五心烦热,夜寐盗汗,齿龈渗血等。这是因为骨髓造血功能减退,全血细胞减少而出现的代偿性功能亢进的表现。此乃一派虚热象,治宜滋阴补肾、填精益髓、凉血止血。地骨皮性寒,入血分,能清热凉血;配合生地色黑,性凉而不寒,味厚气薄,善走血分,功专滋阴凉血;牡丹皮清热凉血,活血散瘀,清肝降压;丹参活血化瘀,祛瘀生新,消肿止痛,养血安神。牡丹皮长于凉血散瘀,清透阴分伏热;丹参善于活血化瘀,祛瘀生新。二药伍用,凉血散瘀、祛瘀生新、清透邪热之力增强。再伍以何首乌、黄精、黄芪等以益气补肝肾,标本兼治,效能应手。

七、神经系统

案1

某男,42岁,供销社售货员,1969年因"头部不自主地摇动5年"初诊。

该患者在5年前曾因工作与人争吵,事后恢复平静,心无芥蒂。2个月后主要出现头部不自主地摇动,或左右间断摇摆,每分钟可动摇7~10次,不能自制,整日不断,注意力集中时加重,诊断不清,多治未效。查体:行走平稳,四肢的自主运动无障碍。

刻下:见患者头时有摇动,睡眠不好,饮食精神正常,尚能坚持工作。大便正常。舌淡红,苔薄白,脉弦。

中医诊断:颤病(风阳内动)。

西医诊断:特发性震颤原因待查。

治法:平肝潜阳息风。

处方:杭白芍10g,天冬15g,生地10g,僵蚕10g,蝉蜕8g,蜈蚣2条,全蝎3g,钩藤15g,菊花10g,生龙牡各30g,生石决明30g,水煎服。

配合针刺大椎、合谷、风池、风府等穴。

服药 20 余剂,收到一定效果。观察头摇每分钟 1~2 次,有时十余分钟动摇一次。

按:该患根据《黄帝内经》"诸风掉眩皆属于肝",视动摆不定之症为肝风之象。风为阳邪,其性上扬;头为阳位,居人体之颠,是风邪为病的好发部位。故该患者辨证为肝风内动,上扰清阳。方中杭白芍、天冬、生地为一组药,功能滋肝肾之阴,一方面可以柔肝,缓解将军之官的躁烈之性;一方面下焦水充足才可以潜镇亢奋之肝阳,肝阳才有自居之所。僵蚕、蝉蜕、蜈蚣、全蝎一组动物药,具有灵动走窜之性,是息风止痉的要药。钩藤、生龙牡、生石决明一组重镇之药,反病理之势而用之,风势上扬,药力下降,针锋相对;菊花入肝经,轻清上浮,散肝风、引导药力直到病所。

案 2

李某,男,2 岁 3 个月。1983 年 8 月 10 日"不自主抽搐 20 分钟"初诊。

患儿 2 天前开始发烧,体温持续在 37.8~40.2℃,午后体温逐渐升高,口服退热药后体温可下降,但不能降至正常。不咳嗽,无流涕,无寒战,口干喜饮,大便干。查血常规正常,胸片正常,扁桃体无肿大。就诊前 20 分钟,家长发现患儿口角不自主抽动,随后四肢不自主抽动,抽动幅度逐渐加大,频率逐渐加快,测体温 40.2℃,立即就诊。

刻下:患儿脸红、鼻息热、双眼通红、口唇红、身灼热、手脚凉、口角及四肢不自主抽动,脉弦数。

中医诊断:急惊风(热盛生风)。

西医诊断:小儿热性惊厥。

治法:清气泄热、息风止痉。

处方:紫雪散 1g 立即灌服。

羚羊角粉(冲)0.5g,钩藤 10g,菊花 5g,生石膏 15g,知母 5g,黄连 3g,柴胡 5g,葛根 5g,2 剂,水煎服,每 6 小时一次,2 天服完。

1 小时后患儿抽搐停止,1 天后排大便 1 次,体温降至 38℃ 以下,2 天后体温正常。追踪患儿 2 年,在以后的发热中无抽搐出现。

按:高热惊厥易发生于儿童。儿童既是"纯阳"之体,又是"稚阳"之体,"纯阳"之体是指发育生长旺盛,勃勃的生发之机易使疾病从热化;"稚阳"之体是指儿童发育得不完善,各种功能还不成熟、不稳定,极易受到损伤。高热惊厥多由于内热重而无外解之机所造成,正所谓热极生风。息风是治标之法,重要的是清内热,一方面凉肝,一方面清肺,一方面疏风透气,使热外解。紫雪散方中水牛角清心凉血解毒;羚羊角凉肝息风止痉;麝香开窍醒神,三药合用,则清心凉肝,开窍息风,共为君药。石膏、寒水石、滑石甘寒清热;玄参、升麻清热解毒、养阴透邪,以助麝香开窍醒神;朱砂、磁石清心重镇安神、潜阳止痉,同为臣药。佐以木香、丁香、沉香行气通窍;芒硝、硝石泄热通便,釜底抽薪,使邪热从肠腑泄。使以甘草益气安中,调和诸药。另伍处方中羚羊角粉、钩藤、菊花凉肝清热,息风止痉,是谓"急则治其标"之法,迅速止痉以防他变;生石膏、知母、黄连宗白虎之意,大清气分之热,以断肝风之源;柴胡、葛根发表透散,解郁退热,以期热从表解,使邪有出路。方证合拍,效如桴鼓。

案3

夏某,男,59岁。2006年2月27日"左侧肢体偏瘫20天"初诊。

患者于20余日前在工作中突然左侧半身无力,逐渐左侧半身不能自主活动、意识丧失。送至医院急诊室抢救,诊断为脑出血。经抢救治疗1周后意识逐渐恢复,但是左侧偏瘫无好转。2天前患者出现发作性牙关紧闭,持续约5分钟自行缓解。

刻下:神清,反应好,左侧偏瘫,烦躁,大便干,口干不喜饮。舌红无苔,脉沉细。

中医诊断:中风(肝肾阴虚、虚风内动)。

西药诊断:①脑出血;②继发性癫痫。

治法:滋阴潜阳、养血息风。

处方:生白芍10g,阿胶10g,干地黄10g,鸡子黄1个,生龟板30g,生鳖甲15g,生牡蛎30g,麻仁30g,五味子10g,炙甘草10g,麦芽10g。7剂,水煎服,每日2次。

患者连续服药3个月,舌苔逐渐恢复,癫痫发作次数逐渐减少,近1个月已无发作。

按:中风的初始阶段演变较快,很快就出现中脏腑的情况,病位在下焦肝肾,该患者症情稳定后,热盛阴伤,下焦肝肾阴虚之象突显,故舌光无苔、脉沉细,中风中脏腑的,稳定后出现舌光剥无苔、癫痫发作的情况也不少见。方中生白芍、干地黄仿四物之意养血,因风动之象,故避免辛燥之川芎;阿胶、鸡子黄、生龟板、生鳖甲、生牡蛎一组血肉有情之品,养精血、益真阴,同时重镇下行,潜阳息风;五味子、炙甘草酸甘和化为阴,增强滋阴的功效,同时酸味药收敛耗散之气;麻仁养阴润燥通便;麦芽鼓舞胃气,推动人体自身中气的运行,一方面可以运化药力,一方面防止中气衰败。舌苔的恢复是胃气、精血恢复的表象。

案4

某女,45岁,医务人员,因"不寐20年",于1998年3月6日来诊。

患者20年来症见心中烦乱不宁,失眠易惊,常年以安眠药维持睡眠,睡眠质量差,多梦,白天头目不清爽,昏沉欲睡,但又难以入眠,注意力不集中,对生活、工作没兴趣。

刻下:表情抑郁不畅,食少,恶心,心悸,胸闷,舌苔稍腻,脉弦。

中医诊断:不寐(肝郁痰凝)。

西药诊断:失眠症。

治法:豁痰化浊、舒肝镇惊。

处方:温胆汤加减化裁。

陈皮10g,半夏10g,竹茹6g,云苓15g,枳实10g,菖蒲10g,远志10g,柴胡10g,生龙牡各30g。7剂,水煎服,日2剂。

治疗周余而收到效果,诸症缓解睡眠好转。

按:肝主疏泄,肝藏魂,与精神思维情志密切相关。肝胆不宁,痰浊上扰。该患者白天昏沉欲睡、注意力不集中,对生活、工作没兴趣,心情抑郁不畅、食少等症均为功能低下之证,无热象表现,中医应属阴证;白天头目不清爽、恶心、胸闷是气机不畅的表现。舌苔稍腻提醒我们要考虑痰的因素。此病人失眠易惊,心中烦乱恐为肝胆不宁,痰浊上扰为患。故处方中陈皮、半夏、竹茹、云苓、枳实在化痰的共同点上兼顾了燥湿、健脾、理气、降逆;菖蒲、远志可以化痰开窍,以助气机通畅;柴胡舒肝以助肝胆疏泄;生龙牡镇静安神,7剂后多年痼疾霍然而愈。

案5

某女,干部。因"间断性、发作性眩晕8年",于1996年7月8日来诊。

8年前因工作烦恼后出现头晕,视物旋转,伴耳鸣、耳聋。后反复发作,每次发作十余天方能好转,影响工作,血压正常。

刻下:眩晕,视物旋转,不敢睁目,眼前发黑如荡秋千,同时左耳鸣耳聋。伴有恶心呕吐,口苦,便干尿赤,脉弦稍数。

中医诊断:眩晕(肝阳上亢)。

西医诊断:梅尼埃病。

治法:平肝清火、潜阳息风。

处方:钩藤10g,菊花10g,生龙牡各30g,珍珠母30g,生白芍10g,磁石30g,代赭石30g,牛膝30g,黄芩10g,龙胆草6g,泽泻10g。4剂,水煎服。

4剂后诸症消退,又服3剂而愈,2年未见复发。

按:梅尼埃病,属于前庭周围性眩晕。中医虽无此病名,但其症状表现应属"眩晕"范畴,《黄帝内经》云:"诸风掉眩,皆属于肝。"虽《景岳全书·眩晕》曰"眩晕一证,虚者居其八九",但实证或虚实夹杂证亦不少见。本例患者即为肝郁不舒,气郁化火,君相火旺,循经上冲,清窍受扰,发为本病。处方以黄芩、龙胆草清热泻火,钩藤、菊花凉肝清热,白芍滋养肝阴,生龙牡、代赭石等重镇降逆,牛膝引火下行,泽泻清热利湿,使火热之邪从小便而出。方药合拍,效佳应手。

案6

李某,女,46岁。"眩晕2天",于1993年10月23日来诊。

2天前患者因丈夫猝死而过度悲痛,继而出现头晕头痛,血压升高至200/120mmHg来诊。

刻下:面红目赤,口苦而燥,心中烦乱,便秘尿赤,舌苔黄而燥,脉弦有力或弦数。

中医诊断:眩晕(肝火上逆)。

西医诊断:高血压病。

治法:平肝泻火。

处方:龙胆草10g,黄芩10g,栀子15g,木通10g,钩藤10g,菊花10g,天麻10g,地龙10g,白芍30g,珍珠母30g,生龙、牡各30g,芦荟5g。

5剂后,患者可以安睡,心烦消失,大便通畅,血压监测在正常范围。

按:本案患者起病有情志诱因,肝气郁而化火,上扰清窍,下注膀胱,晃老方用龙胆泻肝汤之意,合天麻钩藤饮之证。龙胆泻肝汤主治之证,是由肝胆实火、肝经湿热循经上扰下注所致。天麻钩藤饮证由肝肾不足,肝阳偏亢,生风化热所致。肝火上扰则头痛、头晕,累及两胁则呕苦,下注膀胱则为尿赤,肝肾阴液不足,火扰心神,则心中烦乱,故方用龙胆草大苦大寒,上泻肝胆实火,下清下焦湿热,黄芩、栀子清肝降火,以折其亢阳,木通清热利湿,使湿热从小便而利。肝经有热,易伤阴血,加之苦寒燥湿,再耗其阴,故用白芍滋阴养血,以护肝体。伍珍珠母、龙骨、牡蛎以重镇降逆,菊花清利头目,因患者便秘,予芦荟通腑以泄热,釜底抽薪,方药对证,5剂即获良效。

案7

隋某,男,干部,因"眩晕5月"来诊。

患者近5个月,无明显诱因下出现头晕不适,查血压偏低,最低86/50mmHg来诊。

刻下:头晕目眩,伴有耳鸣心悸,失眠多梦,腰膝无力,倦怠不能工作,食少纳呆,舌淡少苔,脉沉细无力。

中医诊断:眩晕(肝肾不足)。

西医诊断:低血压。

治法:滋补肝肾,益气升阳。

处方:黄芪30g,党参10g,升麻10g,柴胡5g,枸杞10g,仙茅10g,旱莲草10g,女贞子10g,黑芝麻10g,山茱萸10g,杭白芍10g,生熟地各15g,水煎服。

服药6剂后,眩晕大减,精神好转,又服3剂后,给予杞菊地黄丸、补中益气丸早晚分服一丸调理,血压升至正常(110/70mmHg),饮食体重增加,头晕耳鸣未作,恢复工作半年未见复发。

按:《景岳全书》指出:"眩晕一证,虚者居其八九,而兼火、兼痰者不过十中一二耳。"可反复发作,妨碍正常工作及生活,严重者可发展为中风、厥证或脱证而危及生命。眩晕之发生,与肝、肾二脏密切相关,《素问·至真要大论》认为"诸风掉眩,皆属于肝",《灵枢·海论》认为"髓海不足,则脑转耳鸣",而"肾主髓海"。本案患者肝肾两脏亏虚,脾运失健,故晁老组方以补肝肾之阴合补中益气组方,尤妙在用仙茅"善补阴者,以阳中求阴",效如桴鼓。

案8

患者,男,38岁。1984年11月23日"持续性右侧头部疼痛30天"初诊。

患者1个月前因情志不遂而致突然头痛,右颞部为甚,时感头痛欲裂,痛苦不堪,甚或撞头解痛,夜不能寐,服一般止痛药,只有瞬间止痛效果,曾住某医院诊治,经CT检查提示"右颞部血管畸形",欲予手术治疗,患者惧怕手术而求中医药治疗来诊。查见一般情况好,痛苦病容,心肺未见异常,肝脾未及,腹软,未见腹水及下肢水肿,血压130/70mmHg。

刻下:头痛欲裂,坐卧不安,心烦恶心,食纳欠佳,睡眠不安,大便秘结,3日一行,小便正常。脉弦,舌质淡,苔白中黄。

中医诊断:头痛(血瘀气滞、风痰阻络)。

西医诊断:血管源性偏头痛。

治法:疏风活血,舒郁化痰。

处方:僵蚕10g,地龙10g,水蛭8g,全蝎8g,蜈蚣4条,赤芍10g,川芎12g,菊花10g,香附10g,荆芥10g,大黄(后下)5g,钩藤10g,水煎服。

服上药20剂后,疼痛缓解,只在情绪波动时有疼痛感。后以上方配成丸药服用2个月。病人次年又因动怒复发住院治疗月余,仍拟疏风活血、疏肝理气法治疗后好转。该患者虽血管畸形依然,但头痛至今5年未复发。

按:本案患者头痛剧烈且时间较长,病因为血管畸形所致,病患痛苦,希冀尽早止痛。晁老认为治疗头痛常用方如川芎茶调散等无速效,而虫类药属血肉有情之品,多具搜风通络、解痉息风之功,可直趋高巅之位,常常是一般植物药或矿物药无法比拟的,故组方重用虫类药物配伍。本次发病诱因肝郁气滞化"风","风"为阳邪,清窍受扰,故以荆芥、菊花以疏风散风。方中大黄不只是通便导滞,更是引邪下行,患者20余剂后即获良效。

案9

王某,女,28岁,售货员。1982年12月16日"抽搐间断发作半年余,频繁发作且加重4日"初诊。

该患者于 1982 年 3 月初,因情志不遂而致发作性抽搐,经当地医院给予镇静剂治疗,诸症缓解,但仍时有发作,约十余日发作 1~2 次,每次持续 1~2 分钟。4 天来,抽搐频发,每日发作 5~8 次,发作时间延长,多达 5~20 分钟,且伴发热,不能进食。家属十分惊忧,遂来我院住院治疗。查白细胞计数 $1.2 \times 10^9/L$,查血中钾、钠、氯、钙均正常,脑电图属正常范围,肝功检查亦正常。心肺 (–),肝脾不大,腹膨隆,压之痛硬。

刻下:心中烦乱,发作前有手足麻木,发作时见有颈项强直,角弓反张,手足抽搐挛急,牙关紧闭,意识蒙眬,同时伴有发热,恶心,呕吐,不思饮食,小便短赤,大便 6 日未行,腹胀满痛,硬而拒按,口唇焦燥干裂,舌质红,苔黄厚燥干而少津,脉弦滑数。

中医诊断:阳明痉病(阳明热盛、津伤燥结)。

西医诊断:癫痫。

治法:先攻阳明热结,增液养阴,通下泄热。

处方:方用增液承气汤加味。

生大黄(后下)10g,芒硝(分冲)10g,枳实 10g,厚朴 10g,玄参 15g,生地 15g,生赭石 15g,鲜竹沥汁(兑服)20g。2 剂,水煎服。

服药后,得大便 3 次,遂见通身汗出,抽搐当日未大作,仅见 2 次较小发作。次日恶心、呕吐得止,腹满大减,发热已退,足阳明腑实已除。仍感睡眠差,易惊,饮食不振,神倦少力,脉弦稍数。继以柴胡龙骨牡蛎汤加豁痰、理气、开胃药调理月余,抽搐未作,诸症平息,痊愈出院。

按:本例系因情志不遂,风痰内扰,且复加邪热内张,阳明热盛燥结,而成阳明痉病。给予增水行舟,通下退热,而使燥结得除,抽搐得止,诸症退除。又调理气机,病除神宁而收功效。

八、杂症验案

案 1

雷某,女,34 岁。因"发作性皮肤瘙痒伴泛发皮疹 6 年"于 1983 年 3 月 9 日来诊。

患者 6 年前无明显诱因下出现皮肤瘙痒,后反复出现"风团块",曾查皮肤划痕试验阳性,诊断为"荨麻疹"来诊。

刻下:皮肤瘙痒,肌肤湿度、弹性良好,可见散在的皮疹,皮疹色白,基底部略红,月经量少,色淡,舌质淡苔白,脉右弱。

中医诊断:瘾疹 气虚受风。

西医诊断:慢性荨麻疹。

治法:益气活血,祛风止痒。

处方:生黄芪 30g,炒白术 10g,防风 3g,当归 10g,白芍 10g,赤芍 10g,鸡血藤 30g,白蒺藜 10g,浮萍 10g,白僵蚕 10g。7 剂,水煎服,每日 1 剂,若有汗则当避风。

药后有微汗出,4 剂皮肤瘙痒消失,但皮肤划痕试验仍阳性,7 剂服用完毕,诸症消失,建议服用玉屏风散月余,随访 3 年未发。

按:《诸病源候论》云"夫人阳气外虚则多汗,汗出当风,风气搏于肌肉,与热气并,则生瘾疹",指出了荨麻疹发病多为外感风邪,反复发作则为风邪留于肌肤腠理之间,游走于营卫脉络之中,脉络不畅,血行不通。晁老从"祛风""通络"入手,白蒺藜、僵蚕、浮萍以祛邪剔风,瘾疹反复合玉屏风散益气固表,当归、赤芍、鸡血藤活血通络,白芍养营和血,药味与病机丝丝入扣。风邪消散,更以玉屏风散调理,6 年顽症月余即愈。

案2

崔某,男,13 岁,因"目痛两天"来诊。

患者 2 天前无明显诱因左目肿痛、畏光流泪,门诊求治。

刻下:左目红肿,畏光流泪,纳差,大便干,小便短赤,舌质红,苔黄,脉弦数。

中医诊断:天行赤眼(肝火上炎)。

西医诊断:急性结膜炎。

治法:清肝解毒。

处方:龙胆草 6g,栀子 12g,黄芩 10g,竹叶 10g,野菊花 10g,芦荟 5g。3 剂,水煎服,日 1 剂。

2 剂药后,患者左目肿痛消失,大便畅利,目赤、羞明消失。

按:本病属急性结膜炎,急性结膜炎常见目赤红肿,羞明,流泪痒痛,尿赤,脉弦数。多属风热外受,又因肝开窍于目,肝火上乘,故病在肝,属风热为患。晁老治疗本病常用清肝火散风热之剂,药用菊花、薄荷、荆芥、防风、栀子、黄芩、龙胆草、蝉蜕、芦根等,水煎服。

案3

焦某,女,65岁,"双目红肿4日"来诊。

一周前因其母亲去世而过度悲伤,痛哭3日后而出现双眸红肿、刺痛,畏光。在当地医院检查诊断为急性角膜炎、左侧外上象限有直径约0.2mm的溃疡斑。建议住院治疗,因家境贫寒而求治于中医。

刻下:双眸红肿,羞明,左眼有刺痛感。纳差,善太息,大便干结,舌质红,苔黄,脉弦。

中医诊断:混睛障(肝火内郁)。

西医诊断:①急性角膜炎;②角膜溃疡。

治法:清肝解毒明目。

处方:柴胡10g,黄芩10g,白芍10g,赤芍10g,青黛6g,栀子10g,野菊花10g,夏枯草10g,白茅根25g,地丁10g,蒲公英10g,竹叶10g,车前草10g,生大黄5g。3剂,水煎服,日1剂。饭后服用。

二诊:一剂便通;二剂而肿痛大减,三剂去大黄,继用。再诊时双眸红肿消失,左眼仍有刺痛,羞明减轻,纳食好转舌质红,苔白薄,脉弦。诊断为肝经余热未尽,继以清解余热。

处方:知柏地黄丸加减。

熟地12g,山茱萸12g,牡丹皮10g,赤芍10g,茯苓15g,知母10g,黄柏10g,谷精草10g,泽泻15g,蒲公英10g,山药15g,夏枯草10g,沙蒺藜10g。10剂,水煎服。

治疗月余,症状完全消失,眼科门诊复查溃疡斑消失。

按:本病情志诱因所致急性角膜炎,症可见患眼充血、红赤,或见溃疡斑、流泪、怕光、刺痛、视物模糊,有时伴大便秘结或目干而涩。此多属肝火风热而致。但亦有阴虚火旺为患者,故常以清肝泻火散风之剂,或滋阴清热明目。多以防风、柴胡、黄芩、胆草、黄连、栀子、银花、赤芍、生大黄组方。若无便秘属肝肾阴虚者,去大黄、龙胆草而伍入石斛、生地、麦冬、沙蒺藜、谷精草、密蒙花。

案 4

王某,女,打字员,因"视物不清 2 个月"来诊。

患者突然因母亡故情志不畅而双目不能视物,两眼突然失明,西医曾诊治 2 个月未愈。查眼底未见异常,诊断为癔病性暴盲,后来我院住院治疗。

刻下:视力有光感,1 米远五指难分,头昏,情绪紧张,烦躁,饮食二便正常,月经正常。舌质淡红,少薄白苔,脉弦细稍数。

中医诊断:暴盲症(肝郁不舒、肝肾两亏)。

西医诊断:癔病性暴盲。

治法:疏肝解郁,滋肾明目。

处方:蔓荆子 10g,谷精草 10g,密蒙花 10g,草决明 10g,菊花 10g,沙蒺藜 15g,赤芍 10g,柴胡 10g,女贞子 10g,桑椹子 10g,枸杞子 10g。

治疗月余,视力逐渐恢复至 0.4,后用杞菊地黄丸又调理月半,视力恢复到 0.6。出院恢复工作,改做会计,2 年后见其人言视力仍 0.6,未见变化。

按:癔病是一种由精神因素或不良暗示引起的一类神经精神障碍,常为突然发病,可呈现各种不同症状,如感觉、运动和自主神经功能障碍,临床检查不能发现器质性损害体征。肝主疏泄,该患者因家中变故发病,气机郁结,肝郁不舒,肝血失养,致使不能运精于目,因此治疗上当以疏肝解郁、清肝明目、滋养肝肾为治疗法则,遣方用药则能获效。

案 5

刘某,女,45 岁,"进行性视物不清 1 个月",于 1980 年 9 月 23 日初诊。

患者 1 个月前无明显诱因自觉视物不清,并逐渐加重,眼前有黑点漂浮不定。在眼科门诊检查确诊为中心性视网膜炎,因笃信中医而求治于中医门诊。

刻下:视物不清,眼前有黑点飘浮不定,月经已经 2 个月未至,眠差,耳鸣,腰膝无力,舌质红,苔少,脉弦细。

中医诊断:飞蚊症(肝肾不足)。

西医诊断:中心性视网膜炎。

治法:滋补肝肾,开窍明目。

处方:生地 10g,熟地 10g,山药 20g,山萸肉 15g,谷精草 10g,密蒙花

10g,女贞子 10g,枸杞子 10g,石斛 10g,石菖蒲 10g,紫河车 10g,黄柏 5g,知母 10g。

以此为基础方加减治疗 2 个月,症状消失,检查视力正常,眼底检查无异常,月经也恢复正常。

按:中心性视网膜炎症见自觉昏矇视物不清,视物有黑点,视力减退,裂隙灯检查眼底可以确诊。中医认为该病多属肝肾阴亏而致,故常以滋补肝肾明目之法治之。方以密蒙花、草决明、木贼、生石决明、生地、菊花、石斛、五味子、白芍、磁石、女贞子、枸杞子等,或配以杞菊地黄丸,临床颇能应手。

案6

刘某,青年男性,因"下腹痛 1 日"于 1979 年 6 月初诊。

患者 1 日前突然右侧小腹疼痛,痛引睾丸挛急,查局部软块突出,按之可回纳来诊。

刻下:小腹痛,引及睾丸,自觉阴部寒凉,四肢冷感。平素喜暖畏寒,舌苔苔白,脉弦沉。

中医诊断:腹痛(寒凝肝脉)。

西医诊断:腹痛待查:腹股沟疝?

治法:暖肝散寒。

处方:方以暖肝煎加减。肉桂粉(冲)5g,小茴香 10g,乌药 10g,沉香粉(冲)3g,吴茱萸 6g,附子 10g,川楝子 10g,橘核 10g,青皮 10g,丝瓜络 10g,4剂,水煎服。

4 剂而愈,及未见复发。

按:本病属腹痛范畴,病位在少腹,少腹属足厥阴肝经、任脉之会,如《灵枢》曰:"足厥阴之脉,过阴器,抵小腹。"又曰:"肝胀者,胁下满,而痛引小腹。"又曰:"小腹满大,上走胃至心,淅淅身时寒热,小便不利,取足厥阴。"同时结合患者发病情况,以寒凝肝脉为主要表现。而暖肝煎具有温补肝肾,行气止痛之功效,进一步伍以理气止痛之品,效如桴鼓。

案7

孙某,男,"反复阴部瘙痒 2 年"于 1981 年 7 月初诊。

患者 2 年前出现"阴部湿疹",多方治疗效不佳来诊。

刻下:阴部红肿、糜烂、渗液,痒甚难忍,痛苦至极,难以入眠。且可见搔痕,伴烦急口苦溲赤,舌苔黄腻,脉弦滑而数。

中医诊断:肾囊风(肝经湿热)。

西医诊断:阴囊湿疹。

治法:解毒清肝经湿热,佐以祛风止痒。

处方:黄柏 10g,龙胆草 10g,苦参 30g,土茯苓 30g,银花 10g,防风 10g,荆芥 10g,地肤子 10g,蛇床子 10g,蝉蜕 8g,粳米 30g。水煎服。

服药 5 剂,红肿、渗液及瘙痒均见大减,又经祛湿止痒调理十余剂而愈。

按:"肾囊风"即为阴囊湿疹,特点为阴囊部位皮肤潮红、丘疹、水疱、糜烂、渗出为主,表现为湿热之象。"风为百病之长",该病反复发作;"湿"性黏滞,故为临床顽症。因肝经"循股阴,入毛中,过阴器,抵少腹",肝之经脉络阴器,因此本病辨证施治离不开肝。晁老以龙胆泻肝汤为主方,紧扣病机,清利肝经湿热,加以祛风之药,治疗半月余,疗效大彰。

案 8

某女,30 岁,"恶寒、寒战间作 3 年有余"于 1980 年 3 月来诊。

3 年来常于夜间无任何原因突发恶寒,自觉寒意从内而外,及至寒战,虽加盖多层棉被、怀抱暖水袋亦无温暖之感,无发热,体温正常,常延数小时甚至十余小时,必啜热汤后方可缓解,痛苦不堪。发作并无规律,间隔数日至数月不等。外院各类检查无明显异常,多方延治罔效。近 1 个月来发作较频,心烦不宁,心胸憋闷,少寐多梦,甚则彻夜不眠。

刻下:头晕耳鸣,口干苦,不欲饮,脘腹胀满,四末不温,纳呆,便黏,二三日 1 行。舌淡红,有齿痕,苔白厚腻少津,中根部略黄,脉细滑。

中医诊断:痞满病(寒热错杂、升降失调)。

西医诊断:胃肠自主神经功能紊乱。

治法:寒热并用,辛开苦降。

处方:半夏泻心汤加味。半夏 15g,黄芩 15g,干姜 6g,党参 24g,炙甘草 9g,黄连 6g,大枣 4 枚,桂枝 9g。7 剂。

后恶寒、寒战未再发作,他症亦减,大便通畅,日 1 行,精神转佳,喜形于色。舌淡红,苔白略腻,脉细滑。继以上方加减十余剂而收功。

按:阳在外,阴之使也;阴在内,阳之守也。人体阴阳平和,必无恶寒之理。《诸病源候论·诸痞候》则结合病位病机对病名要领做出阐释:"诸痞者,营卫不和,阴阳隔绝,脏腑痞塞,故谓之痞","其病之候,但腹内气结胀满,闭塞不通"。晁老认为本案系痞满症,多为西医胃肠自主神经功能紊乱,乃中医阴阳之气不相协调、寒热错杂,阳气阻于内、气机阻滞,故而体表失却温煦;再据脉症,当咎之于痰湿中阻、升降失常。据此当应清热化痰、升清降浊、调和阴阳,法遂辛开苦降,此乃受仲景调理气机思想启发,灵活施用寒温并用之法的验案,实乃"中气得和,上下得通,阴阳得位,水升火降"(成无己《伤寒明理论》),使痞结自消。实如尤在泾所言:"寒热异其气,药虽同行,而功则各奏,乃先圣之妙用也。"

第五章　临证经验药对

一、外感病症药对

1. 麻黄　桂枝

【用量】麻黄 6~12g,桂枝 6~15g。

【功效】疏风散寒,解痉平喘。

【主治】①外感风寒表实证,症见恶寒发热,头疼身痛,无汗而喘,舌苔薄白,脉浮紧。②风哮,症见哮喘反复发作,时发时止,发时喉中哮鸣,呼吸急促,不能平卧,止时有如常人,咳嗽痰少或无痰,发前多有鼻痒,咽痒,喷嚏;或精神抑郁,情绪不宁;或恶风,汗出;或形体消瘦,咽干口燥,面色潮红或萎黄不华,舌淡或舌红少津,苔薄白或无苔,脉浮或弦细等。

【按语】风寒感冒,属于伤寒太阳病,病机为外感风寒,风寒袭表,桂枝与麻黄同用,加强发汗之力。桂枝辛温通散,透达营卫,善于外行肌表,祛除风寒,而奏解表之功;麻黄善开腠理,外发而祛寒,遍彻皮毛,故专于发汗。二者合用,共奏解卫表之寒邪,开泄闭郁之肺气之功。

晁老认为:风哮病因有内外两端,外为发病的诱因,内为发病的根本。他认为人体禀赋不强、卫气虚弱是其反复发作的主要内因,卫气不足则失"卫外而为固"之功,呼吸道防御功能的免疫调节能力下降,则易受风邪侵袭,致使肺气郁遏,气道挛急,宣降失常,诱发支气管哮喘的发作。治疗上"急者治标",发作时应疏风宣肺、解痉平喘,麻黄在这里应用除有平喘之效,还有祛风之义,配合桂枝调和营卫。桂枝辛甘化阳以助卫,振奋卫气,祛邪外出,更通过调和营卫,以和气血阴阳而理脏腑虚损,从而增强机体抵抗力,减少病邪的侵袭,达到预防哮喘反复发作的目的。

2. 桂枝　白芍

【用量】桂枝 10~30g,白芍 10~30g。

【功效】调和营卫。

【主治】营卫不和之自汗证,症见汗出恶风,周身酸楚,时寒时热,或半身、局部出汗,苔薄白,脉缓。

【按语】晁老认为:临床所见自汗有很大一部分源于营卫不和,外感风寒,卫阳失其固护之性,不能固护营阴,导致营阴不能内守而外泄,故而导致自汗出,单纯使用益气敛汗之药难以奏效,当加用桂枝、白芍之调和营卫配合黄芪、防风之固表止汗。体现了张景岳所说"汗发于阴而出于阳,此其根本则由阴中之营气,而其启闭则由阳中之卫气"的思想,从阳引阴,营卫二气交合感应,互根互用,阴阳和合则汗出止。

3. 麻黄 附子 细辛

【用量】麻黄 6~12g,附子 6~15g,细辛 3~6g。

【功效】温阳解表。

【主治】阳虚外感,症见以恶寒重,发热轻,汗出恶寒更甚,面色㿠白,骨节酸冷疼痛,四肢不温,舌淡胖,苔白滑,脉沉迟无力。

【按语】《药义明辨》有云"细辛味辛气温,达肾肝之阳气,力更猛于麻黄。是以在至阴之分,虽不同于补阳诸味,然能就阴分而散寒邪"。细辛归肺、肾二经,性善走窜,通彻表里,既能助麻黄祛风散寒以解表,又能助附子温里以鼓舞邪外出。三药并用,表里同治,内外兼顾,使外感风寒之邪得以表散,在里之阳气得以维护,则阳虚外感可愈。

4. 苏子 藿香

【用量】苏子 6~12g,藿香 6~12g。

【功效】解表理气,温中化浊。

【主治】外感风寒,内伤湿滞证,症见鼻塞、流清涕,咳嗽,痰白,恶寒,胃脘不适、痞塞纳呆,舌淡或淡胖,苔白,脉浮弦。

【按语】晁老认为二药均能解表理气、温中化浊,而紫苏子理气作用较强,同时兼有润肠通便作用;藿香化湿作用较胜。对于外感湿滞之证,二药配伍,湿滞得除,气机得畅。

5. 荆芥 防风

【用量】荆芥 6~12g,防风 6~12g。

【功效】疏风解表。

【主治】①外感风寒证,症见恶寒重,发热轻,无汗,头痛,肢节酸痛,鼻塞流清涕,或伴咳嗽少痰,痰色白,舌淡,苔薄白,脉浮或浮紧。②外感风热证,症见身热较著,微恶风,汗出不畅,头胀痛,面赤,或伴咳嗽,痰黏或黄,咽燥,鼻塞流黄浊涕,口干欲饮,舌苔薄白或微黄,舌边尖红,脉浮数。

【按语】荆芥性质平和,临床用于解表,既可用于风寒证,也可用于风热证,凡感受风邪,无论寒热,皆可配用。晁老多以其与防风相配用于外感表证。他认为,现在中医所治之表证已与百多年前不同,大多数患者都是先用西药感冒药发汗,或输液打针,抗病毒消炎,汗出表不解,正气却已伤,症状不能缓解才转而求治于中医,所以典型的麻黄汤证、桂枝汤证少之又少。因此,在这种情况下用药就不可辛散太过,以免重伤正气,而荆芥与防风配合使用则是较好的选择。

6. 荆芥 石膏 知母

【用量】荆芥 6~12g,石膏 10~30g,知母 6~15g。

【功效】疏风清热。

【主治】风邪外袭,气分热盛证,症见发热,恶风不恶寒,咽痛,咽痒,咳嗽,咳黄白痰,大便干,舌红,苔黄少津,脉滑数。

【按语】风邪外袭入里化热,但表证尚存,此时应以荆芥疏表,石膏、知母清气分之热,三者相伍使气分之热透表而出,恰如叶天士"入营尤可透热转气",晁老认为"气分之热也可透表而散",三药合用,对于热在肺卫,卫、气同病者效果良好。

7. 薄荷 金银花 连翘

【用量】薄荷 3~6g,金银花 6~9g,连翘 6~9g。

【功效】疏风、清热、解表。

【主治】外感风热证,症见身热较著,微恶风,无汗或汗出不畅,头胀痛,面赤,或伴咳嗽,痰黏或黄,咽燥,鼻塞流黄浊涕,口干欲饮,舌苔薄白或微黄,舌边尖红,脉浮数。

【按语】薄荷辛凉而能透散表邪,清解表热,虽为辛凉之品,然其透散之力较强,有一定的发汗作用,故对于风热表证无汗或有汗不畅者尤为适宜。《医学衷中参西录》云:"服之能透发凉汗,为温病宜汗解之要药。"金银花又名忍冬,具有清热解毒、疏风解表作用,连翘性味苦、凉,三药合用,治疗风热表证。

8. 菊花 桑叶

【用量】菊花 6~12g,桑叶 10~30g。

【功效】疏风散热。

【主治】①风热表证,症见身热较著,微恶风,汗出不畅,头胀痛,面赤,舌边尖红,脉浮数。②风热咳嗽,症见咳嗽,痰黏或黄,咽燥,鼻塞流黄浊涕,口干欲饮,舌红苔薄白或微黄,脉数。

【按语】"治上焦如雾,非轻不举",晁恩祥教授认为,菊花体轻达表,质轻升浮,味辛微寒,可入肺经散上焦风热,长于疏散风热,主治外感风热及温病初起之发热、微恶风寒、头痛、咳嗽等症。他根据《得配本草》"白花,肺虚者宜之。黄花,肺热者宜之"临床选用白菊花或黄菊花,配伍桑叶疏散风热,清肺润肺,二药配合天衣无缝。

9. 金银花 连翘 牛蒡子

【用量】金银花 6~15g,连翘 6~12g,牛蒡子 6~15g。

【功效】疏风散热,利咽解毒。

【主治】小儿感冒、外感风热、温病初起等见发热反复不退,咽痛,周身疼痛,咳嗽时作、咳吐黄色黏痰,伴流黄涕诸症。

【按语】金银花味甘,性寒。本品辛能芳香疏散,善散肺经邪热,寒可清解心胃热毒,具有透泄表里的特性,在外感发热或时行感冒的治疗中具重要作用,配伍连翘、牛蒡子取银翘散之意而不拘泥于原方,对甲流等感受疫疬之邪所致之病有较好的防治作用。

10. 连翘 麻黄

【用量】连翘 6~15g,麻黄 6~12g。

【功效】解表发汗,清热消肿。

【主治】急性肾炎之风水证,症见外感后出现颜面、肢体水肿,恶风,肢节疼痛,小便少,脉浮等。

【按语】该药对体现治疗水肿大法"开鬼门"之精髓,即解表发汗、消肿驱邪,对于风水证和急性肾炎水肿,特别是上半身水肿有良效。

11. 藿香 佩兰

【用量】藿香 6~12g,佩兰 6~12g。

【功效】芳香祛湿,行气化浊。

【主治】外感暑湿、湿滞中阻之症见口黏、口臭,脘腹胀满、大便溏泄,或伴身热不扬,纳差,呕恶不思饮食,胸闷,体重乏力等。

【按语】藿香味辛性微温,归脾、胃、肺经,可化湿、解暑、止呕。《本草正义》论其功效曰"藿香芳香而不嫌其猛烈,温煦而不偏于燥烈,能祛除阴霾湿邪,而助脾胃正气,为湿困脾胃,倦怠无力,饮食不好,舌苔浊垢者最捷之药"。佩兰味辛性平。归脾、胃、肺经。具有化湿、解暑的功效。《素问·奇病论》:"津液在脾,故令人口甘也,此肥美之所发也……治之以兰,除陈气也。"二药合用可以增强芳香化湿之功效,治疗夏季暑湿、脾经湿热、口中甜腻、口臭等。

12. 薄荷 蝉蜕 荆芥

【用量】薄荷 3~6g,蝉蜕 3~6g,荆芥 6~12g。

【功效】疏散风热,宣毒透疹。

【主治】麻疹不透,风疹瘙痒。

【按语】薄荷质轻宣散,有疏散风热,宣毒透疹之功;配蝉蜕、荆芥亦有宣透疏散之效,三者相伍,可治疗风热犯表,麻疹不透的病证。

13. 桔梗 杏仁

【用量】桔梗 3~9g,杏仁 6~12g。

【功效】开宣利咽,肃肺祛痰。

【主治】外感咳嗽。

【按语】咳嗽因外感诱发者为临床常见之证,失治误治可致咳嗽迁延缠绵。肺为娇脏,不耐寒热,寒热犯肺,虽然证候表现有别,但肺失宣降之机则是相同的。治疗就是要祛邪于外、复宣降于里。桔梗开宣肺气,从"宣"切入,不管邪之寒热,既然病机都存在肺气不宣,那么桔梗就是不可或缺之品,在配伍上与杏仁可一宣一降,晁老常作为对药用在治疗外感咳嗽的组方中。

14. 蝉蜕 麻黄 石膏

【用量】蝉蜕 3~6g,麻黄 6~12g,石膏 10~30g。

【功效】疏风解毒,清热透疹。

【主治】麻疹初起疹出不畅,症见皮疹隐隐,疹现热不退,恶风,喷嚏,口渴,小溲黄,舌红苔黄,脉数。

【按语】麻疹初期疹出未齐,可有发热恶寒,其病机为肺热郁闭。晁老认为应该应用透疹药物,促使疹毒排出则发热可止,多采用蝉蜕配伍麻黄、石膏等寒温并用,蝉蜕清热透疹,麻黄辛温发表、开腠理,可避免石膏、蝉蜕凉遏之弊,既清在内之热邪,又透在表之疹毒,相得益彰。

二、心脑病症药对

1. 瓜蒌　薤白

【用量】瓜蒌 10~30g,薤白 6~15g。

【功效】化痰、宽胸、散结。

【主治】痰浊闭阻之胸痹证。

【按语】该药对为瓜蒌薤白半夏汤中的组方,《本草别录》认为其"主胸痹",《本草纲目》云瓜蒌可"涤痰结"。薤白味辛苦性温,善通胸中之阳,散阴寒痰浊凝滞。瓜蒌则性寒,二者虽寒温不同性,但宽胸散结功能颇相一致,二药合用,散结功能相得益彰而无过寒过温之弊。晁老对痰浊壅滞,胸闷不舒之证喜用该药对,并认为对老年体弱患者尤为适宜。

附:香附　瓜蒌　薤白

【用量】香附 6~15g,瓜蒌 10~30g,薤白 6~15g。

【功效】宣通胸阳,散结行气。

【主治】阳微阴盛之冠心病心绞痛,以及非冠心病之胸痹、胸痛。

【按语】瓜蒌、薤白两药乃《金匮要略》"栝蒌薤白白酒汤"之主药,历来均用作治疗胸阳不振、胸痹、胸痛。两药通阳散结,理气宽胸,兼以化痰润肠,用治冠心病心绞痛有显著疗效。晁老认为,香附伍用两药,尚能活血理气平肝快膈,用治胸闷不适并见两侧胁肋胀满者。

2. 苏子　葶苈子

【用量】苏子 6~12g,葶苈子 6~12g。

【功效】降气平喘。

【主治】慢性肺源性心脏病伴见肢体肿胀。

【按语】苏子降气消痰,止咳平喘,《药性论》云其"疗肺壅上气咳嗽,止喘促,除胸中痰饮"。葶苈子泻肺平喘,下气利饮。晁老应用二药共奏泻饮降逆之功,则慢性肺源性心脏病发作时可喘停而肿消。

3. 黄芪　红花

【用量】黄芪 10~30g,红花 3~6g。

【功效】益气活血。

【主治】慢性肺源性心脏病、肺纤维化。

【按语】黄芪甘温,可以益气升阳,补气以行滞,而红花可以活血化瘀,二者合用治疗气虚血瘀引起的如喘憋、气短等证。晁恩祥教授常用黄芪、红花等配伍治疗肺纤维化、肺心病等病。

三、肺系病症药对

1. 麻黄　栀子

【用量】麻黄 6~12g,栀子 6~12g。

【功效】开郁宣肺,清泄痰热。

【主治】痰热壅盛,症见咳黄痰或白黏痰、咳痰不爽、喘促气急、息粗痰鸣、咳嗽重浊、胸闷、或发热面赤、口干喜饮、舌红苔黄、脉滑数。

【按语】肺为娇脏,外合皮毛,不耐寒热,外邪袭肺时,肺首先表现为宣发不利,肺气郁闭,痰浊内生,气郁化热,痰热互结壅塞肺气。晁恩祥教授认为治疗的关键点在于开肺——开郁宣肺。一方面痰与热的产生因肺气郁闭而起;另一方面治疗要打破肺气的郁闭,热才可以透散出去,热才有出路。选择麻黄味辛可以开散,宣泄内外之邪是开肺的首选药物,入肺经是麻黄治疗痰热的一大优势,其他药物无可比拟。但是麻黄性温,对于痰热之证则有热者热之的弊病,犯了治疗的大忌,使用不当可以助长热势,加重病情。栀子苦寒,清三焦之热,配合麻黄,可以纠正温热之性的弊病,防止助热生火,又不影响辛散之力。两药配合开肺、清热双管齐下,各司其职,相辅相成,相得益彰。

2. 麻黄　地龙

【用量】麻黄 6~12g,地龙 6~12g。

【功效】疏风宣肺,缓急解痉。

【主治】风哮,症见哮喘反复发作,时发时止,发时喉中哮鸣,呼吸急促,不能平卧,止时有如常人,咳嗽痰少或无痰,发前多有鼻痒,咽痒,喷嚏;或精神抑郁,情绪不宁;或恶风,汗出;或形体消瘦,咽干口燥,面色潮红或萎黄不华,舌淡或舌红少津,苔薄白或无苔,脉浮或弦细等。

【按语】麻黄辛温发散,轻清上浮,专疏肺郁,宣泄气机,给郁滞的邪气一条出路,正所谓"肺欲辛是也",麻黄是外感第一要药。虽曰解表,实为开肺;虽曰散寒,实为泄邪。风邪轻浮上扬,飘忽不定,无影无踪,麻黄顺应了风邪的特性,欲动则助动,欲扬则助扬,治风本无压抑、封闭之理。地龙因其灵动走窜的特性,可以疏散风邪,息风止痉,降低气道平滑肌的紧张性,降低气道的高反应性。

3. 麻黄 滑石

【用量】麻黄 6~12g,滑石 10~30g。

【功效】宣肺利尿。

【主治】风水证,症见外感后出现颜面、肢体水肿,恶风,肢节疼痛,小便少,脉浮。

【按语】肺为水之上源。肺气宣肃不利可以导致小便不利、一身悉肿的风水证。晁老认为:治肺与治水即是治疗的两个方面。又是一个整体。说是两个方面,就是应用两种治法:宣肺与利尿,不可有一方的偏废。说是一个整体,就是只有宣肺才能利尿;只有利尿才能宣肺,两法相辅相成,不能独立存在。麻黄宣肺,通腠理,发汗可以"开鬼门",一方面可以发散在表的水气外出,另一方面恢复肺的正常功能,使"水精四布,五经并行",水道通畅。滑石甘淡寒,归胃、膀胱经。"分水道,实大肠",可以利水通淋,"洁净府"泛滥的水邪已经形成了新的病理因素妨碍肺气的宣发和肃降,膀胱经是它需要的一条出路,滑石通利膀胱经,使水邪外出。

4. 细辛 干姜 五味子

【用量】细辛 3~6g,干姜 6~12g,五味子 6~12g。

【功效】疏风散寒,温肺化饮。

【主治】寒饮咳喘证,症见咳嗽、咳清稀泡沫痰,喘息,头面四肢水肿,恶寒,或伴发热、下利,口不渴,小便少。舌质淡,苔白滑,脉浮。

【按语】细辛辛散温通,外能发散风寒,内能温肺化饮;干姜辛热,长于"去脏腑沉寒痼冷"和"发诸经之寒气",主入肺经,善能温肺散寒化饮;五味子性温,五味俱全,酸咸为多,故专收敛肺气滋肾水而"宁嗽定喘",为治疗久咳虚喘之要药。三者为伍,各司其职,又相须相制。干姜以司肺之开,五味子以司肺之合,细辛以发动其开合活动之机,干姜与细辛相须为用,外散风寒,内化痰饮;五味子酸温收敛,止咳平喘,可防干姜、细辛耗散肺气。三药配伍,散中有收,开中有合,使风寒解,水饮去,宣降复,喘咳自平。

5. **桔梗　苏子**

【用量】桔梗 6~12g,苏子 6~15g。

【功效】疏风解表,止咳化痰。

【主治】风咳证,症见咳嗽频作,无痰或少痰;常突然发作,出现阵咳、顿咳,甚至呛咳,有时是一种难以抑制的刺激性、挛急性咳嗽,可伴鼻塞、流涕、鼻痒,舌淡,苔白,脉浮。

【按语】晁老认为桔梗药性上浮,可宣肺止咳化痰;苏子降气消痰,止咳平喘。两者合用,一宣一降,可疏风解痉,针对风咳肺气失宣、气道挛急之病机,往往药到病除。

6. **蝉蜕　僵蚕**

【用量】蝉蜕 3~6g,僵蚕 6~9g。

【功效】疏风解痉。

【主治】①风哮,症见哮喘反复发作,时发时止,发时喉中哮鸣,呼吸急促,不能平卧,止时有如常人,咳嗽痰少或无痰,发前多有鼻痒、咽痒、喷嚏;或精神抑郁,情绪不宁;或恶风,汗出;或形体消瘦,咽干口燥,面色潮红或萎黄不华,舌淡或舌红少津,苔薄白或无苔,脉浮或弦细等。②风咳,症见咳嗽频作,无痰或少痰;常突然发作,出现阵咳、顿咳,甚至呛咳,有时是一种难以抑制的刺激性、挛急性咳嗽,可伴鼻塞、流涕、鼻痒,舌淡,苔白,脉浮。

【按语】晁老认为风咳、风哮的病因为风邪,风邪犯肺,肺气上逆,风盛挛急而为咳、为喘。其临床表现的特点为:寒象或热象均不明显。咳嗽为痉挛性,或呛咳;多有过敏因素,对冷热气体、异味敏感。他临床上采用疏风宣肺,解痉止咳之法,以蝉蜕配伍僵蚕疏散风邪。

7. **葛根　丹参**

【用量】葛根 10~30g,丹参 10~30g。

【功效】活血、行气、生津。

【主治】肺纤维化,症见咳嗽,多吐涎沫,气急,胸闷、胸痛,乏力,舌淡苔薄,脉虚。

【按语】晁老临床治疗肺间质病变之气机阻滞、血行不畅之症,多以葛根、丹参配伍,葛根能疏通足太阳膀胱经的经气,现代临床多用于治疗高血压之头痛、头晕、项强、肢体麻木等,晁老取其改善循环作用,与活血祛瘀、化瘀生新之丹参同用治疗肺间质病变,以改善其缺氧状态,每收佳效。

8. 知母　石膏

【用量】知母 10~15g,石膏 15~30g。

【功效】清泄气分实热。

【主治】气分实热证,症见高热,烦渴引饮,汗多,舌红苔黄,脉洪大或滑数。

【按语】知母、石膏是组成白虎汤之药味,晁老临床擅治发热,对于外无表证,肺胃热盛之发热,每取二药配伍,取知母上清肺热,中清胃热;取石膏清肺胃之热,又偏走气分,而清气分实热,二药伍用,而增强清泄肺胃实热之力。他治疗发热不退之症时,常与栀子、白茅根等同用,该组方对顽固性血尿,辨证为热淋者,也每每奏效。

9. 知母　黄芩

【用量】知母 9~15g,黄芩 9~15g。

【功效】清泄肺热。

【主治】肺热咳嗽,症见咳嗽,咳痰色黄质黏或稠,或有腥臭,或间夹血丝,胸胁胀满,咳时引痛,口干引饮,舌红苔薄黄腻,脉滑数。

【按语】晁恩祥教授临床治疗肺热咳嗽之症,常与黄芩伍用。黄芩擅清肺热,纯为苦寒之品;肺喜润恶燥,热易伤津,而知母苦能清泻肺火,味甘又能滋阴润燥,二药伍用,清热而不留弊,又免于阴伤之不顾,实乃防患于未然之举。晁老临床治疗肺热咳嗽还可与鱼腥草、浙贝母同用,效果颇佳。

10. 金银花　地龙　蝉蜕

【用量】金银花 6~15g,地龙 6~12g,蝉蜕 3~6g。

【功效】祛风散热,止咳利咽。

【主治】风咳、风哮初起见有发热、鼻塞、流黄涕、口干、大便干等表热之症。

【按语】"风"邪是导致哮喘反复发作的重要病因与病机之一,疏风散邪对"风咳""风哮"有明确治疗作用,当病之初起见有表热征象,用金银花配地龙、蝉蜕疏风解表,止咳利咽,达到疏散风热,邪从表解的目的。

11. 鱼腥草　金荞麦

【用量】鱼腥草 10~30g,金荞麦 10~30g。

【功效】清化痰热。

【主治】急慢性支气管、肺炎、慢性阻塞性肺病、支气管哮喘等痰热壅肺证,症见咳嗽,咳痰黄稠而量多,气喘息粗,甚则鼻翼煽动,或喉中痰鸣,胸闷,烦躁不安,发热口渴,大便秘结,小便短赤,舌红苔黄腻,脉滑数。

【按语】痰热壅肺的病机为感受外邪,入里化热,痰热相搏,壅结于肺;或痰热素盛,加之感受外邪,外邪与痰热相合,郁遏肺气而致肺气失宣,咳喘不止。鱼腥草味辛,性微寒,归肺经。本品寒能泄降,辛以散结,主入肺经,以清解肺热见长。金荞麦味微辛、涩,性凉,味辛能透,能透邪外出;性凉而润,苦而不燥,无苦寒伤正之弊,亦主入肺经,用于肺热喘咳。二药合用,疗效颇佳。

12. 鱼腥草 桔梗 芦根

【用量】鱼腥草 10~30g,桔梗 6~15g,芦根 10~30g。

【功效】清解肺热,消痈排脓。

【主治】肺痈之咯吐脓血症。

【按语】肺痈主要病机是感受外邪,内犯于肺,或痰热素盛,蒸灼肺脏,以致热壅血瘀,蕴酿成痈,血败肉腐化脓。鱼腥草不但以清解肺热见长,又具消痈排脓之效,故为治肺痈之要药,可用于肺痈吐脓,正如《滇南本草》云其"治肺痈咳嗽带脓血";桔梗具有宣肺、祛痰、利咽、排脓之功;《本草衍义》谓其治肺痈;而《本草经疏》谓芦根"性凉能清肺热,中空能理肺气,而又味甘多液,更善滋养肺阴",晁老不同意千金苇茎汤中取芦苇之茎,而认为治肺痈应取芦根,认为芦根性凉而善升,上升之力可达上焦肺脏,故治疗肺痈优于苇茎。三药共同用于治疗肺痈,临床效果理想。

13. 地骨皮 桑白皮

【用量】地骨皮 10~30g,桑白皮 10~30g。

【功效】清肺泄热。

【主治】急慢性支气管、肺炎、慢性阻塞性肺病、支气管哮喘等痰热壅肺证,症见咳嗽,咳痰黄稠而量多,气喘息粗,甚则鼻翼煽动,或喉中痰鸣,胸闷,烦躁不安,发热口渴,大便秘结,小便短赤,舌红苔黄腻,脉滑数。

【按语】地骨皮入走血分,清肺中伏火,清热凉血,补阴退蒸;桑白皮入肺中气分,泄肺中邪热,以泻肺平喘、利水消肿。地骨皮以清血分之邪为主,桑白皮以清气分之邪为要。二药配伍,一气一血,气血双清,清肺热、散瘀血、泻肺气、去痰嗽、平喘逆的力量增强,上行泻肺中伏火而解肌热、止嗽定喘,下行解肝肾虚热,凉血退骨蒸。地骨皮配桑白皮,具有清肺热而不伤阴,护阴液而不致恋邪的作用。二药合用,清肺泄热,治皮肤蒸热,气逆而喘之肺热咳嗽。

14. 丝瓜络　瓜蒌　贝母

【用量】丝瓜络 10~30g,瓜蒌 10~45g,贝母 6~15g。

【功效】清热、化痰、顺气。

【主治】肺间质纤维化之痰热咳嗽,症见进行性胸闷气促,咳嗽伴咯黄黏痰,消瘦、乏力等。

【按语】丝瓜络润而善于滋燥,其药性寒、热之性不甚显著,作用比较平和,《陆川本草》认为其"凉血解毒,利水去湿。治肺热痰咳,热病谵妄,心热烦躁,手足抽搐"。晁老认为丝瓜络可入肺经,功能清热化痰顺气,常用治痰热咳嗽,临证可与瓜蒌、贝母同用,犹善于治疗肺间质纤维化的痰热咳嗽。若痰稠较甚者,可重用瓜蒌,《本草纲目》曰瓜蒌:"润肺燥,降火,治咳嗽,涤痰结。"

15. 陈皮　太子参

【用量】陈皮 6~12g,太子参 10~30g。

【功效】益气健脾,燥湿化痰。

【主治】①久病肺虚,症见干咳、胸闷等;②痰湿壅肺之咳嗽气喘。

【按语】慢性肺部疾病的主要证候为虚证,主要表现为胸闷气短,动则气急,虽喘而声微,干咳等。主要与肺、脾、肾三脏相关。陈皮可理气、调中、燥湿、化痰,太子参甘寒质润,善养阴润燥,归肺、心经,具有补肺、健脾的功效,还具有益气健脾,生津润肺的功效。两药相伍,可用于脾虚体弱,病后虚弱,气阴不足,自汗口渴,肺燥干咳的治疗。或是脾胃气滞之脘腹胀满或疼痛、消化不良,湿浊阻中之胸闷腹胀、纳呆便溏,痰湿壅肺之咳嗽气喘。

16. 虎杖　鱼腥草

【用量】虎杖 10~30g,鱼腥草 10~30g。

【功效】清肺解毒。

【主治】放射性肺炎。

【按语】随着临床采用放疗技术来治疗头颈部、肺部恶性肿瘤日益增多后,放射性肺炎临床并不罕见。晁老认为放射线为外来热毒之物,对肺部放疗可以造成热毒蕴肺而出现放射性肺炎,运用虎杖配合鱼腥草可以减轻放疗引起的局部炎症,起到未病先防、既病防变的效果。

17. 半夏 细辛 干姜

【用量】半夏 6~12g,细辛 3~6g,干姜 6~9g。

【功效】温肺化饮。

【主治】急慢性支气管炎、支气管哮喘、肺气肿、肺心病等,症见感寒起病,咳嗽频作,痰液清稀量大,伴有泡沫等。

【按语】该药对为小青龙汤的组方药对,晁老认为,现代多种呼吸系统疾病,如急慢性支气管炎、支气管哮喘、肺气肿、肺心病等,其发作多由外寒内饮相合而致,平素内有痰饮之人,外感风寒之邪,水饮内停为其内因,而外感寒邪则为其外因,外寒内饮相合上迫于肺,使肺气不利,导致咳嗽上气的发生。咳嗽上气日久不已,伤及肺气,由肺病及脾及肾,甚而及心,而致水饮内停或饮停更甚。小青龙汤证,就是这种病机的临床表现。半夏善化痰浊;细辛辛香走窜,既治寒饮射肺,又入肾经以驱寒化饮;干姜温肺化饮,温运脾阳,杜绝生痰之源,以治其本。而半夏与干姜、细辛相配,内能温肺化饮降逆,外能辛散风寒,尤其适用于急性咳喘。

18. 半夏 陈皮

【用量】半夏 6~12g,陈皮 6~12g。

【功效】燥湿化痰。

【主治】湿痰证,症见咳嗽痰多等。

【按语】晁老临证喜用二陈来治疗咳嗽痰多不尽之患者,半夏辛温行散,入脾、胃、肺三经。功能燥脾湿而化痰浊,降逆气而和脾胃,为燥湿化痰,降逆止呕,消痞散结之良药。《药性论》言:"消痰,开胃健脾,止呕吐,去胸中痰满,下肺气,止咳结。"《医学起源》亦称其:"大和胃气,除胃寒,进饮食。治太阴痰厥,非此能不除。"晁老临床上常用半夏配伍陈皮(或是橘红)治疗咳嗽痰多之症,还可降逆和胃健脾,药证相合。

19. 旋覆花 紫菀 桔梗

【用量】旋覆花 3~9g,紫菀 6~15g,桔梗 3~9g。

【功效】降逆平喘。

【主治】咳喘上气证。

【按语】咳喘上气之证虽然病因不同,病机不同,但是最终的机制均是肺气不降、肺气上逆,在病因治疗的同时也要对症治疗,降逆平喘。旋覆花味苦、辛、咸,微温。归肺、胃、大肠经。消痰行水,降气止呕。诸花皆升,唯旋覆花独降,是降气的代表药。《药性切用》:"下气定喘,软坚化痰,为梳理风气水湿专药,《日华子本草》:"明目,治头风,通血脉。"《药性论》:"开胃,止呕逆不下食。"紫菀、桔梗二药,具有开宣肺气之效,与旋覆花相配伍,一升一降,使肺气宣肃有职,咳喘得平。

20. 瓜蒌　金荞麦　黄芩

【用量】瓜蒌 10~30g,金荞麦 10~30g,黄芩 6~15g。

【功效】清热化痰。

【主治】痰热壅肺证。

【按语】瓜蒌味甘、微苦,性寒,归肺、胃、大肠经。功能清热化痰,润燥通便,《本草纲目》云瓜蒌"润肺燥,降火,治咳嗽,涤痰结,利咽喉"。由于其有涤痰散结的功能,故对呼吸系统的炎症,尤其是痰热壅肺证效果极佳,因"肺与大肠相表里",瓜蒌之润肠通便,还可使肺热随大便而出。晁老治疗肺热喘咳时喜用瓜蒌,常以黄芩、金荞麦配之。

21. 瓜蒌子　火麻仁

【用量】瓜蒌子 6~15g,火麻仁 6~15g。

【功效】润肠通便。

【主治】肺热喘咳症见大便不通者。

【按语】"肺与大肠相表里",肺热喘咳者,其热可下移入大肠,致大便闭结。瓜蒌仁质润多脂,功能润燥通便,同时秉全瓜蒌豁痰之效,配合火麻仁,对痰热兼有大便秘结者,晁老常临证选用。而对单纯单纯的大便不通,则多用火麻仁配元明粉、大黄等。

22. 贝母　知母

【用量】贝母 6~12g,知母 6~12g。

【功效】滋阴清肺,润燥化痰。

【主治】久嗽证。

【按语】贝母、知母药对即为二母丸。贝母有川贝、浙贝之分。川贝味苦甘,性微寒;浙贝味苦,性寒,功可化痰止咳,清热散结。川贝性凉而甘,兼润肺之功;浙贝母长于清热散结。《名医别录》记载其可"疗腹中结实,心下满,洗洗恶风寒,目眩项直,咳嗽上气,止烦热渴,出汗"。晁老临床常应用贝母配合知母用于治疗咳嗽迁延不愈兼有肺热。如患者热象明显,选用川贝母,如患者痰燥难排伴便秘,选用浙贝母。

23. 贝母　杏仁

【用量】贝母 6~12g,杏仁 6~12g。

【功效】清热、止咳、化痰。

【主治】咳喘咳痰不利证。

【按语】晁老以二药伍用,常用于咳嗽上气、咳痰不利之症。贝母润肺化痰,清热止咳;杏仁降气祛痰,宣肺平喘,润肠通便。二者合用,一润一降,相得益彰,化痰止咳效佳。

24. 杏仁　石膏

【用量】杏仁 6~12g,石膏 10~30g。

【功效】清肺泄热,止咳平喘。

【主治】肺热壅盛伴便秘证。

【按语】该药对为麻杏石甘汤的组方之一,晁老在治疗咳喘疾病中发现,许多病人在急性期都伴有热象,表现在咳吐黄痰,口干,便秘,舌红,苔黄厚,脉滑数等,认为肺热是造成以上症状的原因。因此在治疗中常用杏仁配石膏,取其辛寒宣泄,清泄肺热,止咳平喘。

25. 莱菔子　苏子　白芥子

【用量】莱菔子 10~30g,苏子 6~15g,白芥子 6~15g。

【功效】降气化痰。

【主治】痰湿壅盛证。

【按语】该三味药组成的药对即为名方"三子养亲汤",晁老认为,久病肺虚,每致停食生痰,痰盛又可壅肺,肺失宣降,胸闷气促,从而形成恶性循环,白芥子温肺化痰,利气散结;苏子降气化痰,止咳平喘;莱菔子消食导滞,下气祛痰。三药相伍,标本兼治。晁老临证凡见白痰量多,质地清稀者之肺病日久者,均伍用三药。

26. 苏子　紫菀

【用量】苏子 6~12g,紫菀 6~15g。

【功效】润肺化痰,降气平喘。

【主治】咳嗽变异性哮喘。

【按语】苏子清利上下气平喘,化痰止咳。《日华子本草》:"止嗽,润心肺,消痰气。"紫菀气温不热,质润不燥,润滑油肺下气,化痰止咳。苏子以降气为要,紫菀以润肺为主。晁老喜用二药伍用,一润一降,润降合法,化痰止咳,下气平喘,用于治疗咳嗽变异性哮喘。

27. 苏子　莱菔子

【用量】苏子 6~12g,莱菔子 10~30g。

【功效】降气、化食、消痰。

【主治】咳嗽变异性哮喘合并食积证。

【按语】苏子下气开郁之力优于莱菔子,偏利胸膈;莱菔子消痰破积之力优于苏子,偏消腹胀。两药相合,消降兼施,有降气平喘消食之效。晁老喜用二药治疗咳嗽变异性哮喘中见痰气互阻、胸腹胀闷、痰喘食积、舌苔厚腻满布者。

28. 紫菀　杏仁　五味子

【用量】紫菀 6~15g,杏仁 6~12g,五味子 6~12g。

【功效】润肺、敛气、平喘。

【主治】久咳证。

【按语】晁老认为紫菀一药,苦辛而温,辛而不燥,温而柔润,偏于开散肺气郁滞。杏仁辛温,功能发散风寒,又因其性苦润,故下气平喘之力甚笃。杏仁主于肺经之血,紫菀主于肺经之气,二者为伍,加强宣肺通降之功。五味子可收敛肺气止咳。紫菀配五味子,为紫菀丸,适用于咳嗽日久之症。故晁老治疗慢性阻塞性肺疾病久咳,最喜三药联合;他在治疗风咳时,在疏风宣肺基础之上,也常三药联合应用。

29. 紫菀　杏仁

【用量】紫菀 6~15g,杏仁 6~12g。

【功效】润肠通便。

【主治】腑气不通证。

【按语】咳喘病人,常伴大便秘结,其病因为脏腑不通。"肺与大肠相表里",肺失肃降影响大肠,致使腑气不通而大便秘结。故,通便后,咳喘减轻。晁恩祥教授治疗咳喘,杏仁、紫菀为必用,不专治便秘,而腑气得通。一药两用,构思颇巧。治疗便秘时,也常加二药,借降肺以通腑,增强通便之力。

30. 葶苈子　白术

【用量】葶苈子 6~12g,白术 10~30g。

【功效】泻肺平喘,行水消肿。

【主治】痰浊壅盛证。

【按语】葶苈子味辛、苦,性大寒,具有泻肺平喘、行水消肿的功效,对于痰涎壅盛、咳喘痰多者,一般祛痰药或药力不足,或缓不应急,而葶苈子祛痰捷猛,效如桴鼓。但葶苈子性寒伤脾,晁老认为仲景所制葶苈子大枣泻肺汤配伍大枣,并且将此配伍名方,旨在告诉医者,用葶苈子必当顾护脾胃。但在治疗中如果用温脾阳之品反制,如附子、干姜等,则影响方药的主治方向。故晁老临证常伍白术,其性微温,同时可健脾化痰,用以佐制更为恰当。

31. 地龙　蝉蜕

【用量】地龙 3~9g,蝉蜕 3~6g。

【功效】解痉平喘。

【主治】风咳、风哮、喘证等多种肺系疾病。

【按语】地龙咸寒,功能清热、镇痉、利尿、解毒,主治热病惊狂、小儿惊风、咳喘、头痛目赤、咽喉肿痛、小便不通、风湿关节疼痛、半身不遂等症。外用可治丹毒、漆疮等症。蝉蜕味甘、咸,性凉,可清热利咽开音,晁老认为两药相伍,有祛风之效,他认为在哮喘、慢性阻塞性肺疾病中、咳嗽患者中,很多人有气道反应性的增高,从中医理论而言,相当于风邪,治疗应不忘疏风,故常用两药相伍。

32. 全蝎　僵蚕

【用量】全蝎 3~6g,僵蚕 3~6g。

【功效】疏风解痉。

【主治】风咳证。

【按语】全蝎性味辛,平,有毒,归肝经,息风镇痉,攻毒散结,通络止痛。用于小儿惊风,抽搐痉挛,中风口歪、半身不遂,破伤风,风湿顽痹,偏正头痛,疮疡,瘰疬。僵蚕性味咸、辛,平,归经归肝、肺、胃经,可祛风定惊,化痰散结。晁老认为咳嗽变异性哮喘中有一大类常见患者是因"风"致病,他在治疗中注重疏风宣肺,对咳嗽日久难愈、或咳嗽气急咽痒明显者,常加入全蝎、白僵蚕。

33. 太子参　麦冬　五味子

【用量】太子参 10~30g,麦冬 6~15g,五味子 6~15g。

【功效】益气、养阴、生津。

【主治】久病肺虚之气阴两伤证。

【按语】太子参味甘、微苦，性平，归脾肺经，具有补气健脾，生津润肺之效。《本草再新》载其"治气虚肺燥，补脾土，消水肿，化痰止渴。"晁老临床擅用太子参配麦冬、五味子治疗久病肺虚所见气阴不足证。该药对为增液汤组方药对，但晁老认为人参性温，久病肺虚之人，用药以平为要，故选太子参替代人参。

34. 黄芪　紫菀　五味子

【用量】黄芪 10~30g，紫菀 6~15g，五味子 6~15g。

【功效】补肺、益气、止咳。

【主治】肺气虚证，症见咳喘气短等。

【按语】黄芪味甘性温。归肺、脾经，补肺气、益卫气，以固表止汗；紫菀可以化痰止咳；五味子酸甘收敛，舒缓气道，止咳平喘；三者合用可以治疗治肺气虚弱所致的咳喘气短。

35. 补骨脂　淫羊藿　山茱萸

【用量】补骨脂 6~15g，淫羊藿 6~15g，山茱萸 6~15g。

【功效】温肾、纳气、平喘。

【主治】慢性阻塞性肺疾病缓解期。

【按语】补骨脂味辛苦，性温，可补肾助阳，纳气平喘，温脾止泻，主治肾阳不足，下元虚冷，腰膝冷痛，阳痿少精，尿频，遗尿，肾不纳气，虚喘不止，脾肾两虚；淫羊藿味辛甘性温，走肝肾二经。为补命门、益精气、强筋骨、补肾壮阳之要药；山茱萸味酸、涩，微温，归肝、肾经，可补益肝肾，涩精固脱。晁老认为慢性阻塞性肺疾病秋冬容易发病，春夏季易于缓解，因此紧紧抓住夏季的稳定期扶正固本，可减少急性发作，延缓疾病进展。而慢性阻塞性肺疾病是长年积累的结果，病位已由肺累及脾、肾，从单纯的气虚发展到阴精、阳气不足，因此在缓解期更要重视肾气、肾精、肾阳的补充，"肾为气之根"，纳气才能平喘。

36. 淫羊藿　巴戟天

【用量】淫羊藿 6~15g，巴戟天 6~15g。

【功效】温肾平喘。

【主治】哮喘、慢性阻塞性肺疾病、肺间质纤维化见活动后气喘等症者。

【按语】淫羊藿味辛、甘,性温,归肝、肾经,功能补肾阳,强筋骨,祛风湿。用于阳痿遗精,筋骨痿软;巴戟天味甘、辛,性微温,功可补肾阳,强筋骨,祛风湿,晁老认为,咳喘日久,肺病及肾,治疗应肺肾同治,宜用调补,淫羊藿甘温能补,味辛能散,补肾助肺,且能透散寒邪,最宜肺病。调补肺肾选药,要温润不燥,以和金水之性。晁老最喜用淫羊藿、巴戟天配伍成对。用于哮喘反复发作,或慢性阻塞性肺疾病、肺间质纤维化之有肝肾不足、活动气喘者。

37. 乌梅　蝉蜕

【用量】乌梅 6~12g,蝉蜕 3~6g。

【功效】疏风、敛肺、止咳。

【主治】风咳之见咽痒、久咳不止者。

【按语】乌梅味酸,性平,归肝、脾、肺、大肠经,《本草纲目》谓其"敛肺、涩肠,治久嗽"。晁老认为,临床上咳嗽久久不愈者,有很多属于"咳嗽变异性哮喘"范畴,中医归为"风咳"之属,乌梅性酸可以收敛肺气,敛降虚火,化津液,伍蝉蜕疏风利咽,恰为合拍。

四、脾胃病症药对

1. 苍术　半夏

【用量】苍术 6~15g,半夏 6~12g。

【功效】温里健中。

【主治】寒湿内蕴之吐酸证。

【按语】吐酸一症,通常多以火郁论治。晁老认为,由寒湿内蕴导致吐酸临床亦不少。其病机寒湿阻遏,阳气不伸,气不伸则郁而化为酸水,常以苍术配半夏散寒化湿,制酸和胃,如反酸明显,常再伍用旋覆花以平逆降冲。

2. 苍术　山楂

【用量】苍术 6~15g,山楂 6~12g。

【功效】表里双解,消食化滞。

【主治】外感寒湿,内有食积。

【按语】晁老常将本配伍用于小儿食积,入冬之后。气温骤降,春季则往往乍暖还寒,或进入雨季,小儿肺脾不足,且不谙饮食起居卫生,极易患感冒挟伤食病,俗称"寒积"。治宜解表加消导,表里双解,可获良效。

3. 苍术 厚朴

【用量】苍术6~15g,厚朴6~12g。

【功效】行气燥湿导滞。

【主治】邪气阻滞中焦导致的脘腹胀痛、呕吐吞酸、下注泄泻等症。

【按语】该对药实际为平胃散主要组方药对,苍术味辛、苦,性温,归脾、胃、肝经。厚朴味辛苦,性温,归脾、胃、大肠经。两者相伍,具有燥湿、导滞、行气之功效。脾为太阴湿土,居中州而主运化,其性喜燥恶湿,湿邪滞于中焦,则脾运不健,且气机受阻,故见脘腹胀满、食少无味;胃失和降,上逆而为呕吐恶心、嗳气吞酸;湿为阴邪,其性重着黏腻,故可见肢体沉重、怠惰嗜卧。湿邪中阻,下注肠道,则为泄泻。治当燥湿运脾为主,兼以行气和胃,使气行则湿化。苍术以其辛香苦温,入中焦能燥湿健脾,使湿去则脾运有权,脾健则湿邪得化。湿邪阻碍气机,且气行则湿化,厚朴芳化苦燥,长于行气除满,且可化湿。与苍术相伍,行气以除湿,燥湿以运脾,使滞气得行,湿浊得去,脾胃调和,诸症得散。

4. 厚朴 枳实

【用量】厚朴6~12g,枳实6~15g。

【功效】行气消胀。

【主治】气滞腹胀证。

【按语】枳实《神农本草经》曰其"味苦,寒",入脾、胃经,可破气、散痞、消积;厚朴燥湿导滞,可入大肠经。两药相伍,实为承气汤的配伍之一。晁老认为:腹胀辨证论治可分虚、实两端,实者以气滞为主,临证可见上腹部胀满堵塞,连及肝区和后背,甚则因胀致痛,每因生气或情志刺激诱发或加重,伴有烦躁易怒,恶心呕吐,食少嗳气,甚至吞酸等。以枳实伍用厚朴,则脾胃壅滞上逆之气得以下降而胀满自消。

5. 薏苡仁 苍术 白术

【用量】薏苡仁10~30g,苍术6~15g,白术6~15g。

【功效】健脾化湿。

【主治】中焦湿困,脾胃虚弱,而见食少泄泻,水肿腹胀,脚气水肿,便溏等症。

【按语】薏苡仁味甘、淡,有利湿健脾之功,《本草纲目》云其可"健脾益胃"。苍术味辛、苦,性温,归脾、胃、肝经,《珍珠囊》云其能"健胃安脾",《玉楸药解》曰苍术"燥土利水,泄饮消痰";白术于《长沙药解》云:"味甘、微苦,入足阳明胃、足太阴脾经。补中燥湿,止渴生津,最益脾精,大养胃气,降浊阴而进饮食,善止呕吐,升清阳而消水谷,能医泄利。"三药相伍,可增健脾化湿之功。

6. 干姜　高良姜

【用量】干姜 6~12g,高良姜 6~12g。

【功效】温中祛寒。

【主治】胃寒腹痛、呕吐泄泻。

【按语】干姜味辛性热,归脾、胃、心、肺经,功可温中、回阳。《神农本草经》载其可"温中,止血,逐风湿痹,肠澼下痢"。高良姜亦味辛性热,归脾、胃经,可温胃,祛风,散寒,行气,《本草求真》谓其"虽与干姜性同,但干姜经炮经制,则能以去内寒,此则辛散之极,故能以辟外寒之气也"。晁老临证常两者相伍,暗合《太平惠民和剂局方》的二姜丸,相须使用,对因表寒或里寒所致的胃脘疼痛、呕吐泄泻等均有良效。

7. 干姜　黄连

【用量】干姜 6~12g,黄连 3~9g。

【功效】辛开苦降,厚肠温中。

【主治】寒热挟杂之胃痛、湿热中阻之泄泻。

【按语】干姜、黄连药对,实为半夏泻心汤之组味。脾胃居中焦,为阴阳升降之枢纽,内有宿热,外感寒邪,寒热错杂,故见呕吐,肠鸣下利。干姜味辛可发散、行气,黄连味苦可降泄、通下,两者相伍,调理气机,斡旋中焦,使气机升降恢复正常。

8. 陈皮　半夏　杏仁

【用量】陈皮 6~12g,半夏 6~15g,杏仁 6~15g。

【功效】理气健脾,燥湿化痰。

【主治】①痰湿上犯之胸膈胀满、咳嗽痰多;②脾胃失和、湿浊内阻而致脘腹胀满、恶心呕吐等症。

【按语】陈皮辛苦而温,长于理气健脾,燥湿化痰;半夏辛温燥烈,功擅燥湿化痰、降逆止呕。两药为二陈汤之主药,相须合用,半夏得陈皮之助,则气顺而痰自消,化痰湿之力尤胜;陈皮得半夏之辅,则痰除而气自下,理气和胃之功更著;杏仁味苦性降,能止咳平喘,为治咳喘之要药,三药合用,可共奏止咳化痰平喘之功。晁老临证治疗咳嗽变异性哮喘时,常用该组方。晁老认为咳嗽变异性哮喘多见脾失健运,湿无以化,湿聚成痰,郁积而成。湿痰为病,犯肺致肺失宣降,则咳嗽痰多;痰湿停胃令胃失和降,则还可见恶心呕吐;阻于胸膈,气机不畅,则感痞闷不舒;留注肌肉,则肢体困重;阻遏清阳,则头目眩晕;痰浊凌心,则为心悸。故治宜燥湿化痰,理气和中。陈皮、半夏、杏仁三药同用可体现治痰先理气,气顺则痰消之意,同时既可燥湿化痰,又可温化寒痰,润化宿痰,气顺痰消,咳嗽变异性哮喘久病得愈。

9. 枳实　厚朴

【用量】枳实 6~12g,厚朴 6~12g。

【功效】行气散结,消痞除满。

【主治】气滞胃肠,症见腹胀纳差,呃逆,气短乏力,便秘等。

【按语】枳实味苦辛,性微寒,归脾、胃、大肠经。功可破气消积,化痰除痞。《名医别录》记载其可"除胸胁痰癖,逐停水,破结实,消胀满,心下急痞痛,逆气,胁风痛,安胃气,止溏泄……"。厚朴味苦、辛,性温,归脾、胃、肺、大肠经,可下气除满,燥湿消痰,两药合用则气散结消,痞满自除。

10. 木香　砂仁

【用量】木香 6~12g,砂仁 3~6g。

【功效】行气、和胃、止痛。

【主治】脘腹气滞,症见胃脘胀痛、呕吐泄痢、里急后重、食积不消或不思饮食等。

【按语】木香味辛、苦,性温。《珍珠囊》有"散滞气,调诸气,和胃气,泄肺气"之记载。《本草纲目》云:"木香乃三焦气分之药,能升降诸气。"其生用专行气滞,炮制后则涩肠止泻。本品辛散、苦降、温通、芳香而燥,可升可降,通理三焦,尤善行脾胃之气滞,为行气止痛的要药,兼能健脾消食。砂仁味辛性温,归脾、胃、肾经,功可化湿开胃,温脾止泻,《日华子本草》云其可"治一切气,霍乱转筋,心腹痛"。两药相伍,对中焦气滞诸症有良效。

11. 玫瑰花　白术

【用量】玫瑰花 3~6g,白术 10~30g。

【功效】疏肝健脾,理气和胃。

【主治】肝胃不和之胃痞证。

【按语】肝胃不和之胃痞证的主要临床表现是胃脘膨胀不适,食后加重,严重可连及两胁胀痛,呃逆,食欲不好,大便不畅。多与情志有关,可伴有善太息,胸闷,情绪低落等症。晁老认为:胃痞的病位在胃,胃为六腑之一,六腑应"满而不实","以通为用",究其不通不用的原因有二,一是肝气郁结,疏泄不利;二是胃腑本身功能不够强壮,易受他脏的影响,造成胃气不降,中焦壅滞的局面。因此治疗胃痞证主要从调理气机入手,一方面舒解肝气郁结,一方面健脾胃,推动胃气下行,以缓解中焦壅滞之态。玫瑰花为植物的花蕾,性温而质轻,其开散之力入于肝脾,是舒肝解郁的良药,同时可以避免重镇之虞。白术力能健脾,两药合用,恰中肝胃不和之胃痞证病机。

12. 莱菔子　山楂　神曲

【用量】莱菔子 10~30g,山楂 6~15g,神曲 6~15g。

【功效】行气消积。

【主治】食积证。

【按语】莱菔子性味温、辛,入脾、肺二经,《本草纲目》曰其"下气定喘,治痰,消食,除胀,利大小便",山楂、神曲可消米面、肉食之积,三药相伍,对食积所致脘腹气滞胀满、嗳气吞酸等症有良效。

13. 半夏　旋覆花

【用量】半夏 6~12g,旋覆花 3~9g。

【功效】降逆止呕。

【主治】气机不畅,胃气上逆之嗳气、呕呃等症。

【按语】半夏味辛、性温、有毒,归肺、脾、胃三经,具有降逆止吐、燥湿化痰的作用,实验证明半夏能激活迷走神经传出活动而产生镇吐作用,动物实验表明半夏制剂可减轻硫酸铜导致实验犬呕吐的症状或不发生呕吐,并对吗啡诱导的实验犬呕吐有良好的拮抗作用。旋覆花味苦、辛、咸,性微温,归肺、脾、胃、大肠经,具有降气、消痰、行水、止呕的作用,"诸花皆升,旋覆独降",《本经逢原》云其可"开胃气,止呕逆,除噫气"。两者均归肺、脾、胃经,同有降逆化痰作用,相须相伍,使上逆之胃气下降而止呕。

14. 太子参　黄精

【用量】太子参 10~30g,黄精 10~30g。

【功效】益气健脾。

【主治】脾虚证。

【按语】晁老临床喜用太子参,取其缓缓发力,不似人参之劲补,亦无黄芪之力宏。而临床见有气虚之症,太子参之力不达之时,多以太子参配伍黄精,不以大剂强补之,仍取其效,缓而补之,以奏益气健脾之效。

15. 杏仁　火麻仁

【用量】杏仁 6~12g,火麻仁 6~12g。

【功效】润肠通便。

【主治】便秘证。

【按语】《药性论》说杏仁可"治腹痹不通",对于便秘的患者,晁老常以杏仁配火麻仁润肠通便,因为他诊疗的患者以肺系疾病为多,肺气不宣常是"腹痹不通"的一个重要原因,所以这种情况下杏仁就更为适合。

16. 黄连　吴茱萸

【用量】黄连 3~6g,吴茱萸 6~12g。

【功效】辛开苦降,泻肝合胃。

【主治】反流性食管炎、胃炎等症见胃脘疼痛、吞酸嘈杂、口苦等。

【按语】黄连味苦,性寒,功可清热燥湿,泻火解毒。《神农本草经》载其"主热气目痛,眦伤泪出,明目,肠澼腹痛下痢"。吴茱萸辛苦而温,入肝、脾、胃、肾经,辛能入肝散肝郁,苦能降逆助黄连降逆止呕之功,温则佐制黄连之寒,使黄连无凉遏之弊,且能引领黄连入肝经,二药伍用则辛开苦降,泻肝和胃。

17. 黄连　紫苏叶

【用量】黄连 3~6g,紫苏叶 10~15g。

【功效】化湿和胃,调气行滞。

【主治】各类呕吐,症见恶心、呕吐频作,不欲食,胃脘堵闷感等。

【按语】该药对为《温热经纬》苏叶黄连汤,治疗肺胃不和,胃热上逆而致呕恶频频,黄连苦寒以清湿热,紫苏叶芳香行气,以通肺胃之郁滞。

18. **藿香 砂仁**

【用量】藿香 6~12g,砂仁 3~9g。

【功效】行气化湿。

【主治】湿滞中焦之症见症见头重、怠倦、脘闷、腹胀、纳呆、口黏渴、喜热饮、小便短赤,舌苔厚白或腻,脉缓等。

【按语】藿香不仅解外湿,且芳香化浊,温中快气醒脾胃,脾胃之功能得用,湿滞之邪自然得以清化。砂仁味辛性温,可化湿开胃,温脾止泻,且藿香偏于化湿,砂仁偏于健胃,胃脘气机不畅,多因湿邪阻滞气机,脾失健运,胃失受纳。二药相配,化湿运脾,理气开胃,而病症自解。

五、肝系病症药对

1. **薄荷 柴胡 白芍**

【用量】薄荷 3~6g,柴胡 6~12g,白芍 10~30g。

【功效】疏肝解郁。

【主治】肝郁气滞证,症见情志抑郁,胸胁或少腹胀满窜痛,情志抑郁或易怒、善太息,或见咽部异物感,或颈部瘿瘤,或胁下肿块;妇女可见乳房胀痛,月经不调,痛经,舌苔薄白,脉弦。

【按语】《本草新编》:"薄荷,不特善解风邪,尤善解郁。"轻证薄荷可疏其郁滞,重者多辅助柴胡等品而建功,常配合柴胡、白芍、等以疏肝理气调经,治疗肝郁气滞,胸胁胀痛,月经不调等。

2. **柴胡 白芍**

【用量】柴胡 6~12g,白芍 30~45g。

【功效】疏肝清热,解郁止血。

【主治】肝经火郁之崩漏证,症见经行间期下血不止,或暴下如注,或淋漓不绝,血色鲜红,可夹有血块,可伴胁肋不适胀痛,行经前乳房胀疼感,性烦急,舌红,苔薄,脉弦。

【按语】"女子以肝为先天",妇人诸疾病与肝密切相关,而肝的生理功能是主疏泄,因此肝经的病变都与气机不畅有关。"郁"和"火"的相关性密切,或先后出现,或同时并见,"郁"愈重"火"愈旺,"火"愈旺,气机愈难疏泄。临床上常常治火离不开解郁。柴胡性微寒,味辛,在清热的同时,擅长解郁,因其入肝经,又是肝经的引经药。晁老治疗肝经火郁证必用柴胡,白芍酸收柔敛,补肝血柔肝阴,又可止血。二药配合对肝郁化火之崩漏疗效颇佳,唯白芍用量需至 30g 以上方显效。

3. 龙胆草 栀子 甘草

【用量】龙胆草 3~10g,栀子 6~12g,甘草 6~15g。

【功效】清肝泻火,利胆除湿。

【主治】①肝胆实火之头晕证,症见头晕头重而胀,行走不稳之感,伴烦躁易怒,口苦欲呕,纳呆心烦,舌红,脉弦滑,苔黄腻;②肝胆湿热之热淋证,症见尿频、尿痛,排尿尿道灼热,小腹胀痛,大便干,小便黄。舌红,苔黄腻,脉弦实有力。

【按语】龙胆草味苦,性寒。寒能泻实火,生津液,苦能燥湿清泄。《本草纲目》云龙胆草"疗咽喉痛,风热盗汗。相火寄在肝胆,有泻无补,故龙胆之益肝胆之气,正以其能泻肝胆之邪热也"。因龙胆草善清肝胆之实火,与栀子合用,可加强清肝火的力量。但龙胆草大苦大寒,苦味之中仅次于马钱子,胜于黄连,过服恐伤胃中生发之气,反助火邪,多用败胃,且不易入口,故佐以甘草,不仅以调口味,还能缓和其寒性,顾护胃气。

4. 茵陈 附子 党参

【用量】茵陈 10~30g,附子 6~12g,党参 10~30g。

【功效】温中化湿,健脾和胃。

【主治】阴黄证之症见面目发黄,黄色晦暗而无光泽,身冷不渴,小便微黄而利等。

【按语】茵陈味微苦、微辛,性微寒,归肝、胆、脾、胃、膀胱经,其清热利湿,利胆退黄,是治疗黄疸的要药。茵陈为治疗阳黄的要药,但晁老认为,茵陈与附子、党参相伍,仿茵陈术附汤之义,可治疗阴黄。阴黄乃阴盛寒重,为平素脾阳不足,湿从寒化;或阳黄日久,或用寒凉过度,损伤脾阳,湿从寒化;寒湿阻滞中焦,胆液被遏,溢于肌肤而发黄。治疗宜采用温中化湿之法,即健脾和胃、温化寒湿。茵陈为治黄疸之专药,与温中之附子、健运脾胃之党参合用,共奏温中健脾、利湿退黄之功。

5. 虎杖 茵陈

【用量】虎杖 10~30g,茵陈 10~30g。

【功效】清利湿热。

【主治】急性黄疸性肝炎。

【按语】虎杖味苦、酸,性微寒,归肝胆经,具有清热利湿、解毒通络之功,与茵陈相须为用,恰对阳黄之病机。

六、痹证药对

丝瓜络　桑枝　鸡血藤

【用量】丝瓜络 10~30g,桑枝 10~30g,鸡血藤 10~30g。

【功效】祛风、活血、通络。

【主治】关节痛之症见关节游走性疼痛等症。

【按语】丝瓜络味甘,性平,善入经络,是"以络治络"的代表中药,临床多用于关节、肢体疼痛;桑枝性味苦平,用于风湿痹病,肩臂、关节酸痛麻木;鸡血藤性味苦甘温,除有舒筋活络作用,还可活血补血,三药合用,对"行痹"之效尤佳。

七、痛证药对

1. 细辛　川芎

【用量】细辛 3~6g,川芎 6~15g。

【功效】祛风散寒,活血止痛。

【主治】风寒头痛证。症见头痛时作,痛连项背,恶寒畏风,遇风尤剧,口不渴,苔薄白,脉浮。

【按语】细辛辛温性烈,外可解表散寒,内可温肺化饮,上疏头风,下通肾气,善于通利耳鼻诸窍,散寒止痛,治少阴头痛之要药。川芎辛温,气香升散,走而不守,可上达巅顶,下达血海,外彻皮毛,旁通四肢,有较强的活血行气、祛风止痛作用,为治诸经头痛之要药,尤善治少阳、厥阴经头痛。两药配伍使用,能上行头目,增强其祛风止痛作用,常用于外感风寒之邪所致头痛。

2. 玫瑰花　当归　川芎

【用量】玫瑰花 3~6g,当归 6~12g,川芎 6~12g。

【功效】理气、化瘀、调经。

【主治】气滞血瘀之痛经证。

【按语】痛经病证是妇科常见病、多发病,其中气滞血瘀型是最多见的证型。晁老治疗痛经考虑女性的生理特征,也考虑女性的心理特征。女性的生理特征是以肝为先天之本,肝主血液的贮藏与调节,又主气机的条达与疏泄。女性的心理特征是比较情绪化,敏感而脆弱,易受伤害。因此治疗痛经证要从肝入手,从调理气血入手。用药以清纯、轻灵为妙。玫瑰花味甘、微苦,性温。归肝、脾经。《本草再新》云:"舒肝胆之郁气,……兼能破血。"可治疗肝气郁结所致胁肋胀痛,乳房作胀,月经不调。晁老在临床上经常选用玫瑰花治疗气滞血瘀之月经不调证,再伍以活血养血之当归,行气活血之川芎,气血运行流畅,月经腹痛自消。

八、血证药对

1. 细辛 当归 桂枝

【用量】细辛 3~6g,当归 6~15g,桂枝 6~12g。

【功效】温经散寒,养血通脉。

【主治】寒凝经脉证,症见肢体麻木、疼痛,不能站立,局部温度偏低,伴面色苍白,畏寒,气短懒言,舌质淡,苔薄白,脉沉细。

【按语】桂枝辛甘温煦,入营血、达四肢,力善宣通,能温经通脉。细辛善祛阴分之寒邪而温通经脉。桂枝得细辛而气血流经,温通之力增强。"脉者血之府,诸血皆属心,凡通脉者必先补心益血"(《注解伤寒论》)。当归"味甘而重,故专能补血,其气轻而辛,故又能行血,补中有动,行中有补,诚血中之气药,亦血中之圣药也"(《本草正义》)。既能补血中之虚,又能行血中之滞。三药配伍,温阳与散寒并用,养血与通脉兼施,温经散寒,养血通脉,使营血充,寒凝散,经脉通,则血虚寒凝经脉诸症得解。

2. 地骨皮 生地 牡丹皮 丹参

【用量】地骨皮 10~30g,生地 10~30g,牡丹皮 6~15g,丹参 10~30g。

【功效】清热、凉血、养阴。

【主治】再生障碍性贫血,症见乏力,头晕,低热,牙龈、皮下出血,舌红少苔,脉细数。

【按语】地骨皮性寒,入血分,能清热凉血;生地色黑,性凉而不寒,味厚气薄,善走血分,功专滋阴凉血。此二药合用,专于祛风清热,凉血解毒,使热无所依附。牡丹皮清热凉血,活血散瘀,清肝降压;丹参活血化瘀,祛瘀生新,消肿止痛,养血安神。牡丹皮长于凉血散瘀,清透阴分伏热;丹参善于活血化瘀,祛瘀生新。二药伍用,凉血散瘀、祛瘀生新、清透邪热之力增强。地骨皮、生地、牡丹皮、丹参四药合用,达清热、滋阴、凉血、散瘀、解毒等诸功,对骨髓抑制导致再生障碍性贫血验效颇佳。

3. 荷叶 血余炭 侧柏叶

【用量】荷叶 6~12g,血余炭 6~12g,侧柏叶 6~12g。

【功效】宁络止血。

【主治】咯血证。

【按语】咯血为肺系病常见病症之一,临床上晁老喜用荷叶配伍血余炭、侧柏叶止血。晁恩祥教授认为莲之为物,秉天地之气最全,上秉天气为荷叶所为,荷叶象天,其性苦涩,归肝脾胃心经,在脏类肺,具有敛降、祛瘀、止血之功,对于咯血之治甚为合拍,伍用血余炭、侧柏叶,可止血而不留瘀,药证合拍。

4. 荷叶 地榆 黄连炭

【用量】荷叶 6~12g,地榆 6~15g,黄连炭 6~15g。

【功效】凉血止血。

【主治】便血。

【按语】荷叶味苦涩,性平,可入足太阴、阳明经,《本草纲目》云其可:"治下血";地榆味苦、酸、涩,性微寒,为治便血的要药,黄连性寒味苦,其炒炭后功专凉血止血。三药合用,对下焦热盛所致的便血疗效颇佳。

九、虚证药对

1. 青蒿 银柴胡

【用量】青蒿 10~30g,银柴胡 10~30g。

【功效】养阴透热。

【主治】肺部慢性感染之反复发热。

【按语】老年人或是体质虚弱、各类慢性病患者,罹患肺炎后易致病情反复,迁延不愈,表现为长期发热,痰多,食欲不好,精神差。由于长期、大量、多种使用抗生素,常常出现多种抗生素耐药,治疗极其棘手。晁老认为慢性肺部感染应属虚热的范围,气阴不足是疾病的基础,因此用苦寒药大清、大泄不仅达不到退热的目的,还会进一步伤气伤阴,反复感染,患者的体力已难以耐受药力。银柴胡味甘,性微寒。归肝、胃经。清虚热,除虚劳骨蒸。《本草拾遗》谓"热在骨髓,非银柴胡莫疗,用以治虚劳肌热骨蒸,劳疟热从髓出及小儿五疳羸热,盖退热而不苦泄,理阴而不升腾,固虚热之良药"。青蒿可退虚热。二药伍用,是该类疾病退热首选。

2. 青蒿　鳖甲

【用量】青蒿 10~30g,鳖甲 10~30g。

【功效】养阴清热。

【主治】阴虚发热之症见午后低热,或者夜间发热,不欲近衣,手足心热,烦躁,少寐多梦,盗汗,口干咽燥,舌质红,或有裂纹,苔少甚至无苔,脉细数。

【按语】青蒿味苦辛,性寒,具有清热除蒸功能,可用于骨蒸潮热。鳖甲味咸,性微寒,入下焦肾经,《神农本草经》谓其:"主心腹症瘕坚积、寒热",《本经逢原》:"鳖甲,凡骨蒸劳热自汗皆用之"。二药合用,既可养阴,又能退热。

3. 天花粉　麦冬　生地

【用量】天花粉 10~30g,麦冬 6~15g,生地 10~30g。

【功效】养阴生津,润燥止渴。

【主治】消渴之肺肾阴虚证,症见口干,腰酸乏力,手足心烦热,小溲频多,舌红苔干,脉细数等。

【按语】天花粉止渴生津疗效显著,为治疗消渴之圣药,生地、麦冬清热生津,三药配合清热生津润燥。但天花粉不可长期使用,因具有致流产和抗早孕作用,长期使用可导致不孕不育。

4. 山茱萸　黄芪

【用量】山茱萸 6~15g,黄芪 10~30g。

【功效】养肝益气。

【主治】眩晕证。

【按语】晁老认为,肝肾亏损,化源不足,气血不能上行,髓海失养,可致眩晕,治疗常山茱萸、黄芪伍用,以滋补肝肾,益气升阳。

十、口咽病症药对

1. 桂枝　蝉蜕　防风

【用量】桂枝 6~12g,蝉蜕 3~6g,防风 6~12g。

【功效】疏风、散寒、止痒、通利鼻窍。

【主治】过敏性鼻炎,症见阵发性喷嚏、清水样鼻涕、鼻塞和鼻痒,可在接触异味、粉尘及受凉后上述症状即发作,舌淡,苔薄白,脉浮而虚。

【按语】过敏性鼻炎属中医"鼻鼽"范畴,其病机主要是肺脾虚寒,清阳无以出上窍为病之本,风寒壅塞,肺窍不利为病之标。晁老认为以桂枝为主药的组方,与苍耳子散之疏风有明显不同。他临证常以桂枝配蝉蜕、防风,用于治疗过敏性鼻炎之虚证、寒证见喷嚏,流清涕者。他认为桂枝温经散寒,通利肺窍,而蝉蜕、防风擅长疏风止痒,通利鼻窍。另外,现代药理研究表明,桂枝、蝉蜕、防风等能够阻止过敏介质的释放,并可拮抗组胺而发挥抗过敏效应。若患者在平时缓解期可加用补中益气汤,能增强机体的免疫功能,从而提高抗病力,减少复发率。

2. 荆芥　牛蒡子　蝉蜕

【用量】荆芥 6~12g,牛蒡子 6~12g,蝉蜕 3~6g。

【功效】疏风利咽。

【主治】风热外袭致咽喉肿痛之证,症见咽痒、咽痛,咳嗽,咳少量黄黏痰,可伴鼻塞流黄浊涕,舌尖红,苔薄,脉细数。查体见咽部充血。

【按语】《本草纲目》谓荆芥能"散风热,清头目,利咽喉,消疮肿";牛蒡子味辛、苦,性寒,归肺、胃经;蝉蜕疏散风热,利咽开音。晁老治疗外感风热所致咽喉肿痛及咽痒咳嗽多以三药配伍,疗效甚好。他认为咽痒乃风邪所为,风胜则痒,荆芥具有轻扬疏散之性,又能治疗血分风热;牛蒡子疏散风热,清热解毒透疹,宣肺利咽散肿;而蝉蜕在《本草纲目》中云:"蝉,主疗皆一切风热证,古人用身,后人用蜕,大抵治脏府经络,当用蝉身;治皮肤疮疡风热,当用蝉蜕。"故对风邪化热郁滞于上所致的头痛、目赤、咽喉肿痛等症配伍蝉蜕,疏风清热尤为相宜。

3. 辛夷　苍耳子

【用量】辛夷 6~12g,苍耳子 6~12g。

【功效】疏风通鼻。

【主治】过敏性鼻炎,症见阵发性喷嚏、清水样鼻涕、鼻塞和鼻痒,可在接触异味、粉尘及受凉后上述症状即发作,舌淡,苔薄白,脉浮。

【按语】肺主气,司呼吸,开窍于鼻,因此鼻窍出现的很多病症均与肺有关。晁老认为风为阳邪,其性开泄,易袭阳位;巅顶之上唯风可到。风从五行归类属于肝,而肺属于金,肺金与肝木是相克的关系。大凡风邪犯肺,常出现鼻塞、流涕、喷嚏等症状,而辛夷味辛,性温,归肺胃经,有祛风散寒、通利肺窍之功,为治疗鼻炎、鼻窦炎之要药,开利鼻窍多与苍耳子配合应用。

4. 辛夷 苍耳子 鱼腥草

【用量】辛夷 6~12g,苍耳子 6~12g,鱼腥草 10~30g。

【功效】清肺热,通鼻窍。

【主治】肺热致鼻窍不通证,症见鼻塞、流黄涕,咳嗽,咳黄痰,舌质红苔黄,脉滑数。

【按语】苍耳子散是治疗鼻渊的名方,晁老对该方加以化裁,对肺热所致鼻渊,以辛夷、苍耳子配伍鱼腥草,鱼腥草功效清热解毒,善清肺热,三药合用,效如桴鼓。临证时晁老还以苍耳子 10g、辛夷 10g、鱼腥草 30g 配合千里光 10g、黄芩 15g、黄柏 10g,适量的麻油将上述药物炸为炭,纱布过滤,加入少量薄荷冰,以棉签调涂局部,价廉效验,颇受病家欢迎。

5. 辛夷 黄芩 五倍子

【用量】辛夷 6~12g,黄芩 6~15g,五倍子 6~12g。

【功效】疏风清肺,散结利窍。

【主治】风热犯肺之鼻炎、鼻息肉症,症见鼻塞、流黄色腥臭鼻涕,偶有血性分泌物,局部鼻腔查见有息肉,喷嚏偶作,小溲黄,大便干结,舌质红苔黄,脉滑数。

【按语】晁老认为风为阳邪,易化热夹热,风性上扬,病位大多在身体的上部。风热犯肺,常见有鼻塞,流黄涕或腥臭鼻涕,甚可以出现涕中带血等症状。辛夷疏风清热,配合黄芩可清肺热,五倍子味酸咸,能敛肺止血,其气寒,能散热毒疮肿。三药合用可收疏风清肺、消结利窍、散热止血之功。

6. 薄荷 桔梗 甘草

【用量】薄荷 3~6g,桔梗 6~12g,甘草 6~12g。

【功效】清热解毒。

【主治】热邪壅盛所致的头痛目赤,咽喉肿痛。

【按语】薄荷轻扬升浮,芳香通窍,清利咽喉,桔梗能宣肺利咽开音,甘草清热解毒,三药合用治疗热邪壅盛所致的头痛目赤,咽喉肿痛,取得较好的疗效。

7. 天花粉　桔梗

【用量】天花粉 10~30g,桔梗 6~12g。

【功效】宣肺、祛痰、利咽。

【主治】燥痰阻滞之鼻咽炎,症见鼻咽干燥不适,有黏稠样分泌物不易排出,或伴咽痛、咳嗽,咳痰不畅,或咽部有异物感,舌干苔燥少津,脉细。

【按语】天花粉味甘微苦,性微寒。甘寒之品,既能清肺胃二经实热,又能生津止渴。《本草汇言》曰:"天花粉,退五脏郁热,如心火盛而舌干口燥,肺火盛而咽肿喉痹,脾火盛而口舌齿肿,痰火盛而咳嗽不宁"。配以桔梗,功能宣肺、祛痰、利咽,《珍珠囊》谓桔梗可"疗咽喉痛,利肺气,治鼻塞"。二者合用,润燥化痰,清咽开窍,对燥痰阻滞之鼻咽炎疗效甚佳。

8. 金银花　大黄

【用量】金银花 6~15g,大黄 6~15g。

【功效】清热、解毒、通便。

【主治】口疮之热毒壅盛证,症见口舌见大小不等之溃疡,色鲜红,疼痛,影响正常饮食,小溲黄,大便干结。舌红苔黄,脉滑。

【按语】口疮多因心胃之火上炎或火毒壅盛所致;风热毒邪犯肺,上循咽喉则咽喉肿痛或瘰疬内结,热结肠道则便秘腹满。金银花善散风热之邪,又能清解心胃热毒,透泄表里;大黄泄热通肠,凉血解毒。二者相配,上散下攻,使邪出毒散,诸恙得除。

9. 锦灯笼　牛蒡子　桔梗

【用量】锦灯笼 10~20g,牛蒡子 6~15g,桔梗 3~6g。

【功效】清热解毒,利咽化痰。

【主治】咽炎,症见咽肿、咽痛,伴咳嗽,咳痰色黄。

【按语】锦灯笼味苦性寒,主入肺经,清热解毒,长于利咽化痰。《名医别录》载其"治烦热,定志益气,利水道"。晁老临床治疗音哑、咽痛以及风咳伴有咽部不利症状多用此药。配合牛蒡子、桔梗,有热则清,有痰则化,咽部得利,咳亦得止。

10. 木蝴蝶 牛蒡子 蝉蜕

【用量】木蝴蝶 6~12g,牛蒡子 6~15g,桔梗 3~6g

【功效】清热利咽。

【主治】咽炎,症见咽痛、咽干、音哑等。

【按语】木蝴蝶味苦、甘,性凉。归肺、肝、胃经。功能清肺利咽,疏肝和胃。可治疗肺热咳嗽,音哑,肝胃气痛等证。晁恩祥教授使用木蝴蝶主要在肺热所致的咽喉痛咽痒方面,常与牛蒡子、蝉蜕等相配。

十一、疑难杂症药对

1. 苍耳子 苦参

【用量】苍耳子 6~12g,苦参 6~15g

【功效】散风、止痒、消疹。

【主治】风疹,症见反复性皮肤瘙痒,散在丘疹,色红或淡,查皮肤划痕症可阳性,舌淡或红,苔薄,脉弦。

【按语】晁老认为风疹临床表现与风的特性善行而数变相似,肺主皮毛,故皮肤瘙痒当责之于肺。因此在临床上他多用苍耳子以散风、疏风。本病反复发作,局部瘙痒抓挠后有水液渗出,又有"湿"邪的表现,因此配合苦参以除湿。

2. 栀子 豆豉

【用量】栀子 6~12g,豆豉 6~12g

【功效】清热除烦。

【主治】失眠,症见因事致心情抑郁,烦闷不舒,整夜难以入睡,胸中燥热不适难耐,口渴喜饮,坐立不安,舌红,苔黄,脉数。

【按语】失眠证的原因复杂,上焦火郁是常见的原因之一。上焦是心脏居住之所,郁火极易扰心而致失眠。栀子入心、三焦经,擅长清热除烦,配合豆豉辛散,宣郁解燥,二药合用有镇静安眠之效。

3. 连翘 全蝎 地龙

【用量】连翘 6~15g,全蝎 3~6g,地龙 6~15g。

【功效】疏风解毒,活血通络。

【主治】面瘫,症见口角歪斜,面目肿胀,半侧眼目闭合无力等。

【按语】连翘味苦、性微寒,苦能泻火,寒能清热,宣畅气血以散血结气聚,有清热解毒,消肿散结之功,伍地龙、全蝎等虫类药物祛风解痉,共奏疏风解毒,活血通络之效。

4. **生地　当归**

【用量】生地 10~30g,当归 6~15g。

【功效】养血息风。

【主治】老年性皮肤瘙痒。

【按语】老年性皮肤瘙痒的产生常由于血虚生风,不能润泽皮肤肌表腠理所致,生地性味甘、苦、寒,归心、肝、肾经,具有清热凉血、养阴生津等功效,配合当归养血活血,取"治风先治血,血行风自灭"之意,颇有佳效。

5. **青蒿　滑石**

【用量】青蒿 10~30g,滑石 10~30g。

【功效】清暑化湿。

【主治】暑湿发热之症见身热不扬,汗出热不解,伴见首重如裹、胸脘痞闷、大便黏腻不爽、舌苔黄厚腻等症状。

【按语】青蒿味苦辛,性寒,归少阳经,具有清热解暑之效。滑石性寒,味甘、淡,《奇效良方》谓其可"治伏暑,烦渴引饮,小便不利"。夏季暑湿当令或湿热内阻而出现发热时,二药合用,方证合拍。

6. **地骨皮　浮小麦**

【用量】地骨皮 10~30g,浮小麦 10~30g。

【功效】清热养阴,交通心肾。

【主治】更年期综合征,症见低热、汗出,心烦喜怒,自觉胸中烦热,手足心热,眠差,月经紊乱,舌质红,苔薄,脉细。

【按语】女子以肝肾为先后天,处更年期,天癸将绝,肝肾阴虚,诸症百现,表现出多样症状。地骨皮既走里又走表,实为表里上下皆治之药。本药达于肾而凉血清骨退蒸,尤宜有汗之骨蒸,用于治疗阴虚发热、骨蒸潮热、自汗、盗汗等。浮小麦味甘,性凉,入心经。本品药性平和,甘能益气,凉可除热,入心经,益气除热而止汗。汗为心之液,养心退热,津液不为火扰,故自汗、盗汗可止,又治骨蒸虚热和一切虚汗等症。两药合用,调补心肾,清退虚热,养阴敛汗,用于治疗更年期之盗汗、自汗、心烦不宁。

7. 郁李仁 大黄

【用量】郁李仁 10~30g,大黄 6~15g。

【功效】镇静通便。

【主治】认知功能障碍,症见昼夜倒错,夜卧难寐,惊恐多梦,大便干结。

【按语】《素问·逆调论》云:"胃不和则卧不安",气滞满胀不除会致夜寐不安,郁李仁味辛、苦、甘,性平。质润苦降,既能润肠通便,又能下气,可通大小肠之秘结,大黄泻下除满,二药合用使积滞除,气机调畅,而奏养心安神,镇惊通便之效。

8. 佩兰 青蒿 牡丹皮

【用量】佩兰 6~12g,青蒿 10~30g,牡丹皮 6~15g。

【功效】养阴清热,兼以化湿

【主治】发热之证属阴虚内热,湿热互结,症见低热反复,夜间热甚,汗出黏腻,手足心热,口干不欲饮,胃脘胀满不适,大便溏泄。舌质红,苔薄腻,脉细。

【按语】佩兰性平,具有化湿作用,而青蒿苦、辛、寒,具有清虚热、除骨蒸、解暑作用,而牡丹皮可以清热凉血、活血化瘀,三者合用,治疗阴虚有湿引起的热邪不退,效果尚佳。

9. 地肤子 白蒺藜 浮萍

【用量】地肤子 10~30g,白蒺藜 6~15g,浮萍 6~15g。

【功效】疏风、祛湿、止痒。

【主治】皮肤瘙痒。

【按语】晁老认为风邪善行而数变,在天为风,在脏为肝,易袭肺系,风盛则痒,因此临床上见到皮肤瘙痒之疾多从风论治,地肤子味苦,性寒,归肾与膀胱经,具有清热利湿,祛风止痒之功用;白蒺藜苦、辛、平,入肝经,可用于风疹瘙痒;《本草经疏》云浮萍"其体轻浮,其性清燥,能祛湿热之药也。热气郁于皮肤则作痒,其味辛而气清寒;故能散皮肤之湿热也"。三药合用,可疏风、祛湿、止痒,对湿疹瘙痒有较佳的疗效。

10. 地肤子 黄连 黄柏

【用量】地肤子 10~30g,黄连 3~9g,黄柏 6~12g。

【功效】清热、祛湿、解毒。

【主治】下肢丹毒。

【按语】丹毒是以患部突然皮肤鲜红成片,色如涂丹,灼热肿胀,迅速蔓延为主要表现的急性感染性疾病。下肢丹毒,发于小腿足部者,又称流火。素体血分有热,外受火毒、热毒蕴结,郁阻肌肤而发。

11. 香附　柴胡

【用量】香附 6~12g,柴胡 6~12g。

【功效】疏肝解郁。

【主治】抑郁症。

【按语】香附味辛、苦、甘,性平,味辛能散,微苦能降,微甘能和,性平不寒,芳香走窜,为理气良药。柴胡归肝、胆经,亦有疏肝解郁之功。抑郁症属于“郁证”“脏躁”“百合病”“癫证”等病。气机郁结是抑郁症的重要病机之一,肝主疏泄,调畅气机,调节情志。若反复持久的不良刺激,超过了机体情志的调节,影响了肝主疏泄的功能,使肝失条达。肝气郁结轻则出现情志抑郁、胸闷;重则可出现情绪低落、烦闷、敏感多疑、注意力不集中、强迫思虑、强迫行为、胸胁胀满等。肝气郁结,横克脾土,则伴见头晕纳差、腹胀、便溏;横克胃腑则伴见胃脘胀闷、嗳气少食等,这可见于各型抑郁症早期,患者来诊时多数以胃脘不适为主诉,躯体化症状明显,并无器质性病变,晁老以香附功善理气疏肝,配合柴胡疏肝解郁,理气则郁解,气行则血行,气血运行得畅,则气郁自消,诸症得散。

12. 苍术　柴胡

【用量】苍术 6~15g,柴胡 6~15g。

【功效】燥湿疏风,调理少阳。

【主治】少阳证之寒热往来如疟,胸胁疼痛不适等。

【按语】临床上常见四时外感以恶寒发热为主症,晁老不拘前人成法,而以苍术配防风、柴胡等解表驱邪、和解少阳,常获奇效。

13. 车前子　菊花　密蒙花

【用量】车前子 10~30g,菊花 6~12g,密蒙花 6~12g。

【功效】清肝明目。

【主治】肝热所致目赤肿痛或目暗不明证。

【按语】车前子味甘、性寒,归肝、肾、小肠、肺经,《本草别录》记载:“可明目疗赤痛”;菊花味苦、甘,性微寒,归肝、肺两经,可清热解毒,平肝明目;

密蒙花味甘、微寒,《本草经疏》云"密蒙花为厥阴肝家之正药,所主无非肝虚有热所致。此药甘以补血,寒以除热,肝血足而诸证无不愈矣。"三药相伍,均入肝经,可苦泄清热,甘寒养阴,既能清泄肝热以明目,用治肝经风热,或肝火上攻所致目赤肿痛;又可治疗肝阴血不足致目暗不明证。

14. 白茅根 车前子

【用量】白茅根 10~30g,车前子 10~30g。

【功效】清热、利尿、通淋。

【主治】热淋证。

【按语】"热淋"之起病,多因恣食辛热、肥甘,或酗酒太过,或感受暑邪未及时清解,或风热风寒之邪乘虚袭表,太阳经气先病,引动膀胱湿热之邪,或因心火亢盛,下移小肠,而导致湿热之邪蕴结下焦,膀胱气化不利,发为本病。白茅根性寒,味甘,归肺、胃、小肠经,功能清热,利尿,凉血,止血,可除伏热,利小便,其性甘寒清透,无凉遏之弊,同时其甘能生津,故清热通淋而不伤津。伍用车前子清热、渗湿、通淋,使湿热之邪从下而解。

15. 全蝎 生地

【用量】全蝎 3~6g,生地 10~30g。

【功效】疏风、清热、养血。

【主治】变态反应性皮炎。

【按语】变态反应性皮炎表现自古即有记载。如《金匮要略·水气病脉证并治》曰:"风气相搏,风强则为瘾疹,身体为痒,痒者为泄风,久为痂癞……风气相击,身体洪肿。"《证治要诀·发丹》云:"瘾疹……病此者……有人一生不可食鸡肉及章鱼动风之物,才食则丹随发,以此得见系是脾风。"晁老认为变态反应性皮炎与"风邪"存在很大的相关性,治疗上应散(风)、养(血)、通(络),常用全蝎配生地作为药对,还常加入浮萍等药,疗效颇佳。

第六章　常用经验方

一、创新验方

1. 苏黄止咳方

【组成】麻黄 5~10g，杏仁 10g，紫菀 15g，苏子 10g，苏叶 10g，枇杷叶 10g，前胡 10g，地龙 10g，蝉蜕 8g，牛蒡子 10g，五味子 10g。

【用法】水煎服。咳嗽气急明显者，加乌梅、白芍；咳嗽重者，加罂粟壳但不宜久服，中病即止。兼寒者，加荆芥、防风、桂枝、白芷等；兼热者，加金银花、连翘、黄芩、桑白皮、鱼腥草、瓜蒌等；兼燥者，加沙参、麦冬、川贝等；兼湿者，加藿香、佩兰；咽喉肿痛者，加北豆根、僵蚕、玄参、青果、锦灯笼等；鼻塞喷嚏者，加苍耳子、辛夷花；病久咳剧，加蜈蚣、僵蚕、全蝎等虫类药搜风通络；肺肾虚亏者，加太子参、黄精、山萸肉、枸杞子、仙灵脾等。

【功用】祛风、解痉、止咳。

【主治】风咳（咳嗽变异性哮喘）、感冒后咳嗽。症见阵咳、咽痒、气急，咳以干咳为主，少痰或无痰。

【方义】肺为娇脏，不耐寒热，邪气客肺，则影响肺气宣降而致咳嗽不已。咳嗽变异性哮喘的患者常因风邪犯肺，造成肺气宣降失常，肺失肃降则上逆为咳；肺气失宣，则肺气不利郁闭为咳。肺气所以肃降，必须以肺气宣通为前提，也就是说降气的同时又需要宣肺。故常用麻黄、苏叶辛散之品疏风散邪，透邪外达。麻黄为本方之主药，麻黄在《伤寒论》中为散风除寒之大药，疏风宣肺，散寒平喘，效力最宏，夏月亦不避之，有热者，可加生石膏以制之，一温一清，仿麻杏石甘汤之意。苏子、苏叶并用，一主散风，一主降气，且苏子味辛，降中有散，同源二品，相辅相成；杏仁、紫菀降气止咳，杷叶、前胡宣肺止咳，宣降结合，通调气机；麻黄辛散，以驱邪外出，所谓"肺欲辛急食辛以散之"，五味子酸敛，所谓"肺欲急，急食酸以收之"，一散一收,相反相成,调节气机;地龙、蝉蜕为虫类药,解痉散风之力雄,且地龙能缓急平喘,蝉蜕能解表。纵观本方以散发为主,兼顾收敛,一散一收,一宣一降,通调气机。

典型病案

患者严某,女,36岁,2005年7月8日初诊。因"感冒后反复咳嗽半年"来诊。

半年前曾感冒,感冒愈但咳嗽不止,咳吐白色泡沫痰,咳嗽严重时则有呕吐,头痛。曾在当地医院就诊,查胸片未见异常,诊为"气管炎和咽炎"等,予抗炎止咳及西替利嗪治疗无效。中药曾治疗有效。感冒后咳嗽又复发。现仍然咳嗽,呈阵发性,早晚明显,少量白色泡沫痰,咽痒,对冷热空气和异味均敏感。咳嗽影响睡眠,饮食和二便尚可。舌质淡,苔薄白,脉弦。体温36.5℃,血压110/80mmHg,,心率70次/min,呼吸18次/min,其他:咽部无充血,双侧扁桃体无肿大。双肺呼吸音清,未闻及干湿性啰音。X胸片:未见异常。肺功能正常。激发试验:气道反应性增高。此为风邪犯肺,肺气失宣,治以疏风宣肺,止咳利咽。

处方炙麻黄8g,紫菀15g,杏仁10g,苏子叶各10g,前胡10g,炙枇杷叶10g,地龙10g,蝉蜕8g,牛蒡子10g,五味子10g,化橘红10g,川芎10g,菊花10g,鱼腥草25g,炒黄芩10g。

7剂。

8月5日二诊7剂药后,咳嗽明显改善,能安睡,对冷热空气敏感度下降,之后在当地再取上药服用,但无疗效(自觉所取药物质量差),咳嗽渐加重,白痰多,易咯出,咽痒,咽干,无憋气,无流涕,无喷嚏,食欲可,大便溏,1~2次/d。舌质淡红,舌苔白、花剥,脉细。咳嗽反复因感冒诱发,抗炎无效,抗过敏效果不显,咳嗽剧烈,咽痒明显,存在气道敏感,对冷热空气均敏感,咳甚呕吐,久病,"风邪"特点明显,继以疏风宣肺为治。

处方麻黄10g,杏仁10g,苏子叶各10g,地龙10g,蝉蜕10g,前胡10g,五味子10g,牛蒡子10g,炙杷叶10g,紫菀10g,莱菔子10g,白芥子10g,黄芩10g,半夏10g,金荞麦15g。

15剂。

12月6日三诊服上药后咳嗽大减,其后间断服上方月余,平素已无咳。

近两天天气寒冷,咳嗽稍加,每天阵咳 2~3 次,对冷空气敏感,咳少量白黏痰,咽部痒干。舌质淡红,苔薄白,脉弦。从风论治,渐见其效。继续疏风宣肺,止咳利咽。

处方灸麻黄 8g,杏仁 10g,紫菀 15g,苏子叶各 10g,炙枇杷叶 10g,五味子 10g,前胡 10g,牛蒡子 10g,地龙 10g,蝉蜕 8g,白芍 10g,桔梗 10g,玉蝴蝶 5g,青果 10g。

30 剂。随诊半年,现已无反复感冒及咳嗽,对冷热空气不敏感,已愈。

按:本例患者病起感冒,咳嗽持续半年不止,但不能诊为感冒后咳嗽(感冒后咳嗽病史 3~8 周),具有阵发性、反复发作特点,伴咽痒、早晚咳重,对冷热空气和异味均敏感,抗炎止咳治疗无效,胸片、肺功能正常,气道反应性增高,符合咳嗽变异性哮喘特点。符合风邪风邪致病特征,故晁恩祥教授从风论治取效。方中麻黄疏风解表为主药,苏子、苏叶并用,一主散风,一主降气,且苏子味辛,降中有散;杏仁、紫菀降气止咳,枇杷叶、前胡宣肺止咳,宣降结合,通调气机,枇杷叶且能降胃气,以对咳甚呕逆;麻黄辛散,以驱邪外出,五味子酸敛,以防正邪交争太过;地龙、蝉蜕为虫类药,能搜风,且地龙能缓急平喘,蝉蜕能解表。患者咳剧时头痛,风扰清空,故初诊时加菊花、川芎以散上扰之风。二诊时白痰较多,故加莱菔子、白芥子、半夏以降气化痰,三药均味辛,辛能散也,半夏且能和胃降逆。三诊时诸症大减,他症不突出,咽干痒明显,咽喉为肺之门户,故加桔梗、玉蝴蝶、青果以利咽止咳。本案临床辨证风咳特征明显,守法从风论治,随症加减,而收全功。

2. 黄龙平喘汤

【组成】麻黄 10g,蝉蜕 10g,地龙 10g,白果 10g,苏子 10g,白芍 10g,石菖蒲 10g,五味子 10g

【用法】水煎服。

【功用】疏风宣肺,缓急解痉,降气平喘。

【主治】风哮(包括支气管哮喘、过敏性哮喘、激素依赖性哮喘),症见发前多见有鼻痒、咽痒、眼痒、流清涕,打喷嚏,喉中不利等,发时喘鸣如水鸡声,喘促气急,胸中憋而不畅,气不得续,夜不得卧,伴微咳,痰少而黏,突发突止,夜重日轻,舌苔薄白,脉弦浮。

【方义】方中麻黄辛温,疏风散寒,宣肺平喘,宣中有降。《神农本草经》中说麻黄"止咳逆上气,除寒热。"《本草备要》中说麻黄"治痰哮气喘。"地龙咸寒泄降,息风解痉定喘。麻黄与地龙相伍,一温一寒,一宣一降,相得益彰,皆为治疗哮喘的要药。苏子,辛温入肺,善于下气消痰,《药品化义》谓其"味辛气香主散,降而且散,故专利郁痰。咳逆则气升,喘急则肺胀,依此下气定喘。"蝉蜕性味甘寒,体轻性浮,能入肺经,宣肺定痉,与麻黄、地龙相伍,以增强解痉之力。白果甘苦涩,有敛肺气、定喘嗽之功。石菖蒲"辛苦而闻,芳香而散"(《本草从新》),具有开窍、豁痰、理气、活血的功效,《神农本草经》记载用它治"咳逆上气"。《黄帝内经》云:"肺欲急,急食酸以收之。"故配伍酸温的五味子及苦酸微温的白芍。《神农本草经》记载五味子:"主益气,咳逆上气"。酸收的五味子、白芍与辛散的麻黄、苏子相配伍,不但不产生敛邪之弊,而且既可制约麻黄等的辛散之性,又可甘酸配伍,解除痉挛,同时通过一酸一敛的相反相成,促进肺气的宣通。诸药合用,辛温宣肺,疏风解痉,通窍降气平喘,使风散挛消,肺气得以宣降,哮喘自平。

晁恩祥教授根据多年的临床症状学观察及反复验证,从风立论,创立应用"疏风宣肺、缓急解痉、降气平喘"法治疗风哮,疏风解喘法渊源于古代医家以疏风之法治疗哮喘病,如清代蒋宝素在《问斋医案》指出"哮喘发,发时以散风为主",沈金鳌有"哮之一症……,治需表散。"祛风解痉法是针对哮喘病人急性发作时表现得"风邪犯肺,气道挛急"的病机而设,属于治标、治肺之法。并根据此法制定了具有祛风解痉、宣肺化痰平喘作用的黄龙平喘汤。

现代药理研究结果证明,具有疏风作用的许多药物,都有调解免疫作用,改善机体的体质,还有抗过敏、消炎、降低其易感性的效果。解痉亦有缓解气道挛急的作用,同时具有平喘、祛痰、止咳的效果。如麻黄械、杏仁、地龙均有缓解、舒张支气管平滑肌痉挛的作用等。

黄龙平喘汤经多年临床验证,疗效显著。临床实验室检查结果表明,祛风解痉法能改善肺功能,降低易感性,降低呼吸道阻力,并能改善微循环,降低全血黏度、血浆黏度。药效学的研究机制证明,祛风解痉法具有拮抗组胺和乙酰胆碱对平滑肌的收缩,对大鼠卵蛋白被动皮肤过敏试验有明显的抑制作用,并能明显增强呼吸道的排泄酚红作用。

典型病案

患者宁某某,女,43 岁。2005 年 6 月 21 日初诊:反复发作咳嗽、气喘 7 年,加重 3 年。初因感冒引起咳嗽,咳嗽 2 月后出现喘憋,当地诊为"支气管炎",予抗炎止咳平喘药物能缓解,每年春秋季节发作,后逐渐频繁发作,渐加重,查过敏原:对西红柿及海鱼过敏。近 3 年加重后,发作时在医院输液治疗,服用地塞米松 10mg/d,3~15 天,间断服用泼尼松 30mg/d,1 周内减量完。期间再加重,自服自购哮喘药 3 年,仍反复发作,需至医院抢救方能缓解。现每日均有发作,晚间为重,发作时端坐呼吸,不能平卧,甚至需到医院抢救,伴咳嗽,咯吐白稀泡沫痰,咽痒发憋,纳可,眠差,二便调,过敏体质,畏寒怕冷,目前每月均于发作时静点地塞米松 3 天(10mg)。喷用硫酸沙丁胺醇吸入气雾剂每日 5 次,服河南某广告药 2 片/天,盐酸曲普利啶 2 片,2 次/天,茶碱缓释片 0.2g,2 次/天。鼻炎 11 年。双肺散在哮鸣音。胸片未见明显异常。舌象:舌质暗紫,舌下瘀络,舌苔白厚腻,脉弦小。诊为风哮,风邪犯肺,肺失宣降而咳,日久伤及肺脾肾,肺肾气虚,气机失畅则为喘,通调失职,脾虚失运,水湿停聚而生痰,阳虚无以温煦,故胃寒怕冷,且久病入络,故见面色晦暗,眼周黑晕,舌下瘀络。治以疏风宣肺,调理肺肾,缓急平喘。在黄龙平喘汤加减,酌加调理肺肾之品。

处方紫菀 15g,杏仁 10g,苏子叶各 10g,前胡 10g,炙杷叶 10g,地龙 10g,蝉蜕 8g,五味子 10g,牛蒡子 10g,山萸肉 15g,白芍 10g,石菖蒲 10g,桂枝 8g,细辛 3g。

原服西药继服,待症状改善后逐渐减量。

2005 年 7 月 5 日二诊:服药 2 周,喘憋明显减轻,自觉服药第 2 天开始减轻,第 2 周已无发作,对外界刺激敏感度明显减轻,已停用河南外购药,硫酸沙丁胺醇吸入气雾剂减至每日 2 喷,其他药物已停。现无咳嗽,无痰,仅在闻刺激性气味时出现胸憋,轻咳,纳可,眠可,精神好。舌质暗紫,舌下瘀络,舌苔白厚腻,脉弦。仍拟调理肺肾,缓急平喘。增加补肾扶正之品。

上方去石菖蒲,加肉苁蓉 10g,枸杞 10g。调服 14 剂。

2005 年 7 月 19 日三诊服药后未再发作喘憋,仅于劳累后、受凉时出现气憋,时有咽痒,昨日逛街后有气喘、气憋,呼吸气粗,精神好,无咳嗽,未用他药,气憋时喷用硫酸沙丁胺醇吸入气雾剂、布地奈德粉吸入剂 1 喷,2 次/d,纳可,眠可,二便调。舌边光红舌下瘀络,舌苔白,脉弦细。仍拟调理肺肾,纳气平喘。

处方紫菀 15g,杏仁 10g,苏子叶各 10g,前胡 10g,石菖蒲 10g,地龙 10g,蝉蜕 8g,五味子 10g,牛蒡子 10g,山萸肉 15g,白芍 10g,淫羊藿 10g,细辛 3g,枸杞 10g,

14 剂。

2006 年 3 月 21 日复诊:其后调补肺肾为法间断调服中药,2005 年 10 月基本已不喘,易感冒,感冒后稍有气憋,10 月底回新疆后平素如常人,已正常工作。

按:本案为激素依赖性哮喘患者,初诊因激素依赖,且加量不能控制其每日大发作,患者极度痛苦,几乎丧失生活信心。察其为风哮之状,证属风邪犯肺,肺失宣降,久则肺肾气(阳)虚,气机失畅,兼见寒凝血瘀,故谨守病机,先以疏风宣肺,调理肺肾,缓急平喘为法,守方治之,随症加减,大效。停药半年后复诊,诸症缓解,缓则治其本,察其仍以肺肾阳虚本虚为著,故予疏风宣肺,温阳益肾之法固本善其后。支气管哮喘反复发作,长期应用糖皮质激素,表现为肺肾气虚、气机失畅,以调理肺肾、缓急平喘法收效,实践证明临床缓解优于激素。

3. 疏风通窍汤

【组成】黄芪 30g,白术 15g,防风 9g,麻黄 6g,白芷 9g,蝉蜕 9g,地龙 9g,辛夷 9g,苍耳子 9g,五味子 10g。

【用法】水煎服。

【功用】固护肺卫,疏风宣肺,缓急通窍。

【主治】慢性过敏性鼻炎,症见发作性地打喷嚏,流清涕,鼻塞,伴有不同程度的鼻痒、眼痒、耳朵痒、咽喉痒、胸闷、流眼泪等。

【方义】慢性过敏性鼻炎多以早晨、吸入异味、接触花粉为诱因,症状突发突止,常有家族史。晁恩祥教授自拟疏风通窍汤治疗慢性过敏性鼻炎,从标本两方面入手,治标以麻黄、蝉蜕、地龙合苍耳子散加减以疏风、散邪,治本合用玉屏风散,以补肺益气、健脾固表;同时方中疏中有敛,合用五味子,而五味子也具补肺气之功,《本草经疏》载:"五味子主益气者,肺主诸气,酸能收,正入肺补肺,故益气也"。该方标本兼治,效果确凿,且治疗见效后病情不易反复。

🌸 **典型病案**

李某某,女性,54 岁,2008 年 9 月 24 日因"反复发作性打喷嚏、流清涕十余年"就诊。

患者十余年前在春天感冒后突然发作打喷嚏、流清涕,每日早晨起床后持续十余分钟,伴有汗出,早饭后逐渐缓解,服用抗过敏药物治疗,天气暖和后症状消失。以后每年春季发作,持续 2~3 个月后自行缓解。近 2 年症状发作的季节性不明显,一年四季均有发作,常年吸入激素,仍有不断发作,诱因不明显。打喷嚏,流清涕,鼻塞,头痛,鼻子痒、眼睛痒、耳朵痒、咽喉痒,胸闷,不咳嗽,无喘憋,背部怕冷。食欲好,大便干。舌红,苔白,脉沉。

证型:肺卫不固,风邪袭肺,肺气失宣,鼻窍不通。

治法:固护肺卫,疏风宣肺,缓急通窍。

处方黄芪 10g,白术 10g,防风 10g,炙麻黄 6g,白芷 10g,蝉蜕 8g,地龙 10g,苍耳子 10g,辛夷 10g,菖蒲 10g,薤白 10g,五味子 10g,细辛 3g,瓜蒌 30g,桂枝 10g,太子参 15g。

7 剂,水煎服,2 次/d。

服药后打喷嚏明显减轻,持续时间缩短,无胸闷,五官痒减轻。继续服药 1 个月巩固疗效,并嘱病人每年立春后服药 1 个月,预防发作。

4. 解表清里方

【组成】炙麻黄 8g,紫菀 15g,杏仁 10g,生石膏 30g,黄芩 10g,知母 10g,牛蒡子 10g,鱼腥草 25g,荆芥 10g,防风 10g,羌独活各 10g,甘草 8g。

【用法】水煎服。

【功用】疏风宣肺解表,散热化痰清里。

【主治】表寒里热证之感冒、肺炎。

【方义】方中不选生麻黄而选炙麻黄重在宣肺,乃以荆芥、防风疏风解表,可发汗而力不峻,顾及表邪虽在而里热已成之势,恐发汗太过伤阴化燥;紫菀、杏仁加强宣肺之功,并以生石膏、知母清热养阴,黄芩、鱼腥草清肺化痰;牛蒡子清热利咽,羌独活解表化湿以除周身酸楚不适。临床酌情加减,痰多而黄加金荞麦解毒化痰;发热加入青蒿养阴清热;鼻塞加入辛夷通鼻窍。晁恩祥教授临床应用此方治疗表寒里热证或以咳嗽为主,或以发热为主,随证加减,疗效颇佳。

典型病案

患者田某,男性,45岁。初诊日期2009年2月24日。主因"鼻塞、身痛、发热2天"来诊。患者2天前感寒后出现鼻塞流清涕,头身疼痛明显,发热37.5℃,自服退热药,药后汗出,汗尽后热复升。刻下症:头身疼痛明显,恶寒,发热,喷嚏,鼻塞流浊涕,轻咳,少量黄痰质黏,纳呆,大便干。舌淡红边略红,苔腻略黄,脉弦。

晁恩祥教授辨以感冒(表寒里热证),治以解表清里,止咳利咽。

处方炙麻黄8g,杏仁10g,生石膏30g,青蒿10g,黄芩10g,知母10g,牛蒡子10g,鱼腥草25g,荆芥10g,防风10g,羌独活各10g,白茅根25g,辛夷10g,火麻仁30g,甘草8g,5剂,水煎服。

一周后陪家人来告,述服药一剂后身热退,5剂药后,诸症已除。

5. 泻浊纳气方

【组成】葶苈子30g,大黄9g,石菖蒲15g,山萸肉30g。

【用法】水煎服。

【功用】泻浊纳气,醒神开窍。

【主治】①慢性呼吸功能衰竭;②肺性脑病。

【方义】本方是针对慢性呼吸功能衰竭而设,晁恩祥教授在继承前人治疗肺系病经验的基础上,结合现代医学对本病的认识,根据此类患者的情况,对病因病急进行了探讨。根据中医"肺主气,司呼吸""肾主纳气、久病及肾"的理论,明确提出了"肺衰"的概念,其主要病机为本虚标实,本虚为肺肾气衰,标实为痰浊、瘀血内阻。在肺病终末期,患者多出现呼吸困难、汗出等症状,与《黄帝内经》"喘息汗出,此为肺绝"相一致;患者多有四肢末梢、口唇发绀,舌质暗、舌下静脉迂曲等体征,均为瘀血内阻的表现;患者急性加重多为感染所诱发,咳痰量多;体循环瘀血可表现为下肢水肿;肠道传导功能下降,而多出现大便不畅或大便干结之情况。因此晁恩祥教授认为本病的基本病机为肺肾气衰,痰瘀内阻。方中葶苈子,味辛苦,性大寒,入肺与膀胱经。能下气行水,善治肺壅喘急,痰饮咳嗽,水肿胀满等症。大黄,性寒味苦,归胃、大肠、肝经。有泄热解毒、荡涤积滞、行血破瘀、推陈致新之功能。《本草正义》言其"迅速善走,直达下焦,深入血分,无坚不破,荡涤积垢,有犁庭扫穴之功",大黄、葶苈子合用可以起到通腑泻下,清热化瘀之用。山萸肉,微温,味酸,入肝、肾二经。有补益肝肾、敛精固虚之功。张锡纯在《医学衷中参西录》中言其大能收敛元气,振奋精神,固涩滑脱。收敛之中兼有调畅之性。石菖蒲辛苦、性温,归心、肝、胃经,具有化痰开窍、聪明耳目、化湿和胃、散寒除痹的功能,山萸肉与石菖蒲配伍可以起到纳气开窍的作用。诸药相和,具有泻浊纳气,醒神开窍之作用,使痰瘀可消,肾气得纳,气逆得平,喘汗自止,血脉畅利。

典型病案

患者谢某,女,75 岁。主因咳喘反复发作 35 年,神志不清 2 小时收住急诊抢救室。血气分析提示 pH 7.19,PCO_2 89.7mmHg,PO_2 57.5mmHg;血常规:WBC 15.2×10^9/L,粒细胞百分比 78.1%,胸片提示肺气肿,肺动脉高压,双下肺感染。电解质在正常范围。患者家属拒绝呼吸机辅助呼吸,而收住院。患者神志不清,喘息汗出,口唇发绀,耳轮青紫,双下肢水肿,痰声辘辘。小便量少,大便 2 日为解。脉数,舌苔舌质无法观察。给予抗生素抗感染,静脉应用呼吸兴奋剂、利尿减轻心脏负荷,静脉应用醒脑静注射液 20ml。

诊断:①肺胀,②神昏。

辨证:痰瘀闭窍。

治法:清宫涤痰,醒脑开窍。

方药:1. 中成药:静脉应用醒脑静 20ml,每日一次。

2. 鼻词中药:胆南星 10g,竹茹 10g,郁金 10g,法夏 10g,茯苓 10g,菖蒲 10g,远志 10g,葶苈子 10g,厚朴 10g。

3 剂。

经过 3 天抢救,患者苏醒,可以咳出白色黏痰,呼吸困难有所缓解,口唇发绀减轻,乏力纳差,舌质暗苔白腻,脉滑数,法随证变。更法为健脾化痰活血化瘀。

处方太子参 10g,麦冬 30g,五味子 10g,苍术 10g,白术 10g,橘红 10g,鱼腥草 25g,金荞麦 25g,丹参 30g,川芎 10g,赤芍 10g,鸡内金 10g,焦三仙各 10g。

患者服用上方 10 剂后,乏力减轻,吸氧后发绀缓解,活动后喘息,改用扶正固本胶囊而 5 年追诊没有住院治疗。

6. 肺痿方

【组成】人参 6g,三七 8g,山萸肉 10g,枸杞子 10g,五味子 6g,紫菀

10g,麦冬 10g,白果 8g,炙甘草 6g。

【用法】水煎服,或者制备经滤过、浓缩、回收、干燥、研粉等工艺制成颗粒冲剂。

【功用】调补肺肾,益气活血,止咳平喘。

【主治】肺纤维化属肺肾不足兼有气虚血瘀,以气短、气急、动喘及咳嗽或咳吐涎沫见症者。

【方义】肺纤维化可属中医学"肺痿"之范畴,晁恩祥教授认为,肺痿包括了毒邪伤肺、伤肾、脏虚、气虚、血瘀等不同原因的病证,他将肺痿定义、肺热叶焦的基本病机和迁延不愈、肺叶萎弱不用的临床特点,与肺纤维化的双肺形态改变、功能受损和临床缠绵不愈、晚期呈蜂窝或破损肺、预后不佳等特点相连接,提出"肺痿"乃肺之质痿,肺之功萎也;病机演变多从实到虚,虚实相兼,久之表现为肺肾气虚、血瘀之象,同时肺热日久还耗伤阴液。依据上述认识,晁恩祥教授制定了肺痿方,用药主要包括益气之人参,养阴纳气之山萸肉、五味子、白果,滋养肺胃之阴的麦冬,配合枸杞子平补肝肾,但在组方上并没有一味地补虚固本,而于补中寓调,标本兼顾,用紫菀化痰,强调恢复肺宣发肃降的生理功能,三七的应用,更是顾其久病入络,痰湿不化之证,实乃亦提示临床病机复杂,当随证加减,不可固守一法一方。全方寓补于调,寓调于补,补调有制,从而奏效。肺间质纤维化属于慢性肺系病的范畴,病程长,病情隐匿,呈持续进行性发展,多以动喘为主症就诊,因而临床所见患者多表现为肺失宣降、肺肾不足之证,兼夹他证。晁恩祥教授以调补肺肾法治疗,并酌情配合健脾益气、清肺化痰、宣肺止咳等法,视其临床表现,拟标本相兼之法,可以有效地减轻病情,提高患者的生存质量。

典型病案

患者,男,76 岁。

初诊(2004 年 3 月 19 日)主诉:咳嗽 1 个月,活动后气短十余日。患者有慢性支气管炎病史 60 年,吸烟史累计 1 年。1982 年在某医院诊断:肺气肿、肺心病。1 个月前患者受凉后出现咳嗽,咳黄痰,痰量多,体温 38.6℃,无喘憋、气急。肌内注射青霉素半月后体温降至 37.4℃,黄痰量减少,逐渐转为白痰,出现活动后气短、喘息,休息后可以缓解。逐渐活动的耐受性减低,稍动即喘,难以耐受日常生活(如刷牙、洗脸、上厕所等)。3月8日胸部 CT:两肺弥漫网格状阴影,纵隔淋巴结肿大,双肺间质纤维化,间质性肺炎。肺功能检查:限制性通气功能障碍,弥散功能下降。血气分析:PCO_2 89.7mmHg,PO_2 57.5mmHg。血常规:WBC 11.6×10^9/L。住院治疗:口服泼尼松 30mg/d,3 天后体温恢复正常,咳嗽减轻。刻下:咳嗽,咳白黏痰,不易咳出,活动后气短、喘息,伴有唇甲紫暗,日常活动即有明显症状,休息后可自动缓解,咽痒,夜间口干,易疲乏,恶风,易出汗,食欲佳,大便干,舌略红,苔薄黄,脉沉弦。诊断为肺痿,肺肾气虚,痰浊阻滞,肺失宣降证。此为宿有痰浊阻肺,气失宣降,正气暗耗之痼疾,新有外感六淫之邪的侵袭,邪气客肺,肺失清肃,故见咳嗽,咳白色痰等实证;损伤正气,肺难主呼吸,肾难纳气,故活动后气短、喘息,易疲乏,易出汗等虚证。

治法调补肺肾,化痰降气,宣肺平喘。

处方炙枇杷叶 10g,紫菀 15g,杏仁 10g,紫苏叶 10g,前胡 10g,蝉蜕 8g,五味子 10g,山茱萸 10g,枸杞 10g,女贞子 15g,菟丝子 10g,百部 10g,黄芩 10g,鱼腥草 25g,麦冬 15g,地龙 10g。

水煎服,日 1 剂。

二诊(4 月 16 日)服药 14 剂后咳嗽明显减轻,晨起咳吐多量白黏痰,活动后喘息,时胸闷憋气,可平卧。服药 21 剂后无咳嗽,晨咯少量白黏痰,不易咯出。活动后喘息减轻。泼尼松减量至 20mg/d。上方去前胡、百部、黄芩、鱼腥草、麦冬,加淫羊藿以增强调补肺肾之力。

处方紫菀 15g,杏仁 10g,紫苏子叶各 10g,半夏 10g,葛根 25g,地龙 10g,蝉蜕 8g,淫羊藿 10g,莱菔子 10g,山茱萸 10g,五味子 10g,菟丝子 15g,枸杞 10g,橘红 10g。

三诊(5 月 14 日)病情稳定,可散步慢行,舌淡红,苔白,脉弦。调整治法益气活血,调补肺肾。

处方太子参 15g,五味子 10g,麦冬 15g,黄精 10g,丹参 10g,川芎 8g,紫菀 15g,杏仁 10g,紫苏子叶各 10g,地龙 10g,前胡 10g,橘红 10g,淫羊藿 10g,菟丝子 10g,山茱萸 10g

继续服药 2 个月后,可游泳 200m,爬 3 层楼时有气短的感觉,晨咯少量白痰,泼尼松减量至 15mg/d。

四诊(2004 年 11 月 9 日)病情平稳,无咳嗽,咳少量灰色痰,可散步

1小时,无喘息,纳可,二便调,双下肢水肿。前方加茯苓25g,车前子15g,冬瓜皮30g。服药2个月后,水肿消失,喘息无加重。

二、古方新用

1. 小柴胡汤

【组成】柴胡12g,黄芩9g,人参6g,半夏(洗)9g,甘草(炙)5g,生姜(切)9g,大枣(擘)4枚。

【用法】以水1.2L,煮取600ml,去滓,再煎取300ml,分两次温服。

【功用】和解少阳。

【主治】①伤寒少阳证,症见往来寒热,胸胁苦满,嘿嘿不欲饮食,心烦喜呕,口苦,咽干,目眩;②妇人伤寒,热入血室;③疟疾、黄疸慢性胰腺炎等与内伤杂病而见少阳证者。

【方义】小柴胡汤的功能是和解少阳,和胃化饮,升提郁热外出。但晁恩祥教授认为,如果把小柴胡汤只限于少阳证,则将大大局限其在临床中的辨证和运用范围。小柴胡汤不仅为治外感热病之要剂,用以施治内伤杂病,同样功效独特,非同凡响。《皇汉医学》曾曰:"凡气管炎、百日咳、肺结核、肋膜炎、疟疾、胃肠炎、肝脏病、肾脏肾盂炎症、妇人病等悉能治之。"虽已概括十余种病症,其实小柴胡汤于杂病中之治疗范围正远不止此。如《苏沈良方》又云:"常时上壅痰实,只依本方食后卧时服,赤白痢尤效,痢药中无如此之妙……"。罗谦甫亦曰:"本方为脾家虚热、四时疟疾之圣药。"而唐容川于《血证论》中更是盛推小柴胡汤治虚劳咳嗽之功。现代医学界对于小柴胡汤之应用与研究,更加深入广泛,几乎遍及内、外、妇、儿、五官、神经等各科领域,应用病症亦日见其多,不胜枚举。晁恩祥教授应用小柴胡汤治疗包括胰腺疾病等多种外感内伤疾病。晁老认为,急性胰腺炎发作时为大柴胡汤证,而病久转为慢性胰腺炎及其他慢性胰腺疾病,其势较缓,临床上多见左上腹痛、腹胀、厌油、恶心、呕吐,从经络学探究胰腺疾病归属及证治方案,考虑治从小柴胡汤证。

典型病案

常某,男,30岁。左上腹痛3年,加重1年,持续性隐痛,进食后加重,呃逆,无反酸,无烧心,腹胀,食欲可,大便经常腹泻,2007 年 3 月 20 日腹部 B 超:肝内钙化灶,胰腺尾部饱满,回声尚均,胆囊 6.0cm×3.0cm,壁厚0.2cm,光滑,胆囊内未见明显异常回声,胆总管内径 0.6cm。2006 年 11 日血常规:正常。肝功能:正常。未规律治疗。现食欲可,口不渴,矢气多。舌淡红,苔薄白,脉弦。

辨证气滞不舒,肝胃失和。

治法理气降逆,健脾和胃。

处方柴胡 10g,半夏 10g,川黄连 5g,党参 10g,元胡 10g,厚朴 10g,枳实10g,玫瑰花 10g,陈皮 10g,香橼 10g,焦三仙各 10g,苍白术各 10g,旋覆花包 10g,苏叶 10g,甘草 10g。

10 剂,水煎服。

方用小柴胡汤加减化裁而成,注重和解,调理气机。十余剂后,腹痛明显减轻。

2. 大柴胡汤

【组成】柴胡 15g,黄芩 9g,芍药 9g,半夏 9g,枳实 9g,大黄 6g,生姜15g,大枣 5 枚。

【用法】以水 1 200ml,煎煮 600ml,去滓,再煎至 300ml,日三服。

【功用】和解少阳,内泄热结。

【主治】少阳、阳明合病。往来寒热,胸胁苦满,呕不止,郁郁微烦,心下满痛或心下痞硬,大便不解或协热下利,舌苔黄,脉弦有力之急性胰腺炎、胆石症、胆囊炎、肠梗阻等症。

【方义】本方系小柴胡汤去人参、甘草,加大黄、枳实、芍药而成,也可以看成小柴胡汤与小承气汤两方加减合方,是和解与泻下并用的方剂。方中重用柴胡为君药,配臣药黄芩和解清热,以除少阳之邪;轻用大黄配枳实以内泻阳明热结,行气消痞,亦为臣药。芍药柔肝缓急止痛,与大黄相配可治腹中实痛,与枳实相伍可以理气和血,以除心下满痛;半夏和胃降逆,配伍大量生姜,以治呕逆不止,共为佐药。大枣与生姜相配,能和营卫而行津液,并调和脾胃,功兼佐使。大柴胡汤临床应用非常广泛,很多内伤杂病皆可用,晁老临证应用时,执简驭繁,的经验是"少阳一症加便秘",即出现了"口苦,咽干,目眩,胸胁苦满"等七大症状中的一症,再合并有大便干或便秘即可使用。

典型病案

孙某某,男,53岁,口苦明显,食纳少,腹胀,大便多日一行,舌红,苔黄腻,脉弦数。根据口苦、便秘辨为大柴胡汤证,给予大柴胡汤7剂诸症消失。

3. 荆防败毒散

【组成】荆芥10g,防风10g,柴胡10g,前胡10g,川芎10g,枳壳10g,羌活10g,独活10g,枳壳10g,桔梗10g,甘草5g。

【用法】水煎服。

【功用】发汗解表,消疮止痛。

【主治】①外感风寒湿证;②慢性肺系疾病复感风寒证。

【方义】荆芥辛苦微湿,入肺、肝经,具有解表散风的功效,防风辛甘微温,入膀胱、肺、脾、肝经,具祛风解表、胜湿止痛之效,两者合用为君药。羌活苦辛性温,伍独活苦辛微温,两药均可祛风胜湿、散寒止痛,主治全身上下的寒湿,共为臣药。柴胡透表泄热、疏肝解郁,前胡疏散风热、降气化痰,枳壳破气行痰,茯苓健脾渗湿,桔梗宣肺祛痰,川芎行气开郁、祛风止痛,共为佐药。甘草调和诸药为使药。该方为上呼吸道感染常用经典中药方之一,许多慢性肺系疾病(如慢性支气管炎、哮喘、咳嗽变异性哮喘、慢性阻塞性肺疾病、肺间质疾病、支气管扩张等)常因外感风寒之邪,常致宿病复发、加重,给患者带来极大地痛苦,使用本方效显。

典型病案

张某,女,50岁。2007年1月5日初诊。自诉感冒10天,流涕喷嚏明显,无发热,畏寒,全身关节肌肉疼痛,咳嗽少,自服氨酚伪麻美芬片(日片)氨麻美敏片Ⅱ(夜片)及抗炎药物(不详)治疗,昨夜服百服宁后大汗出,影响睡眠,仍头痛,纳呆,二便调。舌淡红,苔薄黄,脉弦数。既往支气管扩张病史,每因感冒引发反复感染发作,经中药治疗近半年病情较平稳。证属风邪外受,肺气失宣。治以疏风宣肺,通窍和胃。

处方:荆芥10g,防风10g,苏子叶各10g,羌独活各10g,葛根25g,川芎10g,白芷10g,苍耳子10g,菊花10g,辛夷10g,炒枣仁15g,桔梗10g,白茅根25g,甘草10g。

5剂,水煎服。

药后感冒愈,支扩多年未发作。

4. 小青龙汤

【组成】麻黄(去节)10g,芍药10g,细辛3g,干姜10g,炙甘草10g,桂枝10g,五味子6g,半夏10g。

【用法】水煎服。

【功用】解表散寒,温肺化饮。

【主治】外寒内饮证。症见恶寒发热,无汗,胸痞喘咳,痰多而稀,或痰饮喘咳,不得平卧,或身体疼重,头面四肢水肿,舌苔白滑,脉浮者。

【方义】方中麻黄、桂枝相须为君,发汗散寒以解表邪,且麻黄又能宣发肺气而平喘,桂枝化气行水以化里饮。干姜、细辛为臣,温肺化饮,兼助麻、桂解表祛邪。然而素有痰饮,脾肺本虚,若纯用辛温发散,恐耗伤肺气,故佐以五味子敛肺止咳、芍药和养营血;半夏燥湿化痰,和胃降逆,亦为佐药。炙甘草兼为佐使之药,既可益气和中,又能调和辛散酸收之品。

对于小青龙汤的临证应用,晁恩祥教授认为应抓住6个环节:①辨气色:面色黧黑(水色),两目周围有黑圈环绕"水环"。头额、鼻柱、两颊、下颌处见黑斑又称"水斑"。②辨咳喘:遇寒咳喘甚或夜晚加重等。③辨涎:痰涎清稀量多。④辨舌象:舌淡,苔白腻。⑤辨脉象:浮紧或弦滑。⑥辨并证:水饮内停,随气机运行而变动不居,出现许多兼证,如水寒阻气,则兼噎;水寒犯胃,则兼呕;水寒滞下,则兼小便不利;水寒流溢四肢,则兼肿;若外寒不解,太阳气郁,则兼发热、头痛等证。以上6个辨证环节,是正确使用小青龙汤的客观标准。但6个环节不必悉具,符合其中一两个主证者,即可用之。

典型病案

患者,男,53岁,1994年12月3日就诊。喘咳10年余,冬重夏轻。曾多次到医院就诊,诊断为慢性支气管炎,曾服中西药效差。就诊时,患者气喘憋闷,耸肩提肚,咳吐稀白痰,每到夜晚加重,不能平卧;晨起则吐痰盈碗盈杯,背部恶寒,面色黧黑,舌苔水滑,脉弦,寸滑。

证型:寒饮内伏,上射于肺。

治法:温肺散寒,化饮平喘。

处方小青龙汤:麻黄9g,桂枝10g,干姜9g,五味子9g,细辛6g,半夏14g,白芍9g,炙甘草10g。

7剂,水煎服。

药后咳喘大减,吐痰减少,夜能卧寐,胸中觉畅,后以《金匮要略》桂苓五味甘草汤加砂仁、半夏、生姜正邪并顾之法治愈。

5. 麻杏石甘汤

【组成】麻黄5g,杏仁9g,生石膏18g,甘草6g。

【用法】水煎服,古法以水七升,先煮麻黄,减二升,去上沫,内诸药,再煮取二升,去滓温服。

【功用】辛凉宣泄,清肺平喘。

【主治】外感风邪,邪热壅肺证。症见身热不解,咳逆气急,鼻煽,口渴,有汗或无汗,舌苔薄白或黄,脉滑而数之肺炎、上呼吸道感染、哮喘等。

【方义】方用麻黄为君,取其能宣肺而泄邪热,是"火郁发之"之义。配伍辛甘大寒之石膏为臣药,而且用量倍于麻黄,使宣肺而不助热,清肺而不留邪,肺气肃降有权,喘急可平。杏仁降肺气,用为佐药,助麻黄、石膏清肺平喘。炙甘草既能益气和中,又与石膏合而生津止渴,更能调和于寒温宣降之间,所以是佐使药。

晁恩祥教授本方为治疗表邪未解,邪热壅肺之喘咳的基础方。因石膏倍麻黄,其功用重在清宣肺热,不在发汗,所以临床应用以发热、喘咳、苔薄黄、脉数为辨证要点。风寒咳喘,或痰浊壅盛者,则非本方所宜。

典型病案

患者温某某,男,4岁,2004年12月21日初诊。

咳嗽半年,时轻时重,夜间咳嗽明显,曾在儿童医院反复就诊检查,予布地奈德粉吸入剂治疗有效。现仍咳嗽,阵咳为主,入睡时明显有痰声,无喘,有流涕及喷嚏,纳可,眠可,二便调。舌象:舌质尖红,舌苔薄黄腻,脉弦。证属风邪犯肺,肺气失宣,上逆为咳。肺开窍于鼻,肺气不利则喷嚏、流涕频作。疏风宣肺,止咳利咽。

处方杏仁8g,炙麻黄3g,生石膏15g,前胡8g,地龙8g,蝉蜕6g,五味子8g,牛蒡子10g,炙杷叶10g,苏子叶各8g,白茅根25g,辛夷10g。

2005年1月4日二诊服药后咳嗽明显减轻,昨日夜间阵咳,无痰,无喘,流清涕,咽不痒,肛周发红,时有大便带血,大便正常不干,纳食,挑食,小便调。舌质淡红,舌苔薄黄,脉弦细。便血、舌红、苔黄,此肺热下移之象,治以清热宣肺平喘。

处方:紫菀 10g,杏仁 8g,生地 10g,槐花 10g,麦冬 15g,地龙 8g,蝉蜕 6g,沙参 10g,侧柏叶 10g,桑白皮 10g,苏子叶 10g,白茅根 15g。

2005 年 2 月 1 日复诊时咳嗽服药后痊愈。

6. 苏子降气汤

【组成】紫苏子 9g,半夏 9g,前胡 9g,厚朴 6g,陈皮 3g,当归 6g,肉桂 3g,大枣 6g,甘草 6g。

【用法】水煎服。

【功用】降气平喘,祛痰止咳。

【主治】上实下虚证之慢阻肺、支气管哮喘等症。

【方义】苏子降气汤是一首治疗上盛下虚的代表方,上盛是指上实,是邪盛;下虚是指下焦肝肾不足,是正虚。晁恩祥教授指出:从方药的组成上看,治疗上盛的药物有:紫苏子、半夏、前胡、厚朴可见上盛是痰涎壅盛、气机上逆。治疗下虚的药物有:肉桂、当归、甘草,可见下虚是肾阳虚、肝血虚。他主张学习苏子降气汤的组方原则,而不必拘泥于用药,只要上实下虚之证都可以仿照苏子降气汤的原则组方。

典型病案

贾某某,男性,72 岁,2006 年 6 月 7 日就诊。

咳痰 20 余年,活动后气短 3 年。

患者有慢性支气管炎病史 20 余年,经常痰多,咯白泡沫痰,早晚尤重,咳嗽,遇冷加重,胸闷。近 3 年逐渐出现活动后气短,休息后可自行缓解,快速行走及上坡受到限制,怕冷,易感冒,小便频数,大便溏。舌暗红,苔白,脉浮大稍数。

辨证:肺肾两虚,痰浊阻肺。

立法:调补肺肾,宣肺化痰。

处方:苏子 10g,苏叶 10g,前胡 10g,杏仁 10g,半夏 10g,橘红 10g,款冬花 10g,太子参 15g,麦冬 15g,山萸肉 10g,五味子 10g,紫菀 15g,细辛 3g,淫阳藿 10g,枸杞子 15g,旋覆花 10g(包)。

5 剂,水煎服,2 次 /d。

服药后患者痰明显减少,活动后气短减轻,行走的距离增加。继续服药后 20 剂后,已无痰,可耐受快速行走。追踪半年,未感冒。

7. 瓜蒌薤白半夏汤

【组成】全瓜蒌 12g,薤白 9g,半夏 12g,白酒一斗(适量)。

【用法】水煎服,古方煎药时加白酒或黄酒同煎。

【功用】通阳散结,祛痰宽胸。

【主治】①胸痹(心绞痛、心肌梗死)痰浊壅盛;②哮喘;③慢性阻塞性肺疾病。

【方义】《金匮要略》中瓜蒌薤白半夏汤主治胸痹,其病机为胸阳不振,痰浊中阻,气结胸中。阳气不足是根本,是阴寒之气上逆的原因,也是痰浊产生的原因。因此以薤白之辛温通阳,配以白酒之燥烈、走窜助其散寒开结,瓜蒌、半夏祛痰宽胸。该方目前是冠心病的主要治法之一。晁恩祥教授认为:"阳微阴弦"是胸痹的病机所在,但慢性阻塞性肺疾病、哮喘的病人中也有相似的病机存在。慢性阻塞性肺疾病、哮喘反复发作,可导致肺气不足,日久阳气虚弱;正气虚痰浊内生,无以排出,正气虚是产生痰浊的原因,痰浊是阻滞、亏耗气机的原因,故本虚标实。晁恩祥教授认为瓜蒌薤白半夏汤可以通阳散结、祛痰宽胸,以达到止咳平喘的目的,他常常在临床上用于治疗慢性阻塞肺疾病、哮喘等,疗效突出。

典型病案

苏某,男性,63 岁,2008 年 3 月 12 日因"反复咳嗽 30 余年,发作性喘憋 2 年,加重 3 天"就诊。

患者近 30 余年反复咳嗽,每年冬季发作,每次咳嗽持续 20~30 天,咳大量白泡沫痰,经抗生素等药治疗后缓解。1987 年协和医院肺功能诊断:慢性阻塞性肺疾病。近 2 年咳嗽发作时伴喘憋,夜间难以平卧,胸闷,痰难咯出,喉中喘鸣,经抗生素、激素等治疗 1 周左右缓解。3 天前受凉后喘憋发作,活动后加重,夜间难以平卧,咳嗽,胸闷,白痰难咯出,喉中喘鸣,流清涕,咽痒,背凉,无发热,汗多,食欲不好,大便不干。两肺散在哮鸣音。舌淡红,苔白,脉弦。

辨证:风寒袭肺,痰浊内阻,气结胸中。

立法:疏风宣肺,通阳散寒,祛痰宽胸。

处方:炙麻黄 6g,前胡 10g,紫菀 15g,苏子 10g,苏叶 10g,瓜蒌 30g,薤白 10g,半夏 10g,旋覆花 10g,桂枝 10g,白果 10g,蝉蜕 8g,地龙 10g,生姜 3 片。

5 剂,水煎服,2 次 /d。

药后患者喘憋明显减轻,夜间可平卧,痰易咯出。继服 5 剂后症状消失。后继续长期服用益气化痰之剂调理慢性阻塞性肺疾病缓解期,预防哮喘发作。

8. 半夏泻心汤

【组成】半夏 9g,黄芩 6g,干姜 6g,人参 6g,黄连 3g,炙甘草 6g,大枣 6g。

【用法】上七味,以水 1 200ml,煮取 600ml,去滓,再煎,取 300ml,日三服。

【功用】辛开苦降,调治寒热,和胃降逆,开结除痞。

【主治】①胃痞(胃炎、胃溃疡、胃肠功能紊乱)证;②失眠症;③肠道菌群失调证。

【方义】本方中半夏散结消痞、降逆止呕,故为君药;干姜温中散邪,黄芩、黄连苦寒,邪热消痞,故为臣药;人参、大枣甘温益气,补脾气,为佐药;甘草调和诸药,为使药。半夏泻心汤原为治疗"胃痞"之经典名方,但晁恩祥教授扩大了该方的用法。晁老认为,"胃不和卧不安",他临证发现许多胃病的患者都存在失眠问题,这类患者失眠的特点是:①睡眠问题的轻重与胃病的轻重成正相关;②胃病缓解后,睡眠问题长期存在。对这类患者,晁老从调理中焦入手,从调理寒热入手,获得了较好的临床疗效。晁老还发现,各类感染的患者,应用抗生素之初,往往热象明显。大量使用抗生素后,证候特点发生了变化,热象渐退,逐渐出现大便溏薄、食欲不好等一派虚弱的表现。他认为抗生素可以损伤人体的正气,损伤中气。此时肠道菌群失调症的证候应该是寒热错杂,虚实错杂。适合以半夏泻心汤为代表的泻心汤类方剂治疗。

🌸 **典型病案**

李某,男性,85 岁,2004 年 3 月 26 日因"腹泻 2 周"会诊。

患者因"肺部感染"入院治疗,经多种强力抗生素治疗,体温恢复正常,仍然有黄痰。2 周前出现腹泻,每日十余次稀水便,大便培养有真菌生长。

应用抗真菌药及口服收敛药后大便为糊状便,每日 5~6 次,食欲不好,胃脘堵闷,时时欲呕,胃灼热,口干不喜饮,腹胀,体重下降 5 千克。舌红,苔白厚,脉数。

证型:胃气虚弱,寒热错杂,升降失常。

治法:益气和胃,调理寒热,消痞止泻。

处方:党参 10g,苍术 10g,白术 10g,炙甘草 10g,干姜 8g,黄连 10g,黄芩 10g,半夏 10g,葛根 10g,茯苓 15g,大枣 5 枚,焦三仙各 30g,杏仁 10g,紫菀 15g,前胡 10g,泽泻 10g。

5 剂,水煎服,2 次 /d。

患者服药大便逐渐成形,食欲渐增,诸症缓解。

9. 藿香正气散

【组成】藿香 12g,紫苏 10g,白芷 10g,大腹皮 15g,茯苓 15g,白术 10g,半夏曲 10g,陈皮 10g,厚朴 10g,桔梗 10g,炙甘草 10g。

【用法】水煎服。古法原方为细末,每服 6g,水一盏,生姜三片,大枣 1 枚,同煎至七分,热服,如欲出汗,覆衣被,再煎服之。

【功用】解表化湿,理气和中。

【主治】外感风寒、内伤湿滞证。症见霍乱吐泻,发热恶寒,头痛,胸膈满闷,脘腹疼痛,舌苔白腻之急性胃肠炎、禽流感、新冠肺炎、上呼吸道感染等。

【方义】本方以藿香为君,既解在表之风寒,又取其芳香之气而化在里之湿浊,且可辟秽和中而止呕。半夏曲、陈皮理气燥湿,和胃降逆以止呕;白术、茯苓健脾运湿以止泻,共助藿香内化湿浊而止吐泻,俱为臣药。湿浊中阻,气机不畅,故佐以大腹皮、厚朴行气化湿,畅中行滞,且寓气行则湿化之义;紫苏、白芷辛温发散,助藿香外散风寒,紫苏尚可醒脾宽中,行气止呕,白芷兼能燥湿化浊;桔梗宣肺利膈,既益解表,又助化湿;煎用生姜、大枣,内调脾胃,外和营卫。使以甘草调和药性,并协姜、枣以和中。晁恩祥教授对于急性胃肠炎,原因不明的泄泻,胃肠型感冒呕吐泻利,抗生素相关性腹泻常选用藿香正气汤加减治疗,对于兼有感冒而呕吐泄泻者疗效明显。

典型病案

患者,女,88 岁,2006 年 5 月 5 日初诊。患者于 4 月 11 日无明显诱因出现腹泻水样便,日3~5次,无发热、恶心、呕吐,无腹痛,某医院予左氧氟沙星、小檗碱、地衣芽孢杆菌、双八面体蒙脱石等,症状加重,每日腹泻十余次,伴肠鸣,脘腹胀满,遂入院治疗。诊断:急性肠炎。给予左氧氟沙星、地衣芽孢杆菌、双歧杆菌等,效果不佳,仍每日大便10次左右。肠镜示:结肠炎性改变,结肠多发憩室。病理:(回肠末端)黏膜中度慢性炎,淋巴滤泡形成,(回盲瓣)黏膜中度急慢性炎。便常规:白细胞7~10/HP。考虑患者初起为急性肠炎,经使用抗生素造成肠道菌群失调,遂请中医会诊。刻下证见:稀水样便,无脓血,无腹痛,腹胀肠鸣,矢气多,纳食可,尿少,口干唇燥,乏力,眠差,舌淡红,苔白腻,脉弦。

中医诊断:泄泻。

辨证:脾虚湿郁,寒热错杂。

治法:健脾化湿,辛开苦降,佐以开胃。

处方:党参12g,苍术10g,白术10g,藿香10g,佩兰10g,苏叶8g,草果8g,陈皮10g,车前子12g,干姜8g,黄连8g,焦山楂12g,砂仁8g,鸡内金8g,白茅根15g。

3剂,水煎服。

5月9日二诊药后大便每日5~6次,便量亦减,肠鸣好转,仍腹胀,纳可,眠差,口干,尿少,舌淡红,苔白腻,脉弦。

处方:苍术、白术各10g,藿香10g,佩兰10g,薏苡仁30g,干姜10g,黄连10g,陈皮10g,半夏10g,苏叶10g,焦三仙各10g,炒枣仁15g,鸡内金10g,青皮10g。

4剂,水煎服,日1剂。

5月12日三诊药后大便减至4次,逐渐成形,仍胃脘胀满,无食欲,口鼻干燥,喜饮水,睡眠好转,舌淡红,苔白腻,脉弦。治疗继以健脾化湿、辛开苦降之法。

处方:苍术10g,白术10g,藿香10g,佩兰10g,青皮10g,陈皮10g,焦三仙各10g,鸡内金10g,干姜8g,黄连8g,厚朴10g,半夏10g,石斛15g,白茅根25g,炙甘草6g。

6剂,水煎服,日1剂。

5月18日四诊大便明显好转,日1次,便溏,仍无食欲,胃脘胀满较前减轻,口干,面部烘热,舌暗红,苔黄燥,脉弦。予健脾开胃、辛开苦降、调理气机之法巩固疗效。

处方：黄连 8g，黄芩 10g，半夏 10g，干姜 8g，党参 10g，苍术、白术各 10g，青皮、陈皮各 10g，焦三仙各 30g，鸡内金 10g，厚朴 10g，砂仁 5g，石斛 15g，白茅根 25g，炙甘草 6g。

3 剂，水煎服，日 1 剂。药后大便正常，纳食好转，痊愈出院。

10. 旋覆代赭汤

【组成】旋覆花 9g，半夏 9g，人参 6g，代赭石 6g，炙甘草 9g，生姜 15g，大枣 6g。

【用法】上七味，以水 1 200ml，煮取 600ml，去滓，再煎，取 300ml，日三服。

【功用】降逆化痰，益气和胃。

【主治】胃气虚弱，痰浊内阻。心下痞硬，噫气不除之胃肠功能紊乱、胃炎、胃溃疡、食道反流。

【方义】旋覆代赭汤出自张仲景《伤寒论》。旋覆花降气化痰，入肺、大肠经，消痰结坚满，配伍代赭石，重镇降逆，以治疗胃气上逆，辅以人参补气益胃，以治疗其虚，半夏辛温而降，消痞散结，甘草、大枣协助人参以益气和中，诸药合用能使中焦健运，痰浊剔除，则清升浊降，攻邪不伤正。晁恩祥教授在临床上多用本方治疗食道反流引起的咳喘之疾，疗效显著。

典型病案

患者牛某，男，40 岁，主因"咳嗽咳痰 1 月"，2009 年 3 月来诊。

因有反酸而行胃镜检查，结果提示反流性食管炎、浅表性胃炎。胸片结果提示支气管炎，肺功能提示气道激发试验阳性。当时症见咳嗽咳白痰，量不多，反酸，对冷空气敏感，夜卧咳嗽加重，大便不成形，舌质淡有齿痕，舌苔白腻，脉滑。诊断咳嗽变异性哮喘，证属脾虚气逆，风邪犯肺。治宜健脾益气，降逆缓急止咳。

处方：苍术 10g，白术 10g，旋覆花 10g，法半夏 10g，太子参 30g，浙贝 10g，僵蚕 10g，苏叶 10g，苏子 10g，代赭石 30g。

7 剂，生姜为引，水煎服。

7 剂服用后咳嗽、咳痰消失，反酸明显减轻，后以平胃散加减治疗而愈。

11. 茵陈蒿汤

【组成】茵陈蒿 60g，栀子 9g，大黄 9g。

【用法】水煎服，先煮茵陈。

【功用】清热除湿，利胆退黄。

【主治】①湿热黄疸；②脂肪肝；③皮肤瘙痒等。

【方义】方中重用茵陈蒿，茵陈蒿为治黄疸要药，能够消除病因，能解肝胆之郁，利胆退黄；伍用栀子，清热利胆退黄作用为之增强；佐大黄泄热通腑，使腑气畅通，湿去热消，则黄疸自退。药仅三味而力专效宏，确能起到清热除湿，利胆退黄作用。晁恩祥教授将本方灵活运用，应用于慢性乙型肝炎、胆囊结石、脂肪肝、脂代谢紊乱皮肤瘙痒症、药物性皮疹、发热见肝胆湿热证者等。晁恩祥教授认为，以上诸病见腹胀，胁痛，纳差，汗出，烦躁，舌红，苔黄厚，脉弦等湿热内蕴，肝郁火旺之症，均可用本方加减化裁治疗。

◈ 典型病案

患者刘某，男，35 岁。2009 年 11 月 24 日因"胁肋胀痛，纳呆 1 月"就诊。

外院腹部 B 超：确诊为脂肪肝。生化示谷丙转氨酶 81U/L，谷草转氨酶：55U/L，胆固醇：6.42mmol/L，甘油三酯：1.63mmol/L，高密度脂蛋白：1.73mmol/L，低密度脂蛋白 4.12mmol/L，乙肝五项：阴性，丙肝抗体阴性，诊断：脂肪肝。诊见：胁肋胀痛，急躁易怒，纳呆口黏，小便黄，大便不爽，舌质暗红，苔黄厚，脉弦滑。

证型：肝郁化火，脾失健运，湿浊内生，气滞湿阻，久而成瘀，留滞肝脏。

治法：清肝活血，健脾化湿，理气消胀。

处方茵陈蒿汤加味：茵陈 15g，炒栀子 10g，制大黄 8g，元胡 10g，玫瑰花 10g，香附 10g，茜草 10g，草果 10g，厚朴 10g，枳实 10g，木香 10g，泽泻 10g，红花 10g，苏木 10g，党参 10g，生甘草 10g。

7 剂，水煎服。

二诊药后胁痛减轻，大便正常，小便量多，纳呆，口干，舌苔黄厚改善。再拟原方加减治之。

处方茵陈 15g，栀子 10g，制大黄 8g，葛根 25g，白茅根 25g，元胡 10g，香附 10g，茜草 10g，厚朴 10g，枳实 10g，木香 10g，红花 10g，苏木 10g，五味子 10g，生甘草 10g，焦三仙各 30g。

7剂,水煎服。药后诸症消失。

12. 三承气汤

【组成】大承气汤:生大黄6g,元明粉(分冲)3g,厚朴10g,枳实10g。

小承气汤:生大黄3~5g,枳实10g,厚朴10g。

调胃承气汤:生大黄3~5g,元明粉(分冲)3g,甘草8g。

【用法】生大黄后下,元明粉冲服,余药煎以常法。

【功用】泻下热结。

【主治】阳明腑实证。

【方义】三承气汤均以大黄泄热通便,荡涤肠胃,为君药。根据病情轻重之不同,或以芒硝软坚润燥,或伍厚朴、枳实行气散结,消痞除满,或用甘草作为佐使药。晁恩祥教授临床擅用三承气汤,根据病情之轻重缓急,或以大承气,或以小承气,或以调胃承气,且三方变通而用,非守方不调。他认为使用承气之证,有急症,有缓症,急症病速,缓症病缓,且治疗缓症,虽守方用药,因配伍得当,并无伤正之弊。临证常用于各类发热、肺热喘咳等而症见腹胀便秘者。

典型病案

患者胡某,女性,75岁。初诊日期2009年2月25日。

患者主因"咳嗽、喘憋,不能平卧一周"入院,入院诊断为肺间质纤维化合并感染。会诊时症见患者不能转侧,动则喘甚,大便七日未行,咳嗽,咳痰色黄不易咳出,舌红苔白而干,脉弦滑。证属肺气失宣,痰浊内阻,腑实内结,治以宣肺平喘,止咳化痰,泻下通便,方以止咳化痰平喘药为主,辅以调胃承气汤之意。

处方:黄芩10g,鱼腥草25g,紫菀25g,枇杷叶10g,地龙10g,浙贝10g,生大黄5g,玄明粉(分冲)3g,甘草10g。

五日后再次会诊,患者咳嗽明显减轻,喘憋缓解,已可转侧,服药后大便已通,大便每日一行。

附篇 薪火相传

一、严重急性呼吸综合征（SARS）出院患者康复治疗前后实验室检查结果的变化

张忠德　张瑜　韩云　林琳　何德平　许银姬　江俊珊

1. 临床资料

观察对象为 2003 年 1 月—4 月在广东省中医院住院治愈出院后的严重急性呼吸综合征（SARS）患者，共 79 例。其中男性 33 例，年龄年龄 23~65 岁，平均（34.42 ± 10.69）岁；女性 46 例，年龄 19~72 岁，平均（30.26 ± 11.59）岁。治疗前有 17 例未测淋巴细胞计数，3 例未测血清免疫球蛋白 IgA 亚类（IgA）、T 细胞亚群抗原标志 CD4+（CD4+）。治疗后调查缺失 9 例。

2. 方法

2.1 观察方法

采用病例自身前后对照的研究方法，对 79 例出院后的 SARS 患者进行辨证分型，运用中医药康复治疗 1 个月，对比分析了解 SARS 患者康复治疗前后相关实验室指标变化的情况。

2.2 治疗方法

79 例患者按中医辨证分为气阴不足型、肺脾气虚型、心脾两虚型和气虚血瘀型，分别以益气养阴、健脾益肺、补益心脾和益气活血为治则进行中医药治疗。气阴不足型选用生脉散合沙参麦冬汤加减：西洋参 9g，太子参 15g，北沙参 15g，麦冬 15g，炒扁豆 12g，山药 15g，玉竹 10g，芦根 25g，花粉 15g，生白术 9g，五味子 6g，生甘草 5g。肺脾气虚型选用李氏清暑益气汤加减：西洋参 9g，党参 15g，生白术 15g，茯苓 15g，陈皮 4g，枳壳 9g，升麻 4.5g，炒扁豆 12g，生薏苡仁 20g，杏仁 10g。心脾两虚型选用归脾汤加减：党参

20g,当归 12g,北黄芪 25g,茯苓 9g,龙眼肉 12g,白芍 12g,熟地 12g,陈皮 4g,远志 9g,麦冬 12g。气虚血瘀型运用自拟汤药:桃仁 15g,丹参 15g,川芎 12g,党参 30g,毛冬青 30g,北黄芪 30g,赤芍 15g,丹皮 9g。凡夹湿者酌加蔻仁 6g(后下)、厚朴 6g、淡竹叶 9g;夹瘀者酌加丹参 20g、毛冬青 30g、赤芍 10g、鳖甲 10g(先煎)、田七 10g、浙贝母 15g。

每剂药加水煎至 300ml,分装 2 袋,早晚各服 1 袋。所有中药汤剂均由我院煎药室煎药机统一制备包装。服药 4 周。

2.3 统计学方法

计量资料采用均数、标准差等描述性分析及配对 t 检验(检验水准 $\alpha=0.05$)。数据库的建立以及分析均在 SPSS10.0 统计软件包上实现。

3. 结果

血常规、生化、免疫等方面部分指标的比较见表 7-1。

表 7-1　血常规、生化、免疫等部分指标的比较($\bar{x}\pm s$)

项目	例数	治疗前	治疗后	t	P
白细胞计数	73	5.87 ± 1.33	5.81 ± 1.20	0.428	0.670
淋巴细胞计数	58	2.62 ± 3.45	2.02 ± 0.56	1.347	0.183
谷丙转氨酶	75	21.23 ± 18.32	22.49 ± 17.66	−0.799	0.427
IgA	72	1.07 ± 0.45	1.64 ± 0.74**	−7.096	0.000
CD4+	72	33.52 ± 6.43	34.18 ± 6.43	−1.012	0.315

注:与治疗前比较,** P<0.01;正常参考值范围:白细胞计数(4~10)× 10^9/L,淋巴细胞计数 (1~3.3)× 10^9/L,谷丙转氨酶 0-40U/L,IgA 0.7~3.82g/L,CD4+(43 ± 9)%

4. 讨论

SARS 是由变异冠状病毒感染引起的一种新的呼吸道传染性疾病。实验室检查发现患者外周血白细胞计数一般不升高,或有降低,常有淋巴细胞计数减少。有研究结果显示:SARS 患者发病初期外周血淋巴细胞计数下降的比例比白细胞总数下降的比例高,CD4+ 细胞计数下降的比例又比淋巴细胞计数下降比例更高,且病情越重 CD4+ 细胞计数下降越明显。

SARS 患者的外周血 T 淋巴细胞亚群显著下降,提示有明显的机体细胞免疫损伤。细胞免疫是人体免疫系统中非常重要的一部分,它是由 T 淋巴细胞各亚群的比例来调节和维持人体免疫内环境的稳定,CD4$^+$ 分子是辅助、诱导 T 淋巴细胞的标志。IgA 是人体中一种免疫球蛋白,主要由肠系膜淋巴组织中的浆细胞产生,具有抗细菌、抗病毒、抗毒素的作用,如抗呼吸道、消化道和泌尿生殖道的感染等,是机体抗感染、抗过敏的重要免疫"屏障"。IgA 的降低显示机体体液免疫功能下降。

在 SARS 疾病的发生发展中,机体细胞免疫系统和体液免疫系统均受到损害,导致免疫功能明显下降。本项研究是针对 SARS 出院患者,因此,提高患者免疫功能是促进患者康复的关键之一。

本项研究显示:在 SARS 出院患者用药后所测外周血中,白细胞计数、淋巴细胞计数略低于治疗前,但均在正常范围内,谷丙转氨酶、IgA 及 CD4$^+$ 均较治疗前略有升高,但除 IgA 升高差异具有显著性($P<0.01$)外,其余各项差异均无显著性($P>0.05$)。

我院在 SARS 出院患者的康复治疗中,根据中医整体观念和辨证论治理论制定的中医药治疗方案体现了中医药学调整阴阳以达阴平阳秘、扶正祛邪以达正胜邪退的整体治疗特点。现代研究亦证实诸多中药例如西洋参、黄芪等具有调节、提高机体免疫功能的作用。但因本项研究为患者自身前后对照研究,未设立其他对照组,因此,我们认为,治疗后 SARS 患者 IgA 的升高,可能与中医药干预作用有关,但亦不能排除为患者自身机体恢复的过程。

二、关于提高中医药治疗支气管哮喘临床疗效的几点思考

张洪春

支气管哮喘是世界范围内严重威胁公众健康的一种主要慢性疾病,它涉及各年龄组,全世界大约有 1 亿人患哮喘。近年来,我国各地对哮喘病进行了大量流行病学调查,各地区的哮喘患病率有一定的差异,福建省患病率最高为 2.03%,西藏高原最低为 0.11%,平均为 1%。山东省调查 98 万名城乡人群的哮喘患病率为 0.59%,其中 14 岁以下的患病率为 0.80%,显著高于成人的 0.49%。中医药治疗支气管哮喘病,历史悠久,亦积累了丰富的经验。如何在现有工作的基础上,发挥中医药的优势,不断提高临床

疗效,特别是迅速控制其急性发作和减少发作频率,仍是目前急需解决的重要课题。作者在分析有关资料的基础上,结合自己十余年来的工作体会,就提高中医药治疗支气管哮喘临床疗效,浅谈看法如下,不正确之处敬请指正。

1. 中医药治疗支气管哮喘的现状

1.1 病因病机的研究

近年来诸多医者根据自己的临床实践和研究观察的结果,从不同角度阐述了自己的认识,主要有以下观点。

1.1.1 风邪为患:如晁恩祥等人根据哮喘病人及家族中有哮喘、湿疹、荨麻疹等病史;多发于春冬季节,有明显的季节性;发作前多有鼻痒、眼痒、喷嚏、流涕等先兆症状;发病迅速,时发时止,反复发作,发作时痰鸣气喘的特点,认为此与风邪"善行而变"的性质相符,因而重视风邪为患,提出"风盛痰阻、气道挛急"是其主要病机的观点。

1.1.2 痰瘀伏肺:如洪广祥认为,痰饮内伏,并不是孤立存在的,往往与气郁、血瘀互为因果,提出了痰饮内伏为哮喘"宿根"。李琳认为本病邪羁日久,病人面色黧黑,口唇乌暗,眼下发青,爪甲发绀,舌青或有瘀点,舌下脉络暗而怒张,实属血行不畅,络道瘀塞。

1.1.3 气郁、气逆:如高铎等认为,其发病时胁肋紧缩,收而难舒,胸憋如窒,呼长吸短,均为有升无降的气逆之象。熊家平认为,人体之气,虽其主在肺,其充在脾,其根在肾,但其调在肝。若肝气疏泄失职,郁而生风,挟痰循经上扰肺金,亦可导致肺金清肃不利,痰气交阻,发为哮喘。

1.1.4 本虚标实:如张贻芳等认为,哮喘是本虚标实之证,本虚以气阴两虚多见,标实以热痰多见。李传方认为,哮喘反复发作的患者,往往于发病时既有外邪客肺和痰浊阻肺的标实证,又有脾肾不足的本虚证,强调肺脾肾不足是哮喘的宿根。许德盛认为肾虚是哮喘的基本体质,哮喘病人无论临床上有无肾虚见证,皆存在"隐性肾虚证"。

1.2 治法研究

近年来不少医家提出了许多行之有效的治法,丰富和发展了中医治疗该病的内容。

1.2.1 祛风解痉法:是针对风邪为患、气道挛急的病机而设的治法。如晁恩祥等人根据此法而制定的具有祛风解痉、宣肺化痰平喘作用的"祛风解痉平喘汤"(炙麻黄、苏叶、苏子、蝉蜕、白果等),临床治疗 32 例发作期患者,临床疗效结果为:临控 10 例,显效 13 例,有效 6 例,无效 3 例;控显率为 71.87%,总有效率为 90.62%。临床实验室检查结果表明,祛风解痉平喘汤能改善肺功能,降低易感性,降低呼吸道阻力,并能改善微循环,降低全血黏度、血浆黏度,使舌浅表血流量增高,从而达到治疗目的。药效学的研究机制证明,祛风解痉平喘汤具有拮抗组胺和乙酰胆碱(ACh)对平滑肌的收缩,对大鼠卵蛋白被动皮肤过敏试验有明显的抑制作用,并能明显增强呼吸道的排泄酚红作用。

1.2.2　宣肺降气化痰法:是针对发作期痰阻气逆病机而设的治法。如苏梅用麻杏二三汤(炙麻黄、杏仁、橘红、半夏、茯苓、炒苏子、莱菔子、白芥子、茶叶、诃子、甘草)治疗哮喘 23 例,总有效率 91%;王玉等用喘嗽宁(地龙、白果、苦参、杏仁、茯苓、陈皮、黄芩、桑白皮、白前、甘草)治疗哮喘 308 例,均获得较明显疗效。

1.2.3　活血化瘀法:是针对发作期瘀血痹阻之病机而设的治法。如李静以活血定喘方为基本方(川芎、赤芍、当归、丹参、桃仁、红花、生地、柴胡、枳壳、桔梗、瓜蒌、地龙、甘草),加减治疗顽固性哮喘 46 例,并设立理气化痰的定喘方(麻黄、杏仁、苏子、桑白皮、黄芩、款冬花、半夏、甘草)为对照组。结果表明:活血定喘方的作用明显优于定喘方,经统计学处理有显著的差异,多项研究指标揭示,活血定喘能拮抗炎症介质,改善血液循环,降低气道反应性。

1.2.4　肺肾同治:如张镜人等以补肾益肺法为主抢救哮喘持续状态。主方是参蚧散(移山参 6~9g,胡桃肉 10g)。结合辨证,寒喘选三拗汤、小青龙汤;热喘选麻杏石甘汤、白果定喘汤。共抢救 12 例发作持续状态者,结果临床控制 9 例、显效 3 例、无缓解 1 例,总有效率为 94%。许得盛等人在以往的工作应用补肾法对预防支气管哮喘的季节发作具有明显的作用,而对发作期患者难以奏效的基础上,进一步以补肾法结合清肺平喘药物,而标本兼顾组成宁喘冲剂(附片、熟地、巴戟天、麻黄、黄芩、苏子等),不仅观察其对哮喘发作的疗效,还观察其缓解哮喘的疗效。结果表明宁喘冲剂在缓解期治疗哮喘、预防哮喘发作的显效率为 45.2%,安慰剂对照组为 4.8%;在发作期治疗哮喘,缓解哮喘发作的显效率为 61.1%,西药对照组的显效率为 50%,两组比较 $P>0.05$,但中药每天平均服平喘药 1.25 片,而西药对照组为 4.26 片（*P*<0.01）。宁喘冲剂还可明显减少皮质激素用量。

1.2.5 肺肝同治：如武维屏等人对 174 例哮喘病人采用调肝理肺法治疗，药物分别用四逆汤加减、柴苓泻白散加减、柴胡陷胸汤加减、过敏煎加减。结果哮喘 1 周内缓解 34 例，2 周内缓解 79 例，2 周以上缓解者 34 例，无效或加重者 16 例，总有效率为 90.80%。

1.2.6 肺脾同治：如张贻芳等人用哮喘灵（麻黄、杏仁、生石膏、黄芩、黄连、黄柏、甘草）以治肺，用哮喘平（党参、白术、茯苓、鸡内金、焦三仙、甘草）以治脾，1 日两方同用，间隔服用，意在标本兼顾，扶正祛邪。观察了 111 例，结果总有效率为 97%，显控率为 67%。

1.2.7 从肾论治：沈自尹等人采用温阳片（附片、生地、熟地、山药、仙灵脾、补骨脂、菟丝子等）预防哮喘季节发作，并用小青龙汤作为对照组。治疗组 5 批 284 例，显效率 63.4%~75.0%；对照组 3 批 81 例，显效率仅为 18.5%~22.2%。郝建新等人对支气管哮喘急性发作的患者辨证为热哮时，治疗主张加用补肾阳之品，他们认为本病的发生发展变化与肾虚（主要是肾阳不足）的关系密切。故尽管发作时证属热哮，肾虚仍为本病之本，也就是说基本病理为本虚标实，以痰热上壅于肺、肾阳亏于下为特点。若在治疗中加入温肾补阳之品甚合标本兼顾之意，故能提高疗效。一般可选用补骨脂、淫羊藿、五味子、附子等药，以温补肾中阳气，扶助纳气之功，而治其本。

1.3 分期分型论治

1.3.1 哮喘的分期分型论治：哮喘的分期分型论治，一般分为发作期和缓解期。如张沛虬、刘国安将本病发作期分为：寒痰阻肺型，以小青龙汤加减；热痰阻肺型，方用泻白散合麻杏石甘汤加减；气郁痰阻型，方用二陈汤合三子养亲汤加减。缓解期分为：肺气不足型，治以参麦散合苏子降气汤加减；脾气虚弱型，治以六君子汤加减；肾不纳气型，偏于肾阳虚者，以温补肾阳佐以纳气，肾气丸合参蛤散；偏于肾阴虚者，用滋补肾阴佐以纳气，七味都气丸合参蛤散。

1.3.2 有的虽也分为发作期和缓解期，但各期均以一方统之，随证加减。如马仁美报道，王正公治疗本病，在发作期采用宣肺透邪法，常用三拗汤合止嗽散加减。偏于风热者，加牛蒡子、前胡、桑白皮；偏于风寒者，加荆芥、桂枝、苏子；偏于痰热者，加生石膏、银花、黄芩；偏于痰湿者，加半夏、陈皮、茯苓。缓解期采用扶正固本、清透余邪法。方由南北沙参、炙甘草、当归、白芍、白术、僵蚕、百部、白前等组成。偏于肺气虚者,加党参、黄芪、山药;偏于肺阴虚者,加麦冬、百合、五味子;偏于痰湿者,加半夏、陈皮、远志;肺有伏热者,加芦根、甘草。治疗此期患者 142 例,结果临床控制症状 16 例,症状减轻 71 例。

1.4 单方验方治疗

近年来,有关治疗哮喘的单方、验方报道很多,均有一定疗效,有的已研究制成成药,广泛应用于临床。李广龙等人用珠贝定喘丸(珍珠、川贝、牛黄、琥珀、麻黄、人参、肉桂、氨茶碱、异丙嗪等)治疗哮喘、慢性支气管炎,设治疗组 359 例,并设立对照组(用定喘片)45 例,结果治疗组显效 123 例,好转 188 例;对照组好转 3 例,其他无效。王氏等人用当归的有效成分藁本内酯制成当归精丸,他认为该药可适用于各种哮喘。著名中医学家姜春华教授自拟截喘方,由佛耳草、老颧草、开金锁、碧桃干、全瓜蒌、合欢皮、防风、旋覆花组成,用于哮喘急性发作期疗效颇佳。

1.5 外治法研究

1.5.1 外治法的临床应用:中医采用外治法治疗哮喘的报道,近年来较多。中国中医科学院董征等研制冬病夏治消喘膏(由炙白芥子、元胡、细辛、甘遂)组成,用于缓解期支气管哮喘或喘息型支气管炎,在三伏天于背部双侧肺俞、心俞、肺俞穴位敷贴 4~7 小时,每 10 天贴 1 次,每年 3 次。防治哮喘患者 223 例(其中支气管哮喘者 35 例,喘息型支气管炎 188 例),历时 10 年,痊愈 72 例,总效率为 86.5%。高氏采用这一方法防治支气管哮喘 128 例,经 4 年观察,痊愈 21 例,总有效率 93%。该作者认为,哮喘膏在发作期贴敷有治疗作用,缓解期贴敷有预防作用。其巩固疗效的原因可能是:药物的刺激在大脑皮层形成一个新的兴奋灶,遗留了痕迹反射,长期的后抑制作用改变了下丘脑 - 垂体 - 肾上腺皮质轴的功能状态;药物吸收后使免疫系统发生变化,同时使肺内相应感受器也产生相应改变,进一步使肺表面活性物质得到调整。

1.5.2 外治法疗效机制研究:为进一步探讨中医穴位敷贴的疗效机制,王氏将自制中药 2 号和 5 号方贴于豚鼠哮喘动物模型的颈项部,结果发现,两方能延长哮喘发作潜伏期,减轻哮喘程度,对组胺和乙酰胆碱致痉的支气管平滑肌有显著的松弛作用,对肥大细胞膜有保护作用,对腹腔淋巴细胞环核苷酸水平有一定调节作用;能提高 β 受体 Rt 值,降低 Kd 值,使 β 受体功能增强,使支气管狭窄、肺气肿和肺不张程度减轻。

1.6　给药途径研究

中医药治疗哮喘病,为了迅速控制急性发作,近年来又有口鼻气道雾化吸入、直肠给药等途径的报道。

1.6.1　口鼻气道雾化吸入:如王玉等研制的"喘平气雾剂",经临床与实验证明具有平喘、化痰、抗炎和松弛平滑肌作用。李氏报道,寒喘型治疗以加味麻黄汤,药用麻黄、桂枝、杏仁、甘草、苏子、橘红;热喘型以加味麻杏石甘汤,药用麻黄、杏仁、石膏、黄芩、桑白皮、银花。上二方均采用水煎浓缩液进行雾化吸入,共治疗哮喘发作期 60 例,总有效率为 90%。

1.6.2　直肠给药:浙江省香叶醇研究协作组在证实香叶醇具有平喘效果的基础上,制成栓剂肛门给药。通过对 148 例发作期支气管哮喘患者观察,其中显效 74 例,有效 53 例,总有效率为 86.5%;以吸入型哮喘效果最好,其止喘时间不亚于气雾剂和注射剂。金氏对 11 例哮喘患者经用抗炎、平喘及激素治疗 3 天仍无效者,改用麻黄、半夏、桑白皮、五味子、细辛、山海螺、夜交藤、胡颓子、甘草等药物水煎液作高位保留灌肠,5 天为一个疗程。结果,中度发作者 8 例于灌肠后 0.5~3 小时开始缓解,2 天左右完全控制;重度发作者 3 例于灌肠后 1~1.5 天开始缓解,5 天左右控制。

1.6.3　鼻疗:如杜氏等以咳喘鼻闻安为实验用药(G 组),异丙肾上腺素气雾剂做对照组(D 组),受试者在治疗期间一律停用其他中西药,采用闻剂和气雾剂治疗。G 组采用闻吸法。本法有随意法和间歇法两种,根据患者实际情况选择。随意法即把"闻剂"大包置于床头枕旁,患者躺卧于床,头面鼻孔贴于"闻剂"处,通过鼻孔不断吸药气味而达到治疗目的,适宜卧床病人或夜间治疗;间歇法是置小包"闻剂"于上衣口袋内,用时拿在手上,置于鼻孔下,任意闻吸药味,每隔 1~2 小时闻吸 10~15 分钟,夜间按随意法使用。D 组采用喷雾吸入法,即打开药栓,向咽喉部喷雾,每次 1~2ml,每日 4~6 次。共观察 690 例,其中 G 组闻吸咳喘鼻闻安 460 例,D 组 230 例。G 组总有效率为 85%,D 组总有效率为 56%,经统计学处理结果表明,G 组疗效显著优于 D 组($P<0.01$)。

1.6.4　注射剂:如扬州市苏中制药厂生产的纯中药复方制剂——"止喘灵"已被推广为 1995 年全国中医医院急诊科室必备药,这是呼吸系统的唯一急救中药。该药为肌内注射给药,药理实验证明其作用疗效明显优于氨茶碱衍生物二羟丙茶碱等药。

1.7　疗效机理研究

有关中医药防治支气管哮喘机制的研究,主要表现为专方研究及补肾法疗效机理研究。

1.7.1　专方疗效机制的研究:如钱氏研究发现哮喘宁(由黄芩、丹皮、桂枝、甘草的乙醇及水提取物组成)不仅具有平喘、抑制Ⅰ型速发变态反应、抑制和拮抗过敏反应介质等的释放作用,而且对Ⅰ型变态反应模型家兔主动 Arthus 反应和大鼠被动 Arthus 反应有明显的抑制作用,也能降低卵蛋白和弗氏完全佐剂多次免疫家兔的血清免疫复合物含量。哮喘宁对 W 型变态反应模型小鼠 2,4- 二硝基氯苯(DNCB)接触性皮炎和小鼠绵羊红细胞(SRBc)足垫反应也有显著抑制作用;对小鼠脾脏溶血空斑数和血清溶血素抗体未见明显影响。

1.7.2　补肾法疗效机制研究:如沈氏等人在 1957—1965 年用补肾法防治哮喘取得远期疗效的基础上,1979—1983 年用温阳片(附子、生地、补骨脂、菟丝子、仙灵脾等)预防支气管哮喘季节发作 5 批 284 例,显效率 63.4%~75.0%;对照组(小青龙汤或空白对照组)3 批 81 例仅 18.5%~22.2%,$P<0.01$。1984—1986 年采用温阳片预防治疗哮喘 186 例,显效率为 59.1%;对照组(空白片)71 例,显效率为 6.8%($P<0.05$),这一疗效完全可以重复以往结果。他们所做的原理研究表明,补肾的温阳片能全面影响哮喘发病的变态反应(总 IgE 和特异性 IgE 反应、组胺等介质释放)和非变态反应(以 Ts 细胞为主的免疫调节、p 受体功能、内分泌功能)多个主要环节,使哮喘患者免疫系统和神经内分泌系统功能得以改善,逐步摆脱哮喘发作的恶性循环,最终减轻或中止哮喘的季节性发作。他们用具有高度特异的组胺吸入实验,观察到空白片对哮喘患者在发病季节的 20% 组织浓度(PC20)进一步明显下降,而服温阳片补肾治疗组的 PC20 保持在缓解期水平。揭示补肾法可通过自主神经系统的调节产生影响,通过改善 β 受体功能,从而起到稳定哮喘气道反应性的作用。

2. 抗哮喘中药开发动态

据有关资料表明,我国目前生产的抗哮喘药物有 40 余种,剂型有口服液、颗粒剂、胶囊、片剂、鼻闻剂、喷雾剂、灌肠剂等,剂型向服用方便、起效快、适于各种人群的方向发展。目前生产的新药品种有:①苓桂咳喘宁胶囊:焦作市第二中药厂研制生产,(96)卫药准字 Z-06。②蟾哮片:江西江中制药厂生产,(96)卫药准字 Z-23。③射麻口服液:由卫生部批准生产的准字号新药,已投放市场。该产品由北京名老中医金世元研制成功,海南宝平制药公司生产。含麻黄、射干、苦杏仁等,有清热宣肺、止咳平喘之功效,对呼吸系统疾病有较好疗效。④小儿哮喘灌肠剂:上海中医药大学研制,由麻黄、山海螺等组成。⑤小儿咳喘灌肠宝颗粒剂:由古方"三拗汤"加味而制成,原方出自《太平惠民和剂局方》,由麻黄、杏仁、甘草组成。以三拗汤为基础方,加入桑白皮、川贝母、桔梗、紫菀、款冬花,其止咳祛痰功效更为显著。用于小儿外感咳嗽、气喘痰多等症,疗效很好。黑龙江省黑河市制药厂对该药的制备工艺、质量标准及制剂稳定性进行了研究。⑥蜜炼虫草菌液川贝止咳膏:1994 年由江西国药有限责任公司研制成功(赣卫药准字(1994)Z-05 号)并面市。该品为金水宝胶囊的系列产品,有虫草菌发酵浓缩液、川贝母、枇杷叶和炼蜜而成。对人工氨雾致咳的小鼠、痰多的大鼠、气喘的豚鼠均有止咳祛痰和平喘的作用,能增加小鼠游泳耐力,提高抗寒能力,还能提高小鼠网状内皮细胞的吞噬能力,减轻化学刺激所致的小鼠耳廓炎症肿胀。临床验证并与香港念慈庵蜜炼川贝枇杷膏对照,发现本品止咳化痰作用与对照组一致,平喘作用略高于对照组。对急慢性支气管炎兼有夜尿频多的老年患者,疗效更佳。⑦苓暴红止咳片:黑龙江伊春制药厂生产,由黄芩、满山红油、满山红浸膏粉、暴马子浸膏粉组成,具有镇咳祛痰、平喘消炎的功效。由于片剂起效慢,改为口服液,实验结果表明,口服液祛痰效果比片剂为佳,止咳平喘及抗炎作用与片剂基本相同。⑧苓暴红口服液:黑龙江天宇药品科研开发公司生产,由苓暴红止咳片剂改成。⑨蛤蚧定喘胶囊:由桂林中药厂生产,含蛤蚧、鳖甲、紫菀、杏仁、麻黄等。由丸剂改为胶囊后,两者均有镇咳平喘作用,平喘作用更为突出,与临床应用效果一致。胶囊可替代丸剂。⑩咳喘鼻闻安:湖南湘衡制药厂生产,由18 味中药组成。该药主要通过芳香气味发挥作用,实验结果表明,该药能对抗组胺、乙酰胆碱引起的支气管痉挛、增加支气管肺灌流量、延长引喘潜伏期及缓解喘息症状。⑪肺宁口服液:四平市新星制药厂生产,(95)卫药准字 Z-42。用于咳嗽、哮喘、支气管炎。⑫止咳化痰颗粒:南京同仁堂制药厂生产。(95)卫药准字 Z-73。用于咳嗽、哮喘。⑬咳喘平气雾剂:吉林省中医研究院研制,1990 年正式批准生产。该药由麻黄、白果、苦参、黄芩等组成,具有清热化痰平喘之功。

3. 几点思考

综上所述,近年中医药在支气管哮喘的防治方面,取得了可喜的进展,其内容也更加丰富,治疗的方法也多种多样,改变了那种"内科不治喘"的悲观局面。然而也不难看出,至今从病因病机的认识到临床治疗未形成一套完整的辨证论治规律,临床上能迅速控制症状、缓解病情的中成药物还不多,因此在临床上应注意以下问题:

3.1　辨证论治的客观化:辨证论治是中医学认识疾病和治疗疾病的基本原则,是对疾病的一种特殊的研究和处理方法,也是中医学的基本特点之一。但是由于人们对疾病认识程度的不同,有时即使同一个病人,同一时刻,其辨证的结果也会出现不一致,以致治疗的方案不一,影响其疗效。因此,对支气管哮喘患者辨证论治客观化的研究,对于治疗疗效的提高至关重要。如国家中医药管理局脑病急症协作组制定的《中风病诊断与疗效评定标准》,将数学纳入了病类诊断标准的做法是值得学习的。

3.2　扬己所长:中医药治疗哮喘病的优势,在于缓解和预防。缓解期给予恰当的中医药治疗,对于减少再次发作次数,减轻发作的程度,亦显示了明显的优势,它符合中医"未病先防""既病防变"的原则。上海沈自尹教授在这些方面已做了很多工作,并取得了可喜的结果。

3.3　综合治疗:近年来随着对支气管哮喘病研究的不断深入,认为哮喘是种慢性气道非特异性炎症性疾病,其特征是可逆性气道阻塞和气道反应性增高(AHR),有多种炎症细胞、炎性介质和细胞因子参与其炎症过程。目前尚没有任何一种药物能解决其全过程。因此,客观上就要求我们对哮喘病的治疗必须采用综合治疗。如中药与针灸的结合、中药与西药的结合等,以提高临床疗效。

3.4　多种给药途径:在支气管哮喘急性发作期和哮喘持续状态时,快速平喘是当务之急。采用汤剂、中药针剂、气雾剂、灌肠剂等多种给药途径的方法,有利于临床疗效的提高。

3.5　研制新的药物、新的剂型:从目前临床上应用的中成药来看,其大多数是针对慢性支气管炎、慢性喘息性支气管炎,而专门用于支气管哮喘的几乎没有;同时,制剂也多为丸剂,气雾剂较少,唯一的注射剂也只限于肌内注射。这就严重限制了临床用药,影响临床疗效。需要深入研究探索,从中药中研制出优于西药的有效制剂;并研制开发出确有高效的新剂型。

三、国医大师晁恩祥教授理论指导治疗慢性阻塞性肺疾病急性加重期心得

方邦江

慢性阻塞性肺疾病(Chronic obstructive pulmonary disease,COPD)是一种破坏性的肺部疾病,以不完全可逆的气流受限为特征,以气流受限的症状为表现。COPD 主要累及肺部,也可引起肺外各器官的损害,其高致残率和高致死率使 COPD 已成为中国第四大病死原因。慢性阻塞性肺疾病急性加重期(Acute chronic obstructive pulmonary disease,AECOPD)是指COPD 患者短期内出现咳嗽、咳痰、气短和(或)喘息加重,痰量增多,呈脓性或黏液性,可伴发热等炎症明显加重的表现。虽然抗生素、激素、呼吸机的运用有较好疗效,但治疗中仍存在许多难点,包括:抗生素耐药导致的多重感染,支气管痉挛、痰液引流不畅导致呼吸肌疲劳、肺功能下降等。

AECOPD 是我国常见的呼吸道危重疾病,国医大师晁恩祥教授从事中医内科临床、教学、科研工作 50 余载,勤求古训,治学严谨,临证精于辨治,处方用药考究,尤其擅长于辨治肺系疾病,临床经验极为丰富,疗效颇著。笔者有幸侍诊其侧,亲聆教诲,受益匪浅,结合自己的一些认识,不揣浅陋,以飨读者。

1. 泄浊需宽胸,化痰要祛瘀

AECOPD 临床以痰浊阻肺型多见,其患者证见咳嗽喘息,咳吐痰涎,量多色灰白,胸胁膨满,气短不得卧,心胸憋闷,苔白腻,脉弦滑为特征。《灵枢·胀论》篇云:"肺胀者,虚满而喘咳";《金匮要略·肺痿肺痈咳嗽上气病》篇曰:"咳而上气,此为肺胀,其人喘,目为脱状","上气喘而躁者属肺胀";《金匮要略·痰饮咳嗽》篇又云:"隔间支饮,其人喘满,心下痞坚,面色黧黑……"晁老认为本病病理因素错杂错综复杂,包括"痰浊、水饮、瘀血"等为患为标,以心肺脾肾虚损为本。急性发作时往往以痰多、喘促、气急等标实为主。晁老临证习用经方,笔者侍诊晁老,学习他临床善于化裁古方之

经验,以瓜蒌薤白半夏汤合二陈汤、三拗汤拟定宽胸理肺汤(全瓜蒌 30g, 法半夏 15g,薤白 12g,陈皮 12g,茯苓 15g,炙麻黄 9g,杏仁 12g,桃仁 9g,地龙 9g,甘草 6g)为基本方,随症加减治疗,疗效显著,并成为中管局的诊疗规范指南选用方剂。该方中瓜蒌薤白半夏汤,来源于《金匮要略》,有行气解郁,通阳散结,祛痰宽胸的功效。对于痰多黏而白,喘促不能安卧,短气等诸症疗效佳。三拗汤可疏风宣肺,止咳平喘。二陈汤燥湿化痰、理气和中。诸药合用,平喘、涤痰、化瘀兼顾。全方中重用全瓜蒌为君药,全瓜蒌性甘、微苦、寒;归肺、胃、大肠经。可清热涤痰,宽胸散结,润燥滑肠。治疗肺热咳嗽,痰浊黄稠,伴大便秘结等症。薤白、半夏与全瓜蒌合用可涤痰宽胸。茯苓可淡渗利湿,与陈皮、半夏合用,可杜绝生痰之源。麻黄配伍杏仁一宣一降,相互为用,咳嗽、气喘,肺寒肺热皆可用之。桃仁、地龙旨在逐瘀平喘,诸药合用,共奏祛瘀化痰、宽胸理肺之效。临床研究证实,对于 AECOPD 患者,在常规治疗基础上加服宽胸理肺汤,能够改善患者临床症状,并且能在短期内提高血氧分压,纠正组织缺氧状态,改善二氧化碳潴留,并促进部分肺功能的恢复。

2. 临证灵活运用药对

"添一症,则添一药,有是证,则用是方",晁老临证化裁灵活运用药对,因人制宜,体现了中医辨证论治特色。笔者在学习晁老丰富治验基础上,根据晁老教诲,总结了数组临床有效药对。①金荞麦配鱼腥草。金荞麦清热解毒,活血散瘀;鱼腥草清热解毒,消痈。二药入肺经,合用则可增强清热解毒之功,并在清热中更添活血宣散之力,增强解毒消痈作用。②射干配马勃。射干清热解毒、利咽、祛痰,马勃清热解毒、利咽、止血。二药相需为伍,用于治疗 AECOPD 伴咽痛者。③僵蚕配地龙。僵蚕辛咸,气味具薄,升多降少,息风解痉,散风止痛,化痰散结;地龙咸寒,以下行为主,清热息风,通络止痉。二药伍用,一升一降,升降协和,可增强祛风化痰、解痉平喘作用,用于治疗 AECOPD 气喘痰鸣诸症,以气喘痰鸣、呼吸困难为特征。④旋覆花配平地木。旋覆花可消痰,下气,治胸中痰结,胁下胀满,咳喘;平地木可降肝气,镇咳,祛痰、平喘。二药相需为伍,治疗 AECOPD 属木火刑金的患者,症见咳嗽阵作,气逆,咳痰黄稠,性急易怒,心烦口苦,舌边红,苔薄黄,脉弦数。⑤泽漆配野荞麦。泽漆可化痰散结,利尿消肿;野荞麦可清热解毒,活血散瘀,二药相需为伍,用于 AECOPD 证属水饮凌心兼血瘀。症见咳喘剧甚,张口抬肩,鼻煽气促,喘坐不得卧,心慌动悸,肢肿,面唇青紫。

3. AECOPD 治疗要重视"通腑泄热"

晁老根据"肺与大肠相表里"相表里的经典理论,临床对危重病的治疗非常重视"下"法,同时对危重病的治疗,他还十分注意顾护脾胃的运化功能。老年 COPD 久咳伤气,肺叶枯萎不荣,痿弱不用。阳明为"五脏六腑之海""气血生化之源""后天之本"。阳明气盛则化源充足,气血津液旺盛,全身的脏腑经络、四肢百骸、皮毛筋骨都能得到充养,若此则肢体强健,关节滑利,运动自如。脾为后天之本,为肺金之母脏,居于中焦是气机升降之枢,在呼吸开合升降之间,必然有赖于中土之斡旋,因此脾必然在 COPD 的病机演变发展过程中和治疗中均占有重要地位。诚如《素问·太阴阳明论》:"四肢皆禀气于胃,而不得至经,必因于脾,乃得禀也。"《素问·经脉别论》:"饮入于胃,游溢精气,上输于脾,脾气散精,上归于肺"。笔者学习晁老理论,在晁老的指导下运用调阳明补脾运脾法进行治疗,获得较好的临床疗效。

笔者在治疗 AECOPD 遣方用药时体会酌情加入四君子汤、砂仁、山药等药,其义有四:①脾为生痰之源,脾气健运则痰无以生;②脾为肺金之母脏,脾气旺则肺气盛;③脾为后天之本,脾气健运机体运化得力,方可清热化痰、宣肺平喘、行气活血;④护胃以防清热化痰中药寒凉伤胃之虞。同时,还注意针灸与药物治疗的配合,通过针刺阳明经及其他经络的穴位,让呼吸肌得以补益和滋养,从而提高腹部呼吸肌的质量和力量,使精气重新得以传输到肺,如此咳喘症状自然可以消除。阳明经与胃相对应,太阴经与脾相对应。脾与胃同居中焦,相为表里,在生理和病理上都密不可分。因此,晁老认为取穴"阳明",绝非独取阳明胃经的穴位,也同时要兼顾太阴脾经的穴位;既要着眼于胃,也要在脾方面综合考虑,采用补中健脾和胃等方法。因此,阳明法所取穴位包括:足阳明胃经上的足三里,针法为补法;脾之大络之大包穴、足太阴脾经阴陵泉穴等,均用平补、平泻的针法。采用长期刺灸,发挥了透表达里、宣肃肺气之功效,调节人体免疫功能,改善肺功能,治病求本。

4. 结语

目前 AECOPD 的患者临床治疗仍以西医为主,单纯使用中药治疗的文献报道较少,多在西医综合治疗的基础上加用中药治疗。晁老临证治验丰富,应用中医药可以较好的改善 AECOPD 的临床症状及预后。笔者系统学习了晁老理论及经验,并希望从晁老的有效验案中可进一步筛选出有效的方剂或药物,探索中西医结合治疗的新模式。

四、国医大师晁恩祥教授治疗外感咳嗽经验

张洪春　韩春生　杨道文

中日友好医院晁恩祥教授从事中医内科临床科研 30 余年,在肺系疾病的防治上,积累了丰富的经验,具有高深的学术造诣,兹将晁老治疗外感咳嗽的经验整理如下。

1. 宣降结合,重视宣散

肺主气,司呼吸,主宣发、肃降,为华盖之脏,开窍于鼻,外合皮毛,且为娇脏,不耐寒热。外邪从皮毛或口鼻而入,肺气为邪壅遏不宣,失于肃降,肺主宣发功能失常,导致肺气向上的升宣和向外周的布散失职,出现呼气不利,胸闷,咳喘,以及鼻塞、喷嚏等症状;肺主肃降功能失常,肺气上逆,亦可出现咳喘之证。宣发与肃降功能相辅相成,在生理情况下相互依存、相互制约,在病理情况下,则又常相互影响。晁老认为,外感咳嗽,为外邪在肺,多以肺实、肺气失宣为主为先;肺失肃降为辅为后。因此,其对外感咳嗽的治疗,主张宣降结合,以宣为主,重视宣散。"宣"者宣发、宣解、宣透,"降"者降逆、降气。即用之宣发在表在肺之邪,降其上逆之气,使肺主"宣发、肃降"功能恢复正常,咳逆遂止。常以炙麻黄(或生麻黄)、桔梗、白前等药物宣肺止咳,选择性配伍苏子、紫菀、前胡、冬花、杏仁、枇杷叶等药物以下气降逆。如此,一升一降,利肺气,止咳喘。宣降结合,以宣散为主,实为外感咳嗽治疗之要旨。

2. 注意时令,因时制宜

风、寒、暑、湿、燥、火六淫之气,侵袭犯肺,是引起外感咳嗽的主要病因。但由于四时主气之不同,故人体感受的病邪亦有区别,因此晁老强调治疗外感咳嗽除以"宣降"法为指导外,尚应注意时令,因时制宜,辨证用药。如春季主风,故春令咳嗽多为风邪犯肺。风邪袭人,肺卫受之,肺气不宣,卫气不调,而发咳嗽。表现为咽痒明显,痒而即咳,多为干咳,咳甚则引胸胁痛,伴有鼻痒喷嚏、微有恶风发热。治疗当疏风祛邪。邪祛正安,肺气

得宣,营卫调和而咳嗽自止。以止嗽散为常用方,每用白前、荆芥、桔梗、紫菀、百部、苏梗、杏仁等药物,酌情选加蝉蜕、苏叶、防风、牛蒡子、薄荷、桑叶、菊花。夏(长夏)季主暑、湿,故夏令咳嗽多为暑风犯肺,兼挟湿邪。属风热者,以桑菊饮为常用方;属暑湿者,用新加香薷饮加前胡、桔梗、杏仁、藿香、佩兰等。秋季主燥,故秋令咳嗽多为燥邪犯肺。肺为脏腑之华盖,又为娇嫩之脏,燥邪从口鼻而入,最易伤肺,燥性干涩,容易伤津伤阴,致肺失清润,肺气上逆而作咳。病人表现为干咳无痰,或痰少而黏,头痛身热,口渴等。治疗宜润燥清肺,使燥热除而肺津复,肺气清肃正常,咳嗽自平。常用药物有桑叶、梨皮、豆豉、栀子、沙参、瓜蒌皮、川贝、芦根、天花粉等。冬季咳嗽以风寒痰饮犯肺多见。如痰饮为新邪引发,用苓桂术甘汤合干姜、细辛、五味子、杏仁等。

3. 因人而异,随症用药

患者咳嗽发作或加重在时间上具有规律性,总的趋势是夜间多于白天,下午多于上午,前夜多于后夜。咳嗽的发生与变化是人体阳气在一日不同时辰的盛衰,导致正邪双方力量发生相应变化的结果。因此,晁老认为治疗外感咳嗽,还应因人而异,随症加减。因肾虚邪气深伏不易外达,可予麻黄附子细辛汤以温肾助阳宣肺;痰饮之体外感,缠绵难愈,当兼顾健脾燥湿,用香砂六君子之类;因伤食而后外感者,应加山楂、莱菔子、枇杷叶等以下气消食,以防化热;素体火郁而外感,应避免使用辛香升提之药,而应用泄火宁肺或润肺平肝之品,如川楝子、桑白皮、赤芍等。

4. 表里双解,肺肠同治

素体阳盛,感受风寒之邪,郁而化热化火;或感受风热、火热之邪,袭表犯肺,肺失清肃,痰热内蕴,肺气上逆而咳。患者表现为咳嗽频剧,气粗或咳声重,喉燥咽痛,咳痰不爽,痰黏稠或稠黄,小便赤涩,大便秘结,同时伴有鼻流黄涕、口渴、头痛、恶风等症。晁老对这种表邪未解、里实已成者,主张表里双解,肺肠同治。因为肺与大肠通过经脉的络属而构成表里关系,生理上,肺气的肃降,有助于大肠传导功能的发挥,大肠传导功能正常,则有助于肺的肃降;病理上,肠病可及肺,肺病可及肠。因此,治疗咳嗽时,处方用药要佐以通腑,使腑通而肺清,常配伍大黄,或用防风通圣散加减。

5. 疏散祛邪,少佐收涩

由外邪侵袭犯肺而致咳嗽,临证治疗时多遵循疏散祛邪为先,而慎用或禁用收敛固涩之品,以防出现闭门留寇之弊端。晁老认为,外感咳嗽因外邪侵袭机体而发生,治疗当以宣散为主,以驱邪外出;但过于表散,又易耗伤正气,致正虚邪恋,咳嗽反复发作或迁延难愈而变生他证。因此,外感咳嗽之初,治疗以祛邪宣肺降气为主;而久病邪恋,或宿有咳喘病史而复感邪致咳者(如慢性支气管炎反复发作者),治疗在疏散祛邪的同时,可宗仲景用小青龙汤之五味子之意,少佐以收敛固涩之品,散敛并用,既可以祛邪,又可防止正气的耗伤,利于肺气的宣降功能恢复。常用的药物一般为生诃子6g、五味子9g。诃子苦、酸、涩、性平,归肺、大肠经,具有涩肠、敛肺、下气、利咽之功,既能敛肺气,止咳逆,生用又能下气降火。药理实验证明对铜绿假单胞菌、金黄色葡萄球菌、溶血性链球菌等有较强的抑制作用。此处用其敛肺气止咳之功能。五味子酸、温,归肺、肾、心经,有敛肺滋肾、生津益气之功,药理实验证明有明显止咳作用。此处用其意在益气敛肺止咳。

6. 典型病案

刘某,女,14岁。就诊时间:1996年1月16日。

患者于1995年11月初因受寒冷后,出现发热、恶寒,体温在38℃,咳嗽,吐白痰,咽痛,肢体酸楚不适。在某医院就诊,诊断为上呼吸道感染。予感冒通、头孢氨苄口服。经上述治疗后,发热恶寒、肢体酸楚等消失,但遗有咳嗽不愈,服蛇胆川贝液、川贝枇杷露等未效,咳嗽持续至今。

现症:咳嗽咽痒,干咳无痰,夜间尤甚,喉痒即咳,影响休息,口微渴,舌质淡红,苔薄白,脉弦细。证属风邪犯肺。治宜疏风祛邪,宣肺止咳。以止嗽散加减:荆芥6g、蝉蜕9g、苏子叶各10g、紫菀10g、桔梗10g、百部10g、陈皮12g、杏仁10g、瓜蒌10g、川贝9g、生姜3g。3剂,水煎服,每日1剂。

1996年1月19日二诊:患者服上药后,咽痒咳嗽的次数及程度均减轻,现有少量的白黏痰,口渴。上方加沙参10g、麦冬9g。3剂后,病告愈。

五、国医大师晁恩祥教授治疗肺系病的特色经验

吴继全　王雪京　张洪春　陈燕

疏风宣肺及调补肺肾是晁恩祥教授治疗肺系疾病特色治法,贯穿于多种肺系疾病的治疗中。晁恩祥教授在肺系疾病的治疗中,重视风邪致病的

重要性,认为在外感类疾病中,六淫之邪,常兼风邪犯肺致病,风邪是肺系疾病最重要的致病因素之一;肺系病之病位,不离于肺,常关乎肝脾,终及于肾,病之既久,常由肺及肾;咳、痰、喘为肺系病三大主症,其病机不离肺失宣降。疏风可宣肺,纳气能平喘。故晁恩祥教授治疗肺系疾病,善用疏风宣肺及调补肺肾之法。

1. 疏风宣肺与风邪致病

疏风宣肺、解痉平喘是晁恩祥教授最早为支气管哮喘设定的治法。支气管哮喘为临床常见疾病,属中医哮症范畴,传统中医认为,本病为膈有胶固之痰,感邪诱发,痰阻于肺而发病。根据痰分寒热,而又寒哮、热哮之说。晁恩祥教授认为,哮症发作时临床上常有无痰仅以喘息气促为主要表现者,治疗不离宣肺平喘。传统治疗寒哮之射干麻黄汤、小青龙汤及治疗热哮之定喘汤,组方中不离麻黄、杏仁、射干、款冬花、紫菀、苏子等疏风散风、宣降肺气之药。同时,哮症临床表现中具有风邪致病特点:许多支气管哮喘患者及家族中有哮喘、湿疹、荨麻疹等病史;发作有明显的季节性,多发于春冬季节,而春季在五脏对应于肝,在六气对应于风;发作前多有鼻痒、眼痒、喷嚏、流涕等先兆症状,这与风为阳邪其性开泄的特点相符合;发病迅速,时发时止,反复发作,发作时痰鸣气喘,与风邪“善行而数变”的特点相似。故提出“风哮”之说,在继承前人治疗哮喘病经验的基础上结合现代医学对本病的认识,根据此类患者的情况,对病因病机进行了探讨,追本求源,提出风盛痰阻、气道挛急是支气管哮喘病急性发作时的主要病机。“风盛则挛急”,风痰相搏,内阻于肺与气道,致使气道挛急,肺管不利而发哮病。风哮病因是“风邪”为患,风邪袭肺,肺失宣降,气道挛急而引发哮喘,故祛风解痉法为治疗风哮的根本治法。治疗用疏风宣肺,解痉平喘。制定黄龙平喘汤。常用药:麻黄、地龙、蝉蜕、白果、苏子、白芍、石菖蒲、五味子等。用于哮喘的治疗,疗效肯定。

在临床中,晁恩祥教授注意到有一种咳嗽,具有阵咳、挛急、干咳、咽痒的特点,以传统治疗咳嗽方法,疗效不好。而西医认为这种咳嗽为支气管哮喘的一种特殊类型,称为咳嗽变异性哮喘,发病机制与支气管哮喘相同,西医治疗原则亦相同。晁恩祥老师认为本病表现,具有风邪致病特征,结合风哮治疗经验,从风论治,创造性地提出“从哮治咳”予疏风宣肺、缓急止咳治疗,取得良好疗效。并研制出国家一类新药——苏黄止咳胶囊,已完成Ⅲ期临床,正等待相关部门报批上市。并结合《诸病源候论·咳嗽病诸候》中对"风咳""欲语因咳,言不得竟也"的描述,把这类咳嗽诊为"风咳"。

由此推至其他肺系疾病,如慢性阻塞性肺疾患,发作时以咳嗽、咳痰、气喘为主要表现,也以肺失宣降为主要病机,西医认为慢性气道炎症为其主要病因,气道改变具有不完全可逆性特点(典型支气管哮喘气道改变具有完全过可逆性),发作期西医治疗与哮喘类似。故晁恩祥教授认为也有风邪表现,故在发作期常以疏风宣肺为治。

2. 调补肺肾与扶正固本

调补肺肾本是晁恩祥教授为慢性阻塞性肺疾患缓解期而设。晁恩祥教授认为慢性阻塞性肺疾患的病机特点是本虚标实,本虚源于肺、脾、肾三脏虚损,标实以外邪、痰浊、血瘀为主。从脏腑病机角度看,本病主要病位在肺肾两脏,在临床稳定期以虚为主。咳嗽、咳痰、气喘是慢性阻塞性肺疾患的三大主症。肺主气,司呼吸,主宣发与肃降,外邪侵袭肺失宣降,久病伤肺,肺气不足,宣发与肃降功能失职。肺失宣降、肺气上逆,则咳嗽;肺气不足,呼吸功能衰减,少气不足以息,故气短;肺主呼吸,肾主纳气。肾失摄纳之权,肾不纳气,以致呼吸短浅,故见气喘;肺气宣肃失职,水津不布聚而生痰,或脾失健运或肺病及脾,不能输布水谷精微,酿湿成痰,痰浊上渍于肺,故见咳痰。对其治疗,晁恩祥教授认为,本病在缓解期属虚喘,"虚喘治肾亦兼治肺"(方仁渊《哮喘论治》),应以调补肺肾为主治,制定调补肺肾方。选用西洋参、冬虫夏草、山茱萸、丹参、枸杞子等药物组成。在慢性迁延期,本虚与标实并重,故治疗时调补肺肾与疏风宣肺、化痰止咳平喘并用;在急性发作期,以标实为重,治疗以疏风宣肺、化痰平喘为主,结合调补肺肾。

晁恩祥教授认为支气管哮喘病因为风邪为患,包括外风(外邪)和内风(气道高反应性),外风属实,内风常虚,其虚责之于肺肾。哮喘反复发作,也可从实转虚,在平时出现肺、肾等脏气虚弱的证候,在间歇期常觉气短、疲乏,发病时常迁延难解。结合虚喘的治疗经验,晁恩祥教授引入调补肺肾法,一是在间歇期调补肺肾、扶正固本而抵御外风侵袭以防急性发作;二是在持续期调补肺肾、疏风宣肺并用以有利于发作缓解。

咳嗽变异性哮喘患者,平时不耐寒热,对外邪易感,常反复感冒,有肺肾不足体质表现;本病与支气管哮喘同因,都具有外风(外邪)与内风(气道高反应性);都具有反复发作的特性。晁恩祥教授根据在支气管哮喘治疗中应用调补肺肾法的经验,常用调补肺肾预防复发。有的患者,在其发病就诊时,也会有肺肾不足表现,对此类患者或病情迁延者,常在疏风治疗同时兼用调补肺肾。咳嗽变异性哮喘与支气管哮喘都具有高气道反应性特点,在调补肺肾同时,晁恩祥教授都常加入疏风药物,即使当时没有发作。与支气管哮喘患者相比,本病患者肺肾不足表现不明显。

3. 选药原则

晁恩祥教授选用药物时,讲究一药多能。如肺系病常影响肠胃功能,肺气不降易致胃气不降,而有胀满、大便不畅等表现,常选具有肺胃同治药物,如杏仁、枇杷叶、紫菀、厚朴等药,即使以上表现不明显,降胃气亦有助于降肺气。同时,晁恩祥教授注重现代药理研究,把中医用药理论与现代药理研究相结合,如对疏风通络,晁恩祥老师常选用虫类药,如地龙、僵蚕、全蝎等,都有扩张支气管作用;补肾药常选用的仙灵脾、巴戟天,现有中药注射剂——喘可治,就以这两种药为主,用于哮喘治疗,晁恩祥教授在此之前就已开始用之治喘,全靠临床用药经验筛选而得,与此暗合。山茱萸强心、平喘,常用于动喘之症。

4. 体会

晁恩祥教授治疗肺系疾患,注重抓主症,抓共性,抓主要病机,注重疾病演变规律。肺系病或咳、或痰、或喘,为其主症;风邪犯肺为其主要病因或加重因素;肺失宣降为其共有病机;病位不离于肺,久病及肾。故治疗时,抓住了疏风宣肺与调补肺肾就抓住了肺系病的主要病机。缓解期本虚为主,调补肺肾为要;发作时表实为主,疏风宣肺为先;本虚标实并现,疏风宣肺、调补肺肾并重,根据情况调整比重。其他用药治法,随证加减。疏风宣肺与调补肺肾,是晁恩祥教授在充分认识肺系病病因病机基础之上,提出的针对性治法,抓住了肺系病的主要病因病机,是"治病求本"的具体体现。

六、宣肺通腑法在重症肺炎集束化治疗中的临床观察

吴广平　张燕　赖芳　韩云　指导:晁恩祥

重症肺炎是临床常见的急、危、重症,患者感染时,致病因素通过不同途径激活单核巨噬细胞,释放多种炎性介质,参与防御反应,炎性介质还可损伤自身组织细胞,发生全身炎症反应综合征,进而引发多器官功能衰竭,

导致患者死亡,是严重威胁人们生命健康的重要疾病,如何提高其抢救治疗的成功率越来越受到重视。集束化(bundles)治疗是一系列建立在循证医学基础上的专家推荐方案与指南,目的是试图通过规范化、标准化、统一化治疗措施提高抢救治疗成功率。近年来,集束化治疗在重症肺炎的治疗中得到推广,有效地提高了抢救成功率。而笔者在现实的临床工作中,发现在治疗重症肺炎的集束化方案中,辨证加用中医药治疗,能达到改善临床症状,缩短疗程,提高疗效的作用。

1. 对象与方法

1.1　观察对象所选病例均为 2012 年 1 月至 2013 年 12 月本院的 ICU 住院患者,共 62 例,随机分为治疗组和对照组,治疗组 32 例,对照组 30 例。治疗组中,男 19 例,女 13 例,年龄 28~78 岁,平均 54.7 岁;对照组中,男 16 例,女 14 例,年龄 30~76 岁,平均 52.3 岁。两组患者基本情况比较差异无统计学意义,具有可比性。

1.2　诊断标准诊断标准如下:主要标准:①有创机械通气;②感染性休克,须使用血管升压类药物;次要标准:①意识模糊 / 定向障碍;②呼吸频率≥30 次 /min;③氧合指数(PaO$_2$/FiO$_2$)≤250;④血压 <90/60mmHg(1mmHg=0.133kPa);⑤多肺叶浸润;⑥尿毒血症(BUN≥7nmol/L);⑦感染引起的白细胞减少(白细胞计数 <4 000 个 /mm);⑧血小板减少(血小板计数 <100 000 个 /mm);⑨低体温(深部体温 <36℃);⑩低血压,须进行积极的液体复苏。凡符合 1 条主要标准或 3 条次要标准即可诊断重症肺炎。

1.3　辨证分型标准根据《中医内科学》分型属痰热壅肺证的分型标准,并且伴有大便干结者。主症:咳嗽,喘息,痰多、色黄、白黏,咳痰不爽,舌质红,舌苔黄、腻,脉滑、数;次症:胸闷,胸痛,发热,口渴,面红,尿黄,大便干结。

1.4　方法对照组给予氧疗、抗感染、营养支持及维持内环境稳定等集束化治疗;治疗组在集束化治疗基础上加用晁老承气汤剂口服,药用:大黄 8g(后下)、枳实 12g、厚朴 12g、藿香 10g、紫菀 15g、玄明粉 10g(冲服)浓煎成 150ml 口服,每天 1 次。疗程为 5 天。比较两组患者在治疗前及治疗后第 3、5 天血 C 反应蛋白、降钙素原、血气分析的变化,机械通气时间及住 ICU 时间、因为重症肺炎导致的死亡率,并进行统计学处理。

1.5　统计学方法采用 SPSS 14.0 软件进行统计学分析,计量资料采用

均数 ± 标准差表示,组间比较采用 t 检验,P<0.05 为差异有统计学意义。机械通气时间、住 ICU 时间及死亡率的比较采用 χ^2 检验。

2. 结果

2.1 两组患者治疗前后通气指标比较两组患者治疗前 pH、PCO_2、PO_2、氧合指数无统计学差异,治疗后 3、5 天均较治疗前改善明显($P<0.05$),见表 7-2。

表 7-2 两组治疗前后血气分析指标比较($\bar{x} \pm s$)

组别	时间	n	pH	PO_2(mmHg)	PCO_2(mmHg)	氧合指数
对照组	治疗前	30	7.28 ± 0.05	54.73 ± 11.14	51.62 ± 4.89	151.62 ± 2.67
	治疗 3 天	30	7.37 ± 0.03*	84.31 ± 6.21*	33.11 ± 5.57*	213.11 ± 4.75*
	治疗 5 天	30	7.39 ± 0.02#	87.03 ± 5.80#	32.89 ± 4.69#	252.89 ± 4.07#
治疗组	治疗前	32	7.27 ± 0.06	53.75 ± 11.10	52.74 ± 7.32	152.04 ± 3.36
	治疗 3 天	32	7.39 ± 0.02*	85.20 ± 4.16*	32.45 ± 4.27*	242.45 ± 4.72*
	治疗 5 天	32	7.38 ± 0.02#	87.27 ± 8.47#	32.32 ± 5.18#	282.32 ± 5.08#

注:与对照组治疗前后比较,*P<0.05;治疗后 5 天比较,#P<0.05

2.2 两组患者治疗前后血 C 反应蛋白、降钙素原指标比较治疗前两组比较差异无统计学意义(P>0.05),两组患者在治疗后第 3、5 天相应时间点血 C 反应蛋白、降钙素原等方面比较差异均有统计学意义($P<0.05$)。见表 7-3。

表 7-3 两组治疗前后炎症指标比较($\bar{x} \pm s$)

组别	时间(d)	n	C 反应蛋白(mg/L)	降钙素原(ng/ml)
对照组	0	30	89 ± 16	2.0 ± 0.5
	3	30	53 ± 7	1.08 ± 0.43
	5	30	29 ± 4	0.69 ± 0.24
治疗组	0	32	90 ± 14*	2.0 ± 0.6*
	3	32	47 ± 6#	0.74 ± 0.22#
	5	32	17 ± 3#	0.37 ± 0.20#

注:与对照组对应时间点比较,*P>0.05,#P<0.05

2.3　两组机械通气时间、住 ICU 时间及病死率比较见表 7-4。

表 7-4　两组机械通气时间、住 ICU 时间及病死率比较($\bar{x} \pm s$)

组别	n	机械通气时间(h)	住 ICU 时间(d)	死亡(例)	病死率(%)
对照组	30	213.69 ± 22.65*	16.71 ± 6.63*	6	20.0#
治疗组	32	172.79 ± 28.86	9.74 ± 4.92	5	15.6#

注:与对照组比较,* $P<0.05$;与对照组比较,# $P>0.05$

3. 讨论

重症肺炎患者体内可发生炎性介质介导的瀑布式连锁反应,进而导致患者多器官功能衰竭,是临床常见的危急重症,其病死率较高,报道显示,重症肺炎的病死率可达 21%~58%。目前临床多采用集束化的治疗方案,集束化治疗是近年来提出的一种旨在降低患者并发症的发生率、病死率,提高抢救成功率的治疗措施。其治疗要点主要有:①强调早期诊断与处理的重要性;②多渠道或多途径治疗的必要性;③个体化方案的必要性;④抗感染治疗的有效率。中医学用"肺与大肠相表里"理论来解释这种肺与大肠功能之间的相互影响。肺与大肠相表里理论源于《黄帝内经》,是中医原创理论之一。《灵枢·本输》云:"肺合大肠",即肺与大肠相表里。《灵枢·经脉》指出:"肺手太阴之脉,起于中焦,下络大肠。"说明两者在经脉上相互络属。肺为脏,属阴;大肠为腑,属阳,两者互为表里,说明肺与大肠在生理上相互配合,病理上相互影响。因此,"肺病及肠""肺肠同病"是从中医视角观察肺症肺炎的结论,也符合"肺与大肠相表里"的中医学理论。而"脏病治腑""脏腑同治"也是中医常用的有效治法。晁老通腑方是全国名老中医晁恩祥教授的经验方之一,本方紧扣中医基础理论,司使肺气宣降,腑气畅通,专治肺与大肠的同病证。方中生大承气汤为底,荡涤肠胃邪实积聚,兼清肺胃肠腑之热;藿香与紫菀合用同走肺肠,清肺化痰,润肺下气,消痰止咳,兼能芳香化浊。六药合用宣肃肺气,清肺化痰,攻下腑实,是"脏腑合治法"的体现。

本研究结果显示,两组患者的降钙素原、C-反应蛋白、动脉血气分析均有所好转,但治疗组患者好转程度明显优于对照组,证实在集束化治疗的基础上,辨证使用晁老通腑方可有效控制患者的全身性炎性反应和感染。

且治疗组患者的入住 ICU 时间及呼吸机使用时间明显短于对照组,证实在集束化治疗的基础上,辨证使用晁老通腑方治疗重症肺炎确有良好临床疗效,并在研究过程中未发现药物不良反应。综上所述,在集束化治疗的基础上,辨证使用晁老通腑方治疗重症肺炎,能有效改善氧合,协助抗炎、抗感染作用,减少机械通气时间及留住 ICU 时间,可以有效提高重症肺炎的治疗效果,具有较好的临床疗效和安全性,值得临床推广应用。

七、国医大师晁恩祥个体化治疗肺间质纤维化的思路与经验

陈燕　王辛秋

肺间质纤维化患者在临床日益增多,在临证诊疗过程中,晁恩祥教授重视本病的西医诊断和研究新进展,通过收集大量的患者详尽诊疗资料,认真观察其演变,运用中医整体观念和辨证论治两大特点,强调中医的个体化治疗,患者治疗前后的明显改变给我们留下了深刻的印象。

1. 个体化治疗思路源于临证发现

1.1　由于肺间质纤维化发病及诊疗中仍存在许多未解之谜,因而,对于弥漫性间质性肺疾病的不断学习和现代医学研究的新进展,是晁老经常要求我们不断学习和认识的一项作业。随着研究的进展,对于特发性肺间质纤维化——目前现代医学仍难以解决的疑难重症,晁老认为,通过多年的临床实践和研究,中医学在治疗本病方面有着很大的优势和潜力。需要同道共同努力。他指出,肺间质纤维化一旦形成,其治愈难度很大,但中医疗法不同。目前西医激素、抗炎、免疫抑制剂、手术换肺等治疗方法,作用有限或副作用较大等因素,一般患者依从性较差,对于患者的生存质量和临床症状的改善没有起到较好的疗效;从我们临床大量求治的肺纤维化患者治疗情况来看,中医药个体化治疗在改善患者的生存质量和临床症状疗效比较显著。

1.2　肺间质纤维化的发病因素众多,有已知病因的,也有未明原因的,但对于它们的诊断,目前我们以胸部 CT(HRCT),肺功能等改变作为主要的诊断依据。而作为金指标的组织病理学检查,目前在我们诊治的患者中仍被大多数患者拒绝,因此患者就诊时详尽的病史资料、外院检查资料、体征、本院补充的相关检查资料,尤其是 CT 和肺功能、血气分析是目前我

们诊治此疾病时不可或缺的基础检查指标。另外,在我们治疗的患者中,咳嗽、干咳、咳痰、气短、动喘甚则气道敏感,结缔组织病相关症状和资料在问诊中又被进一步细化分析。激素是否使用或使用方法、定期复查对比情况,复诊时各症状、体征、生存质量的动态变化,甚或平素的治疗和心理指导、生活指导、预防感染也是重要的工作环节,在这些详细的信息中,捕捉每位患者的个案特点,从而指导临床用药。

1.3 晁恩祥教授认为:认识肺间质病变很重要,因为它是多种情况的总称,原因很多,办法不多,诊断存在难度,但中医整体观念分析病症也能拿出有效的治疗方药,是值得我们继续积累,努力开拓的领域,既然西医办法同样不多,那么从中医方面去发掘钻研也是一种责任。

临床接诊患者中,最常见的几种情况有:①间质性肺炎伴或不伴肺间质纤维化:以咳为重,或以气短为主,痰色痰量,激素治疗情况,有无明确发病原因等。②肺间质纤维化迁延日久,辗转治疗无效,肺损毁严重,临床症状明显,生存质量差,意志消沉,严重影响患者心理健康。③由 COPD 发展而来的:肺受损一般也较严重。④由间质性肺炎—肺间质纤维化—咳喘剧—伴随气道高反应性—生存质量差。⑤结缔组织病伴发肺间质纤维化,原发及继发病症状均典型,或已使用激素治疗仍无效。⑥部分曾经多次通过影像学检查表现为肺纤维化的患者,通过中医药治疗恢复痊愈者,我们修正诊断间质性肺炎。⑦其他疾病伴有局限性肺纤维化,如一例哮喘患者CT 可见局部纤维化表现,等等。由此看出肺间质纤维化确实不同于其他疾病,从发病到临床千变万化,多种多样,且本病为异质性疾病,因而在抓共性的基础上,强调个体化治疗是晁老临床实践中的独特见解,这也正应验了中医理论的两大特点。

2. 肺间质纤维化的个体化治疗:

通过分析随师临证诊疗的数十例肺间质纤维化患者病案,总结导师在本病的诊治中,有其共性,如益气养阴,调补肺肾,纳气平喘,活血化瘀为治疗大法,但对每一例患者,却以个体化治疗为主,分析其发病的原因、临床表现,标本兼治,把握火候分寸,治法有所取舍加减,使得中医药在改善肺纤维化患者临床症状,提高患者生存质量方面凸显出良效。举例如下:

2.1 肺间质纤维化并气道高反应性患者:

此类患者临床表现的咳嗽气急,动则喘息,遇冷空气、异味则剧咳不止为特点。患者求诊时多已辗转多家大医院,各医院 CT 结果均明确"肺间质纤维化",间断合并间质性炎症,反复抗炎平喘甚或激素治疗无效,逐渐加量甚或丧失自理能力,个别人自觉痛苦不堪,已丧失生存的信念。晁老在治疗此类患者时认为,久病致患者肺肾俱虚。卫外不固,风邪为患致气道挛急,气道敏感,属虚实夹杂,当标本兼治。风盛挛急咳嗽频剧,"急则治其标"当先予疏风宣肺,止咳缓急之法,使气道敏感性下降,同时宣肺化痰或清肺化痰控制因感染所致的咳、痰、喘症状,然后"缓则治其本"、调理肺肾,益气养阴,扶正固本,效果明显,而标本治疗不绝对分离,标本同治,但同时要把握标本轻重缓急。

典型案例

患者赵某,男,60 岁。2006 年 3 月 21 日初诊。主诉间断咳嗽 5~6 年,加重伴气短 2 年余,2003 年 12 月,在中国医科大学第二医院住院,诊为"间质性肺炎"治疗 1 月好转,后间断咳嗽,痰不多,上楼气短,未用激素,服中药及抗炎治疗。2005 年 4 月 201 医院 CT 示:慢支并感染,肺间质纤维化。2006 年 2 月在当地 CT 示:肺间质纤维化并感染。现频频阵发干咳,咯吐白色黏痰,不易咳出,粘于咽部,上三楼即喘促,对冷空气、油烟敏感,言多咳嗽,咽干痒,易感冒,后背发凉,情绪波动亦咳嗽,常因活动,情绪波动等病情加重。生活质量较差。纳可,眠可,二便调。察其:舌质暗红舌苔白中后部厚腻,舌下脉络迂曲。诊脉沉细,无杵状指。诊其为:肺肾气虚,气滞血瘀之肺痿。此为患者年事已高,脏腑渐衰,复感外邪,致咳嗽缠绵不愈,病机转化由气及血,由肺及肾,肺肾两虚,气血不充,络虚不荣,络虚则痿。总属肺肾气虚气滞血瘀之证。治法:调理肺肾,降气活血。处方:紫菀 15g,杏仁 10g,炙杷叶 10g,炙麻黄 8g,苏子叶各 10g,地龙 10g,蝉蜕 8g,五味子 10g,山萸肉 10g,麦冬 15g,沙参 15g,枸杞 10g,巴戟天 10g,赤芍 10g,香附 10g。

复诊:服药 7 剂后,咳嗽减轻,每日午后 2~3 点感胸部憋闷,咯吐少量白痰,质黏难咯,咽干痒,登楼梯 3 层而喘息,气不接续。2006 年 3 月 22 日行肺功能检测:小气道通气障碍。激发试验:阳性。(抵抗上升开始时最小浓度为 195μg/ml)血气分析:pH 7.39,PO_2:85.6mmHg,PCO_2:44.7mmHg。胸闷因于胸中壅滞之气,致病之由,因于肝也。激发试验:阳性。提示同时伴有气道高反应,故当疏风理肝,肺气自清。动喘因肺肾气虚,咽干可知气阴双亏,故金水相生之法调补。治以疏风宣肺,止咳利咽,育阴润肺。处方:紫菀 15g,杏仁 10g,炙杷叶 10g,炙麻黄 8g,苏子叶各 10g,地龙 10g,蝉蜕 8g,五味子 10g,山萸 10g,麦冬 15g,沙参 15g,白芍 10g,巴戟天 10g,淫羊藿 10g。

上方调服 48 剂,咳、痰、喘、气道敏感等症基本缓解,病情明显好转,复查激发试验:阳性。(抵抗上升开始时最小浓度为 1 563μg/ml),较前明显改善。随访至今咳痰,喘憋均未复发。

肺痿之病,多有外感致反复加重,既有外邪,又有内伤,权衡轻重,可祛邪扶正同时进行。本例肺间质纤维化伴气道高反应性的肺痿患者,临床表现的阵咳、咽痒、气道敏感等症状,具有典型的风邪为患的特点,检查气道高反应性阳性,从风论治,因而宜疏风宣肺、调补肺肾、降气活血同施疗效显著。同时,复查气道激发试验显示,中药疏风宣肺法确有明显改善气道高反应性的作用。

2.2　COPD 继发肺间质纤维化

此类患者多患慢支多年,发现肺气肿数年或数十年,常年咳嗽,咳痰,秋冬季节易发,逐渐加重,发作次数及程度均增加。随着阻塞性病变的形成,在咳、痰的基础上出现气短、喘息、动喘明显,外感引发合并感染时,临床症状及体征较重,常需住院输液治疗,部分病人在此基础上形成肺间质纤维化。

典型案例

患者王某,男性,76 岁。主因反复发作咳嗽、喘憋 20 余年,加重 2 月于 2004 年 3 月 19 日初诊。患者慢喘支病史 60 年,并肺气肿,肺心病 20 余年。2 月前咳喘加剧伴发热,服用抗炎及感冒药物治疗不效,3 月住院肺功能检查示:限制性通气障碍,弥散功能下降。胸部 CT 示:双肺弥漫网格状阴影,纵隔淋巴结肿大,双肺间质纤维化,间质性炎症。血气分析:PCO_2 35mmHg,PO_2 63mmHg。给予抗炎及每日 30mg 泼尼松治疗 2 周后稍好转,但仍咳嗽阵作,夜不能卧,重度气短气喘,就诊时喘憋气促严重,需休息十余分钟方能言语,精神不振,稍动即需家人扶持。诉动则喘甚不堪,有少量白痰,不易咯出,不欲饮食。舌质红苔白,脉沉弦。杵状指已形成。既往高血压病史 50 年,现服用长效硝苯地平 1 片 Qd,血压平稳。诊断为双肺间质纤维化。证属肺气失宣,肾不纳气,治宜调补肺肾,降气平喘。方药:炙杷叶 10g、紫菀 15g、杏仁 10g、苏子、叶各 10g、前胡 10g、五味子 10g、山萸肉 10g、枸杞子 10g、女贞子 15g、菟丝子 10g、黄芩 10g、鱼腥草 25g、麦冬 25g、地龙 10g、蝉蜕 10g、百部 10g,14 剂水煎服。二诊:药后咳嗽明显减轻,晨起咳痰量多,现以憋气为主,动则喘甚,胸憋吸氧后能缓解,大便稍稀,舌质淡红,苔微腻,脉弦,上方去百部、黄芩、菟丝子,加黄连 8g、党参 10g,服 14 剂。其后依病情变化每 2 周调方 1 次,六诊时患者已精神好,喘憋症状继续减轻,爬楼两层后气短明显,咯少量灰白色黏痰,舌淡苔薄黄。继以养阴益气,补肾纳气为法长期中药调服,随访服药 4 月时精神佳,无咳嗽,晨起咯很少量白黏痰,易咯出,能做少量家务劳动,间断郊游或游泳,每次能游泳 200 米而不发生喘憋。服药 1 年肺功能改善,血气分析正常;2006 年 12 月复查肺功能示:弥散功能恢复正常。复查胸部 CT 逐年改善,3 年时较前有明显好转。患者时值 82 岁,仍无明显不适症状,生活自理,目前仍坚持中药调治。

按:该患者为 COPD 并肺间质纤维化,因外感引发,明确诊断后予激素治疗稍好转,但生活质量极差,经中药依法调治,患者平时已状如常人,胸部 CT 较前改善,疗效显著。本病为慢性虚损性疾患,治疗难度大,时间长,需要与患者及家属沟通交流,鼓励患者坚持配合中药治疗,避免操之过急,预防感冒,在逐渐好转的基础上,配合适度的锻练,改善肺功能,从而达到减轻临床症状,提高生活质查,有效防止病情的进一步发展的目的。

2.3　间质性肺炎

典型案例

患者王某,男,61 岁,2006 年 3 月 17 日初诊。主因活动后气喘 3 个月就诊。患者否认慢性咳嗽病史,不咳,无痰,可走平路,上二层楼后喘。在天津多家医院经胸部 CT 诊为:

"双肺间质病变,肺间质纤维化。"支气管镜示:"慢性支气管炎"肺功能:VC:76% FEV1:73%,超声心动:左室舒张功能减低,左室高侧壁阶段性运动异常,主动脉硬化,升主动脉增宽。时心慌,食欲可,大便正常。舌质尖红,舌苔白,脉弦。听诊双肺呼吸音粗,可闻及爆裂样啰音。查血气分析:

pH 7.379，PCO$_2$ 42.4mmHg，PO$_2$ 84.4mmHg。诊为双肺间质病变，中医辨证为肺肾气虚，痰浊阻肺。法用调理肺肾，化痰止咳纳气。处方：

杏仁 10g，紫菀 15g，苏子叶各 10g，蛇蜕 8g，地龙 10g，炙杷叶 10g，丹参 10g，山萸 10g，巴戟天 10g，淫羊藿 10g，金荞麦 15g，黄芩 10g，太子参 15g，前胡 10g，五味子 10g，枸杞 10g。

复诊患者诉服药后活动后气喘减轻，咳嗽咯吐少量白痰，咽痒，食欲可，口不渴，大便时溏。舌质尖红舌苔黄，脉弦略数。大法不变，便溏当为患者脾阳素虚，故去枸杞之滋腻，黄芩之苦寒，加干姜温补脾阳，川连厚肠止泻。其后病情平稳，以补为主，调补肺肾。至 5 月，患者活动后气喘明显减轻，上二层楼可耐受，轻咳嗽，少痰，时胸闷，持续 1 分钟可自行缓解。继续辨证调服中药月余，患者已无临床症状，7 月 6 日在天津二附院复查胸部 CT 平扫未见明显异常。肺功能大致正常。

按：本案外院明确诊断肺纤维化，动喘为其主要表现，辨证虚责肺肾，关乎于脾，治以调补肺肾为主，佐以健脾化痰，选用温、润平和之药，如山萸肉、淫羊藿、巴戟天、枸杞子、太子参等；若有瘀血表现，再佐以化瘀为法，经治痊愈。

典型案例

王某，男，59 岁。2006 年 2 月 17 日初诊。患者患活动后喘 1 年余，常因反复外感而加重。患者自 2004 年 12 始反复出现发热，静脉消炎则热退。2005 年 3 月再次发热抗炎无效，持续发热住院静点、口服激素 10 天后热退，夜间憋气，活动后喘，不咳，咳少量脓痰，住院 1 月诊断为间质性肺病，特发性肺纤维化，肺部感染。出院后口服泼尼松 30mg，逐渐减量至 7.5mg，就诊时活动后喘息明显，极易感冒，咳咯黄脓痰，1~2 口 /d，可登楼 4 层，偶憋气。查体神疲。面色如常。双肺可闻及呼气末爆裂音。舌质淡红舌苔白厚。脉弦。诊为肺痿：肺肾气虚，痰热内阻证（肺纤维化）。治当攻补兼施。拟调补肺肾，清热化痰为治。

方药如下：紫菀 15g，杏仁 10g，苏子叶各 10g，前胡 10g，炙杷叶 10g，地龙 10g，蝉蜕 8g，五味子 10g，金荞麦 15g，黄芩 10g，山萸 15g，枸杞 10g，丹参 10g，佩兰 10g，薏米 15g，水煎服，日 1 剂。

服用 22 剂药后，咳大减，痰色由黄转灰，继以理肺化痰，佐以固表敛汗,方用紫菀 15g,杏仁 10g,苏子叶各 10g,前胡 10g,浮小麦 30g,地龙 10g,蝉蜕 8g,五味子 10g,金荞麦 15g,黄芩 10g,山萸 15g,瓜蒌 15g,太子参 15g,炒生龙牡 30g,百部 10g。服 30 剂则咳、痰俱除,大效,舌体胖大,动则汗出减少,痰基本消失为脾肺之气渐复之象,然安静时胸憋乃痰气阻于胸中之象。其后在理肺化痰基础上佐以宽胸理气,扶正祛邪。患者病情明显好转,现仍坚持服用上方治疗,动喘继续减轻,泼尼松已停用。至今未再发生复感情况。

按:该患者年逾半百,正气渐衰,肺肾气虚,又反复外感,邪舍于肺,肺气痹阻,日久诸邪蓄积,致痰瘀胶结,反复循环形成痼疾。本次外感风热之邪诱发,肺肾气虚,痰热内阻,本虚而邪实,当攻补兼施。临证肺痿常见实虚夹杂,多外受风寒诱发内伏之痰瘀,宜先去外邪,后调补肺脾肾三脏,兼以化痰,祛瘀等法。

3. 小结

晁恩祥教授在临证指导中谈到:肺间质病变我们认为当属肺痿,人民卫生出版社出版的《中医内科学》由周仲瑛教授执笔的肺痿一篇中,明确了与间质纤维化的相关性;我们从临床从疾病的过程中认为肺痿绝不同于肺病中的咳喘,而是另外一组病,以咳吐涎沫、气短为主症的慢性虚损性难治病,预后不佳,中西医治疗难度都很大。通过多年的临床观察和研究,我们通过中医药个体化治疗取得了一定的疗效。

因此,肺间质纤维化个体化治疗体现了中医的整体观念和辨证论治方法,是量体裁衣,比较适应于患者的整体和不同阶段表现,重视病史,四诊,八纲分析,运用了脏腑辨证,注意了理法方药的一致性,是比较完整和有效的方法。

八、国医大师晁恩祥教授从风论治呼吸疾病理论

杨玉萍

晁恩祥教授是我国著名的中医呼吸内科专家,关于呼吸系统的过敏性鼻炎、慢性咳嗽、支气管哮喘,他提出了独特的"从风论治"理论。

(一)关于风咳

1. 熟读古籍,重提风咳　晁恩祥教授认为"风咳"早在《礼记》中就有

记载:"季夏行春令……国多风咳",《诸病源候论》论述了10种咳,"一曰风咳,欲语因咳,言不得竟是也",之后才是寒咳、支咳、久咳等;风咳早有论述,但现在教材未见提及,杂志少见相关报道,临床上客观存在,故有必要重提"风咳"。

2. 风咳的特性　"风为六淫之首",可单独致咳,也可夹他邪致咳。"风咳"具有风证特点,"风之善行数变""风性挛急",临床常见以咳嗽为主,多无痰或少痰,出现阵咳、顿咳、甚至呛咳;有时是一种难以抑制的刺激性、挛急性咳嗽,突发突止,变化莫测。常咽痒则咳,咳甚时可连及胸胁疼痛,影响工作生活,无明显的寒热之症状。或因过敏因素,冷风、异味、油烟、污浊空气易于诱发,或因吸入刺激性气味、说话过多、打电话、大笑刺激等也可诱发,即"因咳语言不得竟也",因而又可反复发作,具有"风之善行数变""风性挛急"等风之特点。这类咳嗽在应用一般温肺散寒、清肺泄热、解毒止咳等治疗方法时难以收效。因此,决定了"从风论治"的治疗思路。

3. 风咳的治疗　晁恩祥教授认为清代叶桂《临证指南医案》中指出了"若因风者,辛平解之,因于寒者,辛温散之",故治"风咳"当用"疏风宣肺、缓急止咳利咽"之法。其主方用炙麻黄、苏叶、蝉蜕、地龙等疏风宣肺之品,也有宣肺止咳之紫菀、款冬花、百部、杏仁、炙枇杷叶、桔梗等药,而五味子、苏子、地龙、牛蒡子或临床时选用罂粟壳(不可久服)等常有缓急、舒缓气道之功,以达到治疗咽痒、气道敏感之效。临床认为"风咳"虽无明显寒热之状,但兼寒兼热者亦有,临床加减,因寒者可加荆芥、防风、细辛、桂枝;兼热者可加银花、连翘、黄芩、鱼腥草;兼痰者可加橘红、金荞麦;兼燥者亦可加沙参、麦冬等。针对咳嗽变异性哮喘、感冒后咳嗽创立苏黄止咳胶囊已上市并进入国家医保。

用药经验:主方:炙麻黄、蝉蜕、紫苏叶、射干、牛蒡子、炙枇杷叶、紫菀等。①疏风散风药:荆芥、防风、葛根、炙麻黄、蝉蜕、僵蚕、地龙、全蝎。②疏风散寒药:炙麻黄、桂枝、细辛、紫苏叶、白芷。③宣肺止咳药:前胡、紫菀、杏仁、炙枇杷叶、款冬花。④解痉缓急药:地龙、全蝎、五味子、白芍、紫苏子。⑤疏风利咽药:牛蒡子、蝉蜕、青果、诃子、桔梗。⑥养阴润燥药:麦冬、沙参、炙枇杷叶、火麻仁、梨皮、玄参。⑦清肺化痰药:黄芩、鱼腥草、川贝母、桑白皮、瓜蒌。⑧活血化瘀药:丹参、赤芍。⑨调补肺肾药:太子参、黄精、山茱萸、枸杞子、肉苁蓉、五味子、冬虫夏草及其制剂。

晁恩祥教授不拘泥于古方、不拘泥中药已知的性能,在临床实践中摸索出射干、蝉蜕、僵蚕、地龙、全蝎、五味子、白芍、紫苏子都有疏风散风、舒缓气道的功能。

（二）关于哮喘

1. 风盛痰阻,气道挛急是(支气管)哮喘发作的主要病机　由于哮喘病人发作多有明显的季节性,与春秋季有关,或有过敏因素,或有家族易患性,发作前多有前兆性,如鼻塞、流涕、打喷嚏、鼻痒、眼痒、咳嗽、胸闷等症状,发病迅速,呈发作性、反复性,典型时喉中痰鸣气促,缓解时如常人,具有风邪善行而数变的特点,为此,晁恩祥教授提出了"风盛痰阻,气道挛急"是哮喘发作的主要病机。"风盛"是主要病因,是病之根本,患者发病时喉中哮鸣气壅、肺管不利是风邪侵袭人体后产生的病理改变,为病之标。

因风邪犯肺,肺失肃降,气道失畅,《症因脉治》曰:"风痰之因,外感风邪,袭人肌表,束其内郁之火,不得发泄,外邪传内,内外熏蒸,则风痰之证作矣"。风痰作为继发性的因素又可妨碍肺之宣降。"风盛挛急",气机不畅,阻于肺道,气逆相搏,则喉中哮鸣气促,发为哮喘,形成风盛挛急引起气机内阻,导致肺气壅塞而上逆为喘的病理过程。因此,"风盛"是哮喘的根本原因,痰为风邪所致,痰阻是风盛的结果,又是气道挛急的病因。

2. 祛风解痉是治疗哮喘的重要方法　由于(支气管)哮喘发作时病机为"风盛痰阻,气道挛急",故治疗上宜祛风解痉。清代蒋宝素《问斋医案》说:"哮喘屡发,发时以散风为主"。以祛风为主,达到外以散邪,内以缓解气道痉挛,使肺道通利,肺气清肃,气顺得降的目的,祛风解痉法也补充了以往教材哮喘分寒哮与热哮两型的不足,为临床治疗哮喘提供了新方法。

3. 创立祛风解痉平喘汤治疗哮喘急性发作　晁恩祥教授根据《黄帝内经》中"风淫于内,治以辛凉,佐以甘,以甘缓之",《金匮要略》的"肺喜温而恶寒",创立了以辛平药为主的祛风解痉平喘汤,方中炙麻黄 10g,蝉蜕 10g,僵蚕 10g,白果 10g,地龙 15g,石菖蒲 10g,苏叶 10g,苏子 10g,白芍 15g,五味子 10g。方中麻黄辛温,祛风缓急,宣肺平喘,僵蚕、地龙咸寒,息风解痉而定喘。麻黄与地龙相配,一宣一降,相得益彰,为治哮喘的要药。

苏叶辛温入肺,助麻黄散寒,苏子下气降气,助麻黄降气。蝉蜕甘寒,体轻性浮,宣肺缓急,石菖蒲开窍、祛痰、行气、活血,《神农本草经》记载有治"咳逆上气"之功。白果甘苦涩,有敛肺气、定喘嗽之功。根据《黄帝内经》理论的"肺欲急,急食酸以收之"。方中配用了酸温的五味子、苦酸微温的白芍,缓急以定喘,与麻黄、苏叶相伍,一张一敛,相反相成,即可制约麻黄、苏叶的发散太过,也可防止闭门留寇,共奏祛风宣肺、缓急降气之功。此方因寒温并用,故即便是寒哮或热哮亦可加减变化使用。

4. 缓解期调补肺肾以抗风邪　晁恩祥教授认为风邪侵袭肺道,反复引发哮喘关键是正气内虚所致,只有在身体相对虚弱状态,抗邪无力时,风邪方能入侵人体,引起气道挛急,肺管不利,呼吸急促,喉间痰鸣。

"肺为气之主,肾为气之根",哮喘反复发作必然由肺虚导致肾虚,故当肺肾双补。如无明显肾虚的新病之人,仍当补肺肾扶正气,防风邪再犯人体复发哮喘,延迟病之后期肺肾虚损的到来。其调补肺肾方组成:冬虫夏草3g,西洋参3g,女贞子10g,枸杞子10g,五味子10g,山茱萸10g,淫羊藿10g,白果10g,丹参12g,茯苓12g。全方温而不燥,寓泻于补,有"阴中求阳,阳中求阴"之意,并可将上方共研为细末,制蜜为丸,便于久服,获效持久。

(三) 关于鼻鼽与过敏性鼻炎

鼻鼽早在《黄帝内经》中既有此名,其临床表现为突发或反复发作性的鼻塞、鼻痒、连续打喷嚏或流清涕,以晨起为主,常继发哮喘,或哮喘发作的前兆。发病以外邪为主,异味、冷空气、热空气花粉吸入等可诱发。西医称之为过敏性鼻炎。轻者偶发尚能耐受,重者连续喷嚏甚至不计时间、不分场所,流涕不止,则令人难堪、难忍,不能不治。究其病因,仍与风邪相关,具有风的特点,晁恩祥教授认为仍当从风论治,常用苍耳子散,有风寒兼证常加荆芥、防风、苏叶,有时或加桂枝、或加桂枝汤加味。辛温之品加蝉蜕、牛蒡子等祛风、疏风之药合用。如兼有热象者,可加疏风、清热解毒之品,常用银花、连翘、薄荷、菊花、野菊花、金荞麦等。

鼻为肺窍,为肺之门户,肺道实为鼻道之延续,"肺为娇脏",鼻当为娇窍。风为六淫之首,风犯鼻,过咽峡,随之入肺,故风易伤鼻、伤咽、伤肺。病之深浅不同,治鼻治肺侧重点不同,但同有治风之理,亦为异曲同工矣。肺主皮毛,风邪犯肺多从口鼻、皮肤而入,临床常见的风疹、湿疹,晁恩祥教授也常从"风"论治而收效甚佳。总之,见有突发突止,或发作性的鼻痒、喷嚏、咳嗽、气喘、皮肤病变等症,具有风的特性,故均可从风论治。

九、国医大师从晁恩祥"风盛挛急"理论谈哮病病机学进展

李颖　王雪京

哮病是一种发作性的痰鸣气喘性疾病,临床以发作时喉中哮鸣有声、呼吸急促困难,甚至喘息不得平卧为主症。在中医学中哮病的理论体系比较完善且临床疗效肯定,但是近些年来,中医学界出现了对于哮病病机的一些新看法、新学说,可以看作是对经典学说的挑战,也可以看作是对经典理论的补充,是哮病学术的创新与进步。

1. "以痰为中心"是哮病病机经典的学说

关于哮病的病机在中医文献中有丰富的记载,"宿根"学说是权威的理论,"以痰为中心"的学说获得了千百年中医界的认可,至今仍然是哮病病机的核心理论。

哮病的内容在金元以前并无独立成篇,而是统属于"喘促、咳嗽上气、痰饮"等范畴,但是在《素问·阴阳别论》中记载了"喘鸣"的病名和病机:"阴争于内,阳扰于外,魄汗未藏,四逆而起,起则熏肺,使人喘鸣。""喘鸣"的记载让我们能够体会到患者临床症状的特点:喘—呼吸急促;鸣—喉中有声,气息障碍与异常声响同时存在,与当今哮病发作的描述极其相近。分析喘鸣的原因:内有脏腑功能失调(阴争于内),外有邪气侵袭(阳扰于外),病位在肺(起则熏肺),病势向上,气机当降不降(四逆而起)。这应该是哮病病机最早的论述,也应该是"宿根"学说的基础。

哮喘的名称最早见于宋代王执中的《针灸资生经》,经元代朱丹溪认定,正式从其他病名中分离出来,成为一个独立的病名。明代虞抟《医学正传》对"喘"与"哮"做了明确的区分:"哮以声响名,喘以气息言"。具体地解释为:"喘促喉中如水鸡声者,谓之哮;气促而连续不能以息者,谓之喘。"

哮病具有反复发作、慢性迁延的特性,古代医学家以"宿根"来解释。宋代杨仁斋《仁斋直指附遗方论》认为,"邪气伏藏,痰涎浮涌"与哮病的发

作有关,在当时可谓是"宿根"学说的萌芽之论。明代朱丹溪的弟子戴元礼明确提出哮病有"宿根"之说:"喘气之病,哮吼如水鸡之声,牵引胸背,气不得息,坐卧不安,此谓嗽而气喘,或宿有此根……遇寒暄而发……"。秦景明在《症因脉治·哮病》中提出"窠臼"之说:"哮病之因,痰饮留伏,结成窠臼,潜伏于内"。与"宿根"之说有异词同义之效。宿根学说集中说明了哮病每次发作时症状的同一性;哮病每次发作时病因、病机的同一性,强调了哮病发作的内在因素,在一定程度上反映了哮病的复杂性和治疗上的难度。

至于"宿根"的内涵是什么?《素问·至真要大论》曰:"饮发于中,咳喘有声"。首先论述了痰饮是"咳喘有声"的病因。汉代张仲景在继承《内经》理论的基础上,结合临床实践,总结出"膈上病痰,满喘咳吐……必有伏饮"。这些记载为"以痰为中心"的宿根学说奠定了理论基础,后世医家多遵从此说。《证治汇补·喘病》曰:"哮即痰喘至久而常发者,因内有壅塞之气,外有非时之感,膈有胶固之痰,三者相合,闭拒气道,搏击有声,发为哮病"。《圣济总录·呷嗽》:"痰多于胸中,结于喉间"《普济本事方·卷一》:"肺窍中集有冷痰"。《赤水玄珠·哮喘辨》:"喉中痰盛,胶塞肺窍"。在中医学的不断发展过程中,以痰为中心的宿根学说逐渐成为哮病病因病机的核心学说,也成为当代中医学认识哮病的经典学说。

从历代文献记载中不难看出,以痰为中心的宿根学说最重要的一个立足点是哮病发作时痰饮结于喉中,搏击有声,在临床诊疗过程中可以看到有形之痰,可以听到有声之音。另外是根据哮病的反复发作、在缓解期无明显临床症状的特点,推测无形之痰停留在肺窍、肺络、肺系、膈、胸膈等处,是一种潜在的致病因素蓄于体内,是哮病发作的内在因素。

2."风盛挛急"理论的由来

在"以痰为中心"理论的长期统治下,中医界纷纷从痰论治哮病,应该说取得了一些成绩。但是有的临床医生也发现,一些哮病的病人在发作时并无明显的痰象,患者最典型的症状描述是"干喘"或"干憋",在看不到有形之痰的情况下,如何从痰辨治? 从无形之痰的宿根理论出发,化痰平喘治疗,效果往往不甚理想,这些临床现象引发了新的思考。晁恩祥教授提出"风哮"的病名,且以"风盛挛急"来诠释"风哮"的病机,认为"风盛"是哮喘病的主要因素,而发作时病人表现的痰壅、气道壅急、肺管不利而痰鸣之状,是风邪侵袭机体后产生的病理结果。

2.1 "风哮"的临床证候学特征

风哮的临床证候具有明显的"风"象。

2.1.1 其症多见有鼻痒、咽痒、眼痒,流清涕,打喷嚏,喉中不利,喘鸣如水鸡声,喘促气急,胸中憋闷不畅,气不得续,夜不得卧,伴轻咳,痰少而黏,夜重日轻。

2.1.2 寒、热、痰象不明显。多有过敏史和致敏原接触史,如花粉、异味、饮食不当等,无明显的"六淫"外感史。

2.1.3 发病迅速,善行数变,来去匆匆,骤发骤止。反复发作,发作时哮鸣气喘,缓解时如常人。与风邪"善行而数变"的特点相似。

2.2 风哮的治疗思路

从风辨证、从风论治哮病,是因风不仅影响了肺的宣降功能,也导致肺管的结构变化,造成肺道挛急。晁恩祥教授确立疏风宣肺、缓急解痉、降气平喘的治疗原则,临床收到了满意的效果。

2.2.1 疏风宣肺:强调了外散风邪的主旨。风邪影响了肺的生理功能,针对风邪善动、开泄的特点,采取"给出路"的政策,外散而出,顺其势,利其性。宣肺也是疏风的一种手段,在恢复肺的生理作用的过程中,散邪外出,可谓一举两得。

2.2.2 缓急解痉:强调了内柔息风的主旨。对于骨骼肌痉挛而出现的四肢抽搐、角弓反张等症状,中医传统的认识是风邪内动。在"风哮"发病的过程中,风邪改变了肺管的生理结构,是气道挛急,气机不畅,支气管平滑肌痉挛与骨骼肌痉挛形同理亦同,也是风动的一种表现,对于风邪内动采取"安抚"的政策,息风解痉以缓急。

2.2.3 降气平喘:降气是对宣肺的一种补充,或者是不可或缺的手段,要恢复肺的生理功能,有降才能有升。在气逆而喘的时候,降气是平喘最直接的需要,平喘是哮病治疗的终极目标。

2.3 药物的选择

2.3.1 辛温发散之品:以麻黄、苏叶为代表。利用辛温发散之力,给郁滞的邪气一条出路,正所谓"肺欲辛"是也。麻黄轻清上浮,专疏肺郁,宣泄气机,是谓外感第一要药。虽曰解表,实为开肺;虽曰散寒,实为泄邪。风邪轻浮上扬,飘忽不定,无影无踪,麻黄、苏叶顺应了风邪的特性,欲动则助动,欲扬则助扬,治风本无压抑、封闭之理。

2.3.2　酸味缓急之品:以五味子、白芍、乌梅为代表。酸味可以缓急,可以收敛,广泛地应用于疼痛、腹泻的治疗中,酸味也可以缓解气道挛急。治疗哮喘的常用方剂小青龙汤,原方意是外散寒邪、内化寒饮,但将温化寒饮的干姜、半夏、桂枝去掉后,就变成一个疏风宣肺、缓急解痉的方剂,治疗"风哮"非常有效。从而也使我们理解了张仲景在治疗外寒内饮时,使用五味子、白芍一类酸收的药物,却无丝毫敛邪的顾虑,深奥的用意在于缓急,而不仅仅是牵制麻、桂的辛散之性。

2.3.3　灵动走窜的虫类药:以蝉蜕、僵蚕、全蝎、蜈蚣为代表。虫类药因其灵动走窜的特性,可以疏散风邪,息风解痉,降低气道平滑肌的紧张性,降低气道的高反应性。

2.3.4　宣肺降气之品:以紫菀、杏仁、前胡、枇杷叶为代表。风哮的病位在肺,调理肺本身的生理功能,使之发挥出本身的主观能动性,是疏散风邪的一条捷径。选择的药物有升有降,有散有润,符合肺的生理要求,尊重肺的功能特点,顺其功而悦其性。

"风盛挛急"的理论产生于临床的不断观察与总结,是对哮病病机的不断完善和补充。从"痰"与"风"等多方面辨治哮病,将会不断提高临床疗效。

十、应用国医大师晁恩祥风咳理论治疗病毒感染致气道高反应的研究思路

李际强　云芯芯　张忠德　张文青

感染后咳嗽又称感冒后咳嗽,一般由呼吸道病毒感染引起,以副流感病毒(PIV)和呼吸道合胞病毒(RSV)等感染为主;亦有研究证实,喘息相关的呼吸道病毒以 RSV 与人类鼻病毒(HRVs)为主。急性病毒性上呼吸道感染之后,有11%~25%的患者发展成为亚急性咳嗽甚至是慢性咳嗽,而在流行季节,感染后咳嗽的发生率则高达5%~50%。但是,对于病毒感染引起的急性咳嗽及感染后咳嗽,甚至哮喘,目前尚缺乏有效的治疗药物,特别是部分患者反复在感冒后出现慢性咳嗽,经常困扰患者与临床医生。全国名老中医晁恩祥教授对感染后咳嗽及咳嗽变异性哮喘的临床表现进行了探讨,创立"风咳"理论,并形成相应的方药,应用于临床,获得满意的临

床疗效。笔者在临床上应用晁老风咳理论治疗病毒感染引起的气道高反应,取得了较好的效果,故下一步将从实验研究方面进行深入探讨其作用机制,现将研究思路介绍如下。

1. 呼吸道病毒感染致咳嗽或哮喘为临床常见病症

急性上呼吸道病毒感染是急性咳嗽(3周以内)最常见的病因之一。患者在经历了急性上呼吸道感染之后,感染症状虽已消失,但咳嗽仍迁延日久不愈,若持续时间大于3周而胸部X线检查正常,就可诊断为感染后咳嗽。目前,认为它是一种亚急性咳嗽,一般持续不超过8周,是亚急性咳嗽发病特征之一。感染后咳嗽中的大多数患者存在气道高反应,同时,研究证明,呼吸道病毒感染也是引起哮喘发病的主要病因之一。目前,对于病毒感染引起的急性咳嗽、感染后咳嗽及哮喘,仍然缺乏有效的治疗,因此,急需对中医或中西医结合治疗方法进行研究,并阐明疾病的发病机制及临床有效中药的作用机制,为临床治疗提供强有力的实验室证据支持,并为治疗方向的确定提供帮助。

2. 呼吸道病毒感染与感染后气道高反应性具有相关性

病毒感染后咳嗽的发病机制尚不明确,一般认为与气道的广泛炎症和气道的上皮破坏有一定关系。①呼吸道病毒感染后可诱发气道的高反应性。气道高反应性持续时间与病毒感染后气道上皮的修复时间有关,单纯性病毒感染所引起的气道高反应需要8周才能恢复正常。下呼吸道感染后,可引起短暂的气道和咳嗽受体的高敏感状态而导致亚急性咳嗽。②黏液过度分泌导致的黏液停留、黏液清除障碍也是引起该病的机制之一。③上呼吸道的持续性炎症可致上气道咳嗽综合征。当上气道的持续性炎症或分泌物流经喉咽部时,刺激咳嗽受体,而导致患者刺激性咳嗽。④胃食管反流性疾病亦可引起气道高反应。呼吸道病毒感染一般不会导致胃食管反流,但刺激性咳嗽可导致腹压增加,加重反流从而加重气道高反应。因此,其发病通常是由多方面所致。

近期研究表明,病毒感染引起气道上皮、感觉神经和胆碱能神经功能改变,有可能是引起咳嗽方面的关键因素。呼吸道病毒感染可引起气道感觉神经功能变化,通过调节神经生长因子和中性内肽酶,活化嗜酸性粒细胞而致速激肽的释放,就可能导致咳嗽敏感性的增加。叶新民等动物实验研究发现所有感染呼吸道合胞病毒豚鼠的咳嗽敏感性均较对照组明显升高,亚急性阶段高于急性咳嗽阶段。咳嗽敏感性升高可能是病毒感染引起咳嗽的主要特点。综上所述,病毒感染所致咳嗽反应增加是因为病毒引起的气道炎症,引起气道感觉神经的改变,导致持续的咳嗽;或者是因为炎症介质引起咳嗽相关感受器的敏感性增加。

另外,病毒感染与哮喘发作亦有密切的关系。哮喘的本质是多种细胞、细胞因子及介质参与的慢性非特异性气道炎症,以气道高反应性(BHR)为其主要临床特征。诱发及参与哮喘发病的因素很多,其中呼吸道病毒感染是发病因素之一。研究表明哮喘发作与近期呼吸道感染相关者占37%,其中呼吸道病毒感染占79%。呼吸道病毒引起的Th1细胞免疫反应可通过协助TH2而加重支气管哮喘患者的气道炎症,病毒特异性$CD8^+$ T细胞有时可发生表型转化,生成Th2型细胞因子,哮喘的慢性气道炎症亦可能与抗病毒免疫有关。因此,呼吸道病毒感染除了加重哮喘外,还可能引起哮喘型慢性气道重塑。临床上表现为呼吸道病毒感染诱发哮喘发作或使哮喘病情恶化。

3. 晁恩祥的风咳理论与病毒感染后气道高反应性临床特征相一致

晁恩祥教授在呼吸系统的临证实践中发现,有感染后咳嗽及咳嗽变异性哮喘等咳嗽病症,以反复不断的干咳为主,伴有咽喉部发痒感,痒则咳嗽持续,偶有难咳出少量的白痰,咳嗽一般呈阵发性、挛急性,剧烈咳嗽时可伴有气急、气不得续,亦有"语言不得续"等症状,甚至有的患者经夜间剧烈咳嗽为主,严重影响睡眠。该类患者一般对周围环境比较敏感,如感冒、烟草和香水的气味、演讲、运动等激就可诱发咳嗽或咳嗽加重,严重影响患者的生活。晁老根据其"突然发作,时作时止",气急咳嗽、咽痒明显等症状特点,认为该咳嗽的病因与"风邪"相关,与风性"善行而数变""风盛则挛急""风盛则痒"的致病特点相符合,属于《诸病源候论》"风咳"的范畴,并据此创立了从风论治的治疗大法,以"疏风宣肺,解痉止咳"为法。据此组方的"苏黄止咳汤"及"苏黄止咳胶囊"应用于临床,对患者咳嗽、咽痒、气急等症状有显著疗效,且对气道高反应状态造成的咳嗽气急也有较好的改善作用。目前为止,"苏黄止咳胶囊"是治疗"风咳"唯一的上市中成药,是针对咳嗽变异性哮喘和感冒后咳嗽而研发的。

苏黄止咳胶囊已进行了一系列针对咳嗽变异性哮喘与感染后咳嗽的临床前瞻性随机对照研究,显示了显著的临床效果,可显著改善咳嗽症状,提高支气管激发试验阴转率。笔者还研究了苏黄止咳汤对咳嗽变异性哮喘患者免疫功能的影响,表明其可增强咳嗽变异性哮喘患者网状内皮系统活性,调整 T 淋巴细胞亚群,改善患者免疫功能。

4. 应用风咳理论治疗病毒感染致气道高反应的研究思路

晁恩祥教授的风咳理论随着临床与实验研究的不断探讨而日渐丰富,同时苏黄止咳胶囊的临床与实验研究均显示了其较好的临床效果。但该药究竟作用于感染后咳嗽及咳嗽变异性哮喘的病理机制的哪个方面还有待于进一步深入研究。探讨药理作用同时,仍需要进一步探讨急性病毒性感染咳嗽、感染后咳嗽及哮喘等疾病的发病机制。

为了进一步研究苏黄止咳胶囊的治疗机制,笔者计划采用呼吸道合胞病毒感染的豚鼠模型与气道高反应豚鼠模型,观察药物对豚鼠模型的气道高反应、T 淋巴细胞、细胞因子等的作用,以阐明苏黄止咳胶囊的作用机制,为临床治疗呼吸道病毒感染致哮喘与感染后咳嗽提供实验室依据。

十一、国医大师晁恩祥教授治疗急症及急性热病学术思想初探

李际强　张忠德　韩云

1. "急则治标,祛除病邪"为治疗急症的治疗大法

晁老认为急症一般起病急,传变快,危害大,故需要根据辨证迅速祛除病邪。如慢性阻塞性肺疾病急性加重期,虽虚实夹杂,但宜以祛邪为先,或解其表,或清其里,或温化寒痰,或清化肃肺,或燥湿理气。再如急性感染性疾病,患者常表现邪实之象,故应根据外感邪气性质,及时清除病邪,如热邪壅盛者,应清热解毒;寒邪凝滞者,应辛温散寒;湿邪为患者,宜淡渗利湿,或芳香化湿,或清热燥湿等;燥邪伤人,可生津润燥。因此,急症阶段当以祛邪为要,中医截断思维即是此意。邪气渐减时,当及时固护正气,或施以扶正祛邪之法。

2. 下法在急症中的应用

下法是通过荡涤肠胃、排出粪便,使停留在肠胃的有形积滞从大便而出的一种治法。适用于燥屎内结,冷积不化,瘀血内停,宿食不消,结痰停

饮以及虫积等。下法有温下、寒下、润下、逐水、攻补兼施之别。《素问·五藏别论》曰"魄门亦为五藏使"。"魄"通"粕"。肛门传送糟粕,故名魄门。肛门乃人体九窍之一,在生理、病理上与五脏有密切关系,其正常启闭有赖于心神的主宰、肝气的条达、脾气的升提、肺气的宣肃、肾气的固摄。同时,五脏浊气通过肛门排泄,若肛门不能为五脏泄浊,则五脏功能亦可因此失调。从现代医学的角度上看,下法可使胃肠蠕动加强,促进排便或排气,腹压降低,使膈肌运动幅度增大,直接改善患者的呼吸功能。下法还可使滞留于肠道的病原体及其毒素和各种肠源性有害物质、机体代谢产物排出体外,促进机体的新陈代谢,改善微循环,从而保护机体重要脏器心、肺、肝、肾、脑生理功能,起到通腑护脏作用。依据此理,下法可用于治疗多种脏器的疾病,尤其治疗危重症如心肌梗死、支气管哮喘、呼吸衰竭等疾病可获显著疗效。

在内科急症中,晁老下法常用于退热、消胀止痛、平喘、止血、解痉、醒脑开窍以及逐水等方面。如里热实证,可用承气辈下之;如寒积腹痛,可用大黄附子汤、三物备急丸;如胸胁满痛者,可用大柴胡汤;里热炽盛、腑实燥结所致神昏窍迷者,选用通腑泄热法,可用牛黄承气汤;伤寒或温病,邪热内结;或热痢里急后重,选用急下泄热,除阳明腑实之积滞,使热结从下而解,同时寓急下存阴之意,可用寒下之承气类;用下法治疗实喘,选用宣肺通便泄热,可用宣白承气汤;肺胃热盛伤及血络所致的吐血、衄血,选用泄热通下、釜底抽薪而达止血之法,可用凉膈散、泻心汤等;阳明热盛,灼伤阴液,筋脉失养而致的痉病,可用大承气汤或增液承气汤;水湿内聚于胸腹,或水停胸胁而暴肿胀满,气急喘促,或腹大如鼓,二便闭结,水饮内停,病属危急,脉沉实有力,苔白腻者,选用急攻水饮之法,可用舟车丸、十枣汤、牵牛子粉、甘遂末等逐水通腑。

3. 祛邪平喘法的应用

喘证是以呼吸喘促为主要表现的证候,可因肺系疾病或其他脏腑疾病引起肺气上逆,肺失宣降所致。临床可见呼吸困难,甚至张口抬肩,鼻翼煽动,不能平卧。喘证有虚实之分,急性发作者以邪实为主,外感六淫、痰饮、肺火、肺郁等均为常见之邪气,邪气不除,肺气不降,故气喘难平。因而晁老在治疗喘证时注重祛邪气以平喘,如晁老认为咳嗽变异性哮喘与风邪相关,因而确定疏风宣肺、缓急解痉、止咳利咽的主要治法,基本方组成为炙麻黄、紫苏子、紫苏叶、杏仁、蝉蜕、地龙、僵蚕、射干、牛蒡子、炙杷叶、紫菀等。但由于个体差异,治疗应随证加减。如同为风邪犯肺,偏风热者,常见有咽中痒有少许黏痰不易咳出,或咳出少量黄痰,加入清肺化痰药。又有风邪犯肺,见有寒象者,如少痰、见冷风咳嗽加重、咽中痒,常加入疏风散寒辛温之品。因肺与大肠相表里,在肺之邪浊可通过清泻肠胃而得以治疗,故可用下法治疗实喘,选用宣肺通便泄热法以平喘。

4. 治疗急性热病(包括传染病)的经验

急性热病包括了急性感染性疾病与传染性疾病,如 2003 年流行的 SARS 及现有散发的流行性感冒与人感染高致病性禽流感等。晁老认为中医学对温热病、温疫病治疗有丰富的经验,可运用于传染病,既往 SARS 从整体出发进行辨证论治取得了一些效果。晁老强调目前仍应当继续努力,不断分析传染病的病因、病机,注意疾病的动态发展。例如对于 SARS 治疗,晁老认为,从该病的发病过程看,病机为病毒伤人,正邪搏击,出现以肺为中心的热毒损伤,同时温邪内蕴,脾胃受邪,后期出现气阴两伤与血瘀痰阻。该病变化多端,治疗亦应用温病理论辨证论治,应用祛邪、解毒、清热、宣肺、止咳、化痰、平喘、祛湿、泻肺、化浊、养阴、益气、降逆、活血、健脾、和胃等法,视患者邪正情况的不同选用不同治法治疗。晁老参与人感染高致病性禽流感的治疗与国家中医药防治人感染高致病性禽流感的方案的制定,其认为人感染高致病性禽流感发热时间较长,符合温病学家描述的温疫发热,即《温疫论》所谓"温者热之始,热者温之终,温热首尾一体……又名疫也",具有起病急、来势猛、传变快、变化多的特点,具备了毒、热、湿、瘀、虚、脏衰的证候要素表现,乃病毒潜于半表半里发病,邪传于表发于卫分、气分,传于里而入肺胃,毒热伤及营血及脏腑阴阳。因此毒犯肺卫者,予以清热解毒,宣肺透表;毒伤肺胃者,予以清热解毒,祛湿和胃;毒热壅肺者,予以清热泻肺,解毒化瘀;热入营血证者,予以清营凉血,活血通络;元阳欲脱者,予以益气固脱,回阳救逆。

晁老治疗急症,除强调"急则治标""急症当祛邪,邪祛正自安"外,还注重辨证论治,重视对疾病过程、阶段证候的治疗。尤其是对急性病毒性疾病,中医清热、解表、化湿等方药可能具有抗病毒作用,但并非完全针对病毒,而是强调整体观念及辨证用药,针对证候和病机的变化过程整体治疗,从而达到改善症状,调节机体抗病能力等目的。因此,从另一个角度讲,中医药具有一定程度的非特异性抗病毒作用。

十二、国医大师晁恩祥运用泄热通腑法治疗热哮经验

李兰群　邵宏君

热哮是哮证中主要证类之一,临床上以喉中哮鸣有声、呼吸迫促、胸膈胀闷、甚则不能平卧、痰黄黏稠、咯吐不利、口渴喜饮、舌红苔黄、脉滑数等为主症,习以定喘汤等宣肺平喘之剂治疗。而临床上绝大多数热哮患者,尤其是急性发作期均有不同程度的腑气不通、大便燥结的现象。晁恩祥教授积30多年的临床经验,并根据中医学"肺与大肠相表里"理论,结合自身体会,运用泄热通腑、肺肠同治的方法治疗,取得了显著疗效。笔者有幸随师临诊,获益匪浅,今将其经验介绍如下,以飨同道。

1. 方剂组成　生石膏30g,生大黄6~10g,全瓜蒌30g,杏仁10g,炙麻黄10g,鱼腥草30g,厚朴12g,黄芩12g,生白芍15~20g,生甘草10g。

2. 功效　泄热通腑,降气平喘。

3. 主治　适用于邪热壅肺,肺气不宣,兼见腑气不通之哮证。症见呼吸迫促,喉中哮鸣有声,胸闷息促,呛咳阵作,甚则张口抬肩,不能平卧,痰黄黏稠,不易咳出,身热汗出,口干或口苦,腹胀或稍胀,大便干结,几日不行或虽有便而不爽,舌红,苔黄腻或黄燥,脉滑数。

4. 煎服　法先煎生石膏15分钟,后纳诸药同煎10分钟左右,再入生大黄同煎5分钟,两煎共取汁250ml,每日1剂,分2次服。

5. 方解　本方由宣白承气汤、麻杏石甘汤、芍药甘草汤合方加味而成。宣白承气汤原为阳明温病下之不通,喘促不宁,痰涎壅滞,肺气不降之证而设;麻杏石甘汤原为《伤寒论》治疗汗、下之后"汗出而喘,无大热",缘因热壅于肺,肺热炽盛,肺气因热而闭郁之证。二方合用,方中生石膏辛凉宣泄,清降肺热;生大黄荡涤热结,推陈致新,并能泻火解毒。二者合用,泄肺热,通肠腑,切中病机。麻黄辛散宣肺,杏仁苦降化痰,二药相伍,宣肺降气,止咳平喘;全瓜蒌上可清热化痰,下可润肠通便;鱼腥草、黄芩清肺泄热,化痰止咳;厚朴苦温,"消痰下气",与杏仁相伍,以增强降气化痰、止咳平喘之力;与生大黄相伍,行气导滞,通腑泄热。芍药甘草汤原为缓急止痛之剂,此处白芍取其酸甘化阴、缓急解痉之功。酸收的白芍与辛散的麻黄

相配伍,不但不会产生敛邪之弊,而且既可制约麻黄的辛散之性,又可甘酸配伍,解除痉挛,同时通过一张一敛的相反相成,促进肺气的宣通。诸药合用,共收泄热通腑,降逆平喘之功。

6. 加减　年龄偏大,体弱者,生大黄改为熟大黄;津亏甚者,加玄参、麦冬;大便燥甚者加元明粉分冲;喘甚者,加地龙、蝉蜕;痰黏难出者,加菖蒲、蛤粉、生牡蛎;胸闷脘痞甚者,加焦槟榔、苏子等。

7. 体会　中医学认为,"肺与大肠相表里",手太阴经"起于中焦,下络大肠,还循胃口,贯膈,属肺",手阳明经"络肺,下膈,属大肠",肺与大肠通过经脉相互络属。肺为脏,属阴属里;大肠为腑,属阳属表;肺司呼吸,主宣发肃降,对气的升降出入运动起着重要的调节作用;大肠主传化糟粕,以通为顺。肺气的肃降是大肠传导功能正常发挥的重要条件;而大肠的传导功能正常,则有助于肺气的肃降。若邪热蕴肺,肺失清肃,津液不能下达,可导致大便秘结;而肠道热结,腑气不通,反过来会影响肺的肃降,使喘咳、胸满等症加重。基于以上理论,晁恩祥教授提出泄热通腑、肺肠同治法治疗邪热壅肺、腑气不通之热哮证,笔者以此法治疗热哮 30 余例,均收到良好效果。

十三、国医大师晁恩祥临床辨治心法举隅

王辛秋　陈燕

晁恩祥教授从医 50 余载,为中日友好医院中医内科首席专家,对内科疑难病、肺系病、脾胃病等的治疗有很深的造诣,尤其对肺系疾病的治疗更具独到之处。笔者随师学习,虽时间尚短,但于点滴汲取之中,亦受益匪浅。晁恩祥教授具有丰富的临床辨治经验,笔者仅撷取其中一二,介绍如下。

1. "方"从"法"出

临床所见,病证庞杂,尤其对老年患者,时有无从下手之感。尽管胸中不乏熟背之方剂,可面对杂乱之病证,却无从组方。每于匆忙之中,以药组方,心中每每有惴惴不安之感。

随师出诊学习,虽仅见识老师诊治患者之一斑,却已有所受益。晁老注重通过望、闻、问、切四诊进行病证舌脉收集,并进行八纲分析,确立证候,而后据证立法。遣药处方,细探其病机,法从证候而立,处方先立法,而

后方药自出。

随师会诊一男性患者,90余岁,西医诊断为认知功能障碍,经西药调治,患者已无狂躁,但现见昼夜交错,夜卧不寐,夜多惊恐梦,大便干结,舌尖红少津,苔白,脉弦。笔者心中暗辨上述诸症,不得要领。晁老辨为老年患者"气阴两虚,心神失养,神志不安,兼见肠燥气滞"之证,故立以"养阴益气、养心安神,镇惊通便"之法,方以麦冬、五味子、太子参、制首乌益气养阴,炒枣仁、远志、合欢花养心安神治本,又以生龙牡、珍珠母重镇之品潜阳安神,石菖蒲宁神开窍治标;患者大便干,《素问·逆调论》云:"胃不和则卧不安",气滞满胀不除亦会致夜寐不安,故以火麻仁、郁李仁润肠通便,大黄、厚朴泻下除满,亦达主证次证兼治之功。全方补益治本,重镇治标,兼顾大便不通,使积滞除,气机调畅,而奏养心安神,镇惊通便之效。晁老诊治过程中谨守病机,辨证论治体现于每一环节,病机明确,治法即立,方药跃然而出,运用自如。

辨证论治,确立治疗大法,虽为熟知之论,但临证施用,却非易事。晁老提出要注意"防止理法方药不一致;避免个人经验的局限性;防止治法方药选择不当;注意疾病标本缓急的先后;用药勿乱,有章有法"等方面的问题,反映了晁老尤为注重理论与临床实践的联系。这些亦是我们在临证施治中经常面临的问题,如不加以注意,必将成为临床施治过程中的瓶颈,难以提高临床疗效。提高临床疗效,需要在临床实践中不断学习中医基础理论,并在临床实践中灵活运用。

辨证论治实为中医之根本,而真正在临床得以体现并获得良好的临床疗效,却非一朝一夕之功。临证之时,病机未清,立法不明,就茫然处方,实难奏效。而临床所见之病,往往寒热并见,虚实并存,气血同病,阴阳并虚,而辨证的要点亦非明显确凿。这就考验一个医生的临床感悟,临床的积累实为关键,也还有如晁老所说"医生要善思悟"在里面,对每一个病人要"认真思悟、考虑,认真揣摩,反复推敲,回顾自己的经验,所学的知识,认真对待解决临床问题",不断培养自己的悟性。中医医理精深,需要孜孜不倦地学习,点滴积累验证,方可领略其一二。晁老认为古人的理论均来源于实践,都是一生行走于病人之间观察所得。因而在临床实践中去体会中医理论的精深准确,才是提高临床诊治水平的有效方法。

2. 擅用攻下，独有心法

晁老临床选方用药自有心法，药味不多，却诸症兼顾，并尤擅将中医理论联系临床实际，每奏良效。

临床应用承气汤，多有所虑，恐用之不当，邪不去而正已伤。晁老却对诸承气运用自如，认为辨证准确，通下并不伤其正，邪去则正气自复。晁老选其方治疗高热、抽搐、腹痛、肠梗阻、咳喘等，多有效验。临证治疗肺系疾病，尤其重视肺与大肠相表里之理论在临床的具体应用。随师会诊一肺间质纤维化合并感染患者，咳嗽、喘憋，不能平卧，不能转侧，动则喘甚，大便7日未行。晁老辨以肺气失宣，痰浊内阻，腑实内结，治以宣肺平喘，止咳化痰，泻下通便。方以止咳化痰平喘药为主，辅以调胃承气汤之意（生大黄5g，玄明粉3g分冲，甘草10g）。5日后再次会诊，患者咳嗽明显减轻，喘憋缓解，已可转侧，大便每日1行。

晁老认为中医对急症的治疗亦有优势，尤其治疗表现为腹满燥实的患者，攻下剂运用得当，每奏意想不到之效。临证治疗患者某，女性，65岁，结肠癌术后4年，主因大便不利10天来诊。10天前受凉后出现上腹部胀满，继则大便不利，每日解极少量大便，脘腹胀满明显，排气少，来诊前2天急诊考虑为不完全性肠梗阻，夜间腹中胀痛明显，舌红苔黄略腻，脉弦。晁老首诊辨为便秘（腹中燥结，气滞血证），治以攻下通便，理气活血，佐以润肠，方以大承气汤之义，（厚朴10g，枳实10g，大黄6g，元明粉2g分冲），佐以理气活血之丹参10g，川芎10g，木香10g，砂仁10g，焦三仙各10g，当归10g，火麻仁25g，甘草10g。3剂水煎服。服上方3剂后腹部胀满有缓解，排便量稍增，呃逆多，每天进食二三两，大便2~3次/d，夜间腹部胀痛缓解，舌红苔白略腻，脉弦。继以小承气汤（厚朴10g，枳实10g，大黄5g）之意，佐以健脾理气化湿，润肠通便之品，7剂水煎服。三诊时腹部胀满已明显缓解，两胁肋部已不胀，呃逆减，有时左上腹痛，排气，大便1次/d，隔日2次/d，每天进食3~4两，夜间腹部不适缓解。

晁老认为：承气汤之运用当遵柯琴所云："诸病皆因于气，秽物之不去，由于气之不顺也。故攻积之剂，必用气分之药，因以承气名汤"。亦当依吴昆《医方考》所曰："伤寒阳邪入里，痞、满、燥、实、坚全俱者，急以此方主之。调味承气汤不用枳、朴者，以其不作痞满，用之恐伤上焦虚无氤氲之元气也；小承气汤不用芒硝者，以其实而未坚，用之恐伤下焦血分之真阴，谓不伐其根也。此则上中下三焦皆病,痞、满、燥、实、坚皆全,故主此方以治之。厚朴苦温以去痞,枳实苦寒以泄满,芒硝咸寒以润燥软坚,大黄苦寒以泄实去热"。大承气汤临床应用虽当以"痞、满、燥、实"四症为主,但不当拘泥于此,临床所见病人往往非此典型表现。上例患者,病史达十余天,不急下攻其实,恐生他变,而调胃承气、小承气汤自难奏其效。但因非典型大承气汤证,因而在临床应用中取其方义,在药量上加以调整,使攻之而不致于峻烈,并详察病程,详审病机,而兼顾病证形成过程中的诸多因素,如气滞、血瘀、血虚、肠道失养等。首方取效,守方恐伤其正,转而以小承气汤之意,缓下为主,仍取大黄泻下热结治其标,但用量减少,并非拘于原方之意,而气滞乃标本并见之证,因而理气之厚朴、枳实用量为大。因而晁老认为临床运用重在灵活,师古而不泥于古乃取效的关键。

3. 开创独特辨治思路

晁老为呼吸病专家,其治疗呼吸系统疾病,沿习古人经验,却不拘泥于古人,通过多年临床实践,其创立了"从风治哮""从风治咳"的独特理论,并已在临床中得以验证,取得了良好的临床疗效。

（1）哮喘病从风论治哮喘病的治疗,历代多遵丹溪的"凡久喘之证,未发宜扶正气为主,即发以攻邪气为急"之旨。晁老根据多年的临床症状学观察及反复验证,提出了"从风论治"哮病的学说,总结了一系列风邪为患的证候学特点,补充了"风哮"证型;指出风邪是支气管哮喘发病的重要因素之一;"风邪犯肺,气道挛急"是哮病发作的主要病机;治疗上强调分期论治,对风哮独创"疏风宣肺、缓急解痉、降气平喘"法,哮病缓解期强调调补肺肾法,并各设专方随证加减应用等。疏风解痉法渊源于古代医家以疏风之法治疗哮喘病,如清代蒋宝素在《问斋医案》指出"哮喘发,发时以散风为主";沈金鳌有"哮之一症……治需表散"。祛风解痉法是针对哮喘病人急性发作时表现的"风邪犯肺,气道挛急"的病机而设,属于治标、治肺之法。其"从风论治"风哮的理论不仅具有创新性,且已得到了中医学界广泛的认可和引用。

（2）外感咳嗽从风论治临床治疗外感咳嗽多从"风寒、风热、风燥"而论,晁老积多年之临床经验,从临床实践中总结出外感咳嗽尚有以"风邪"为主之证。其临床表现无明显寒热之偏,而具有"风证"的特点。晁老分析部分咳嗽病人临床表现,针对其阵咳、急迫性、挛急性咳嗽,以及突发、突止,变化莫测,咽痒,具有风之特点,确立其病机为"风邪犯肺,肺气失宣,气道挛急",而开"从风论治"的治疗思路,立以"疏风宣肺,缓急止咳利咽"之法。其主方有炙麻黄、苏叶、地龙、蝉蜕、紫菀、杏仁、炙杷叶、苏子、牛蒡子、五味子、地龙等,并随证加减诃子、白芍、白果、山茱萸等以舒缓气道。晁老通过对古代文献的挖掘,不仅与其在临床实践中的思悟相契合,也体现了从"风"论治咳嗽乃是继承与创新并重的学术观点。

晁老多年来重视中医学的经验积累,重视中西医并重、中西医双重诊断,重视理论联系实际,重视中医药现代化的研究与新药开发,重视临床疗效与规范化研究。强调证候分析,注意扶正、祛邪和调理方法以及治未病的应用。以上所举仅为晁老临证丰富经验之一斑,仅举例说明,尚不能透彻阐释晁老学术思想及特点,将在今后的学习过程中深入探讨。

十四、国医大师晁恩祥治肺八法

卢世秀　张洪春

肺居上焦,为华盖之脏,又为清虚之体,主一身之表,外合皮毛,开窍于鼻,与天气相通,具有保护诸脏、抵御外邪的作用,"诸气者,皆属于肺",肺主气,司呼吸,"乃清浊之交运,人身之橐籥"(《医贯》),是人体内外气体交换的场所,主宣发肃降,调节全身气机的升降出入运动。通过宣发与肃降、通调水道的功能,对体内水液的输布运行及排泄起到重要作用,故又有"肺主行水"和"肺为水之上源"之说。肺与其他四脏关系密切,生理上相互关联,病理上相互影响,故肺常与他脏同病、并病、合病。中日友好医院晁恩祥教授擅长治疗肺系疾病,临证灵活多变,因证立法,据法遣方,疗效卓著。笔者有幸侍诊于侧,受益匪浅,兹将晁老治肺之法总结于下,以飨同道。

1. 疏风宣肺法

风邪犯肺是肺病的主要病因病机之一,临床常见有风寒犯肺、风热袭肺、风燥伤肺等。晁老对风邪与肺病关系有自己的理解,如对哮喘,认为是风邪为患,由风邪袭肺,肺失宣降,气道挛急而引发,故应以"风哮"称之。其理论源于《内经》"风性善行而数变""风为百病之长"之说。风性轻扬,善侵于上,风盛则挛急、瘙痒。哮病临床特点是发病突然,善行数变,来去匆匆,骤发骤止,发作前常有鼻、咽和气道发痒,以及喷嚏、流涕、咳嗽、胸闷等先兆症状;而后气道挛急,患者突感胸闷窒息,哮喘迅即发作,呼吸气促困难,张口抬肩,甚则面青、肢冷等,可持续数分钟或数小时不等,其过程完全体现了风邪致病特点。又如咳嗽变异性哮喘,临床以咳嗽为主症,并见咽和气道发痒,呈刺激性呛咳或痉挛性咳嗽,咳嗽剧烈,干咳少痰,遇冷空气或异味刺激则突发或加重等,晁老认为仍属风邪为患,根据其发病机制及临床表现将其命名为"风咳"。而某些被西医诊为慢性咽炎、慢性气管炎的咳嗽,多由上呼吸道高敏状态所致,亦属"风咳"范畴。治疗上,晁老采用疏风宣肺法,并拟经验方"风咳一号方",含炙麻黄、紫苏叶、牛蒡子、蝉蜕、地龙、紫菀、前胡、五味子、苦杏仁等。

2. 清肺化痰法

本法用于痰热壅肺证,常见于急性肺炎、支气管炎、慢性阻塞性肺疾病继发感染等疾病。其病机多为平素脾胃虚弱,加之嗜食肥甘辛辣,酿生痰湿或痰热,壅遏于肺;或外邪犯肺,入里化热;或内有痰热,复感外邪,内外相合;或他脏之热上袭于肺(如木火刑金),皆可导致痰热壅(郁)肺证,而见咳嗽或喘促、痰黄黏稠、胸中烦热,或身热面赤、尿赤便干、舌红、苔黄腻、脉滑数等。晁老辨证予以辛寒清热、苦寒泄热、泻肝清肺等清肺化痰之法。方用麻杏石甘汤、清金化痰汤、泻白散、黛蛤散、蒿芩清胆汤、瓜蒌薤白半夏汤等化裁。清肺化痰法为临床常用之法,以上方剂亦是临证常用之方,但晁老对药物剂量、配伍,把握准确、用之到位,大胆谨慎。

3. 温肺化饮法

本法源自张仲景《伤寒杂病论》,代表方有小青龙汤、射干麻黄汤、厚朴麻黄汤,用于治疗咳嗽上气、溢饮、支饮属于寒饮伏肺证者。其中,小青龙汤主要用于咳嗽上气、支饮、溢饮等内伤杂病和外感风寒的咳喘证。这些病证临床证候表现虽不尽相同,但病机则基本相似,如《伤寒论·辨太阳病脉证并治》"伤寒表不解,心下有水气"、《金匮要略·肺痿肺痈咳嗽上气病脉证治》"心下有水"等,说明水饮内停为其内因,而外感寒邪为其外因。平素内有痰饮之人,外感风寒之邪,外寒内饮相合上迫于肺,使肺气不利,出现咳嗽、喘憋、喉中哮鸣等。若日久不已,由肺及脾、肾,甚而及心,致水聚更甚,加重病情。小青龙汤类方具有温肺化饮、解表散寒、止咳平喘之效,晁老用治多种疾病见有喘咳症状者,如急慢性支气管炎、支气管哮喘等。

若表邪较重者,加荆芥、紫苏叶、蝉蜕、地龙、僵蚕等疏风解痉药以增宣肺止咳之力;发热不退或痰热较重者,加石膏、知母、鱼腥草、金荞麦等清热化痰药;兼脾胃虚弱、痰阻气滞者,合平胃散、四君子汤之类。

4. 补肺益肾法

肺与肾关系密切,肺为气之主,肾为气之根,肺主吸气,肾主纳气,肺为水之上源,肾为水之下源。肺病可损伤肾脏,肾病也可累及肺脏。肺病日久,母病及子,出现肺肾两虚证,临床多见肺肾气虚和肺肾阴虚2种病理状态。肺肾气虚,可见呼吸喘促、张口抬肩、咳逆倚息不得卧、声低气怯、小便清长或不利、甚则水肿等,晁老常用六君子汤合苏子降气汤等方加减;肺肾阴虚可见干咳无痰或少痰、或痰中带血、咳逆喘促,或见潮热盗汗、腰膝酸软、五心烦热等症,治以养阴清肺汤或百合固金汤加枸杞子、山萸肉、紫河车或左归丸等滋补肾阴之品。

5. 补肺通络法

肺朝百脉,助心行血,肺气通过升降出入运动,辅助心脏推动和调节血液在脉管中运行。若肺气虚弱或受损,升降出入功能失常,则血行不畅,阻脉络。如肺间质纤维化即因患者平素脾肺两虚,气阴不足,或由外邪犯肺,伤及气阴,血行不畅,痰阻络所致本虚标实之证,临床可见咳嗽喘憋、动喘明显、干咳或少痰等症状,据此,晁老提出了"血肺萎"病机说;另外,慢性阻塞性肺疾病晚期易出现多脏虚衰、痰阻络之虚中夹实、虚实夹杂之证。治疗上,晁老制定了补气益阴、扶助正气、化痰活血、祛通络等方法,药用太子参、黄芪、麦冬、五味子、白芍、僵蚕、地龙、穿山龙、丹参、紫苏子、莱菔子、瓜蒌、薤白、桂枝等,佐以止咳平喘之品。

6. 温阳利水活血法

本法用于治疗水凌心肺证,为肺源性心脏病晚期心功能衰竭患者常见证候。肺病日久,迁延不愈,必损心肾,肾之精气受损,不但出现肾失摄纳所致呼多吸少等症状,亦可出现心肾阳衰,水无所主,水气泛滥,导致上凌心肺证及痰阻滞证,见咳逆倚息不能平卧、心悸气短、咳痰稀白、面目肢体水肿、形寒肢冷、面色晦滞、唇舌紫暗、苔白滑、舌下静脉曲张、脉沉细数或结代等。晁老认为此乃虚多实少之证,治当温阳扶正为主,辅以利水活血之法。常选用苓桂术甘汤、真武汤、葶苈大枣泻肺汤加减,并合用瓜蒌薤白半夏汤,并酌加当归、丹参、桃仁等活血化之品。

7. 通腑泻肺开窍法

肺与大肠相表里,肺的宣肃有利于大肠传导,反之,大肠传导通降正常,也有助于肺的宣肃。因此,大肠传导失司,腑气不通,必然影响肺气宣发与肃降,进而又会影响大肠传导,形成恶性循环。如急性呼吸窘迫综合征常见呼吸窘迫、喘促气急、胸盈仰息、脘腹胀满、烦躁不安、甚则神昏等,肺性脑病表现为神志模糊、呼吸急促、痰黄黏稠、大便秘结、面唇青紫等症。常用药物为承气汤加杏仁、紫菀、栀子、鱼腥草、竹沥汁、瓜蒌等。如晁老曾治1例急性坏疽性阑尾炎导致麻痹性肠梗阻伴急性呼吸窘迫综合征,患者已出现神识不清、撮空理线、躁扰不宁、腹大如鼓、喘促气急之危境。晁老用大黄、厚朴、枳实、芒硝、紫菀各15g,水煎鼻饲;另予葱白、鲜生姜、小茴香共捣为泥,敷脐;再予木香、焦槟榔、青皮、熟大黄,水煎灌肠。终使患者转危为安。其用药特点在于大承气汤中少加宣肺行气之品,寓"提壶揭盖"之意;又以辛温通阳之品敷脐以运三焦之气,不专宣肺而肺气自宣,在腑气通畅的同时,急性呼吸窘迫综合征亦随之缓解。

8. 清肺涤痰开窍法

本法主要用于肺心病晚期合并肺性脑病或肺心病继发感染患者,此类患者病情危重,证候多变,易出现痰浊阻肺、蒙蔽清窍之证,症见呼吸急促、痰声辘辘、神昏谵语,或神志昏迷、面唇青紫、肢冷汗出、脉弦数或滑数。法当清肺涤痰、醒脑开窍,方以涤痰汤合用安宫牛黄丸或苏合香丸化裁。晁老曾治1例80岁女性患者,慢性咳喘30余年,因急性加重神志不清2小时入院,症见神志不清、喘息汗出、痰声辘辘、口唇发绀、下肢水肿、大便2日未行。晁老诊为肺胀,辨为痰闭窍证。治以清热涤痰醒脑开窍法,予涤痰汤加减煎汤鼻饲,配合静脉滴注醒脑静注射液等治疗3天,患者苏醒后改以健脾化痰、活血化法巩固疗效。

9. 结语

晁老集多年临床经验,对肺系疾病形成了一套较为完整的诊疗思路,即在整体观念基础上,根据肺脏生理病理特点,灵活辨证施治,以恢复肺脏的生理功能。尽管治肺八法尚不能概括晁老治疗肺系疾病的全部经验,但其中丰富内容值得深入学习。

十五、疏风宣肺法对咳嗽变异性哮喘患者气道高反应的影响

罗社文　梁立武　陕海丽

咳嗽变异性哮喘又名咳嗽型哮喘、隐匿型哮喘,是哮喘的一种特殊类型。由于该病没有明显的喘息症状,而以长期反复发作性干咳为主要临床表现,其特征是阵发性、可逆性的气道阻塞以及吸入非特异性刺激物时气道反应性增高。对于咳嗽变异性哮喘的诊治,晁恩祥老师积累了丰富的临床经验,尤以用疏风宣肺法治疗咳嗽变异性哮喘,用于临床,疗效满意。为进一步明确其疗效的作用机制,笔者就疏风宣肺法对咳嗽变异性哮喘气道高反应性的影响进行了较为系统研究,现将结果报告如下。

临床资料

1. 一般资料　病例来源于 1999 年 3 月 ~2002 年 7 月中日友好医院肺脾科门诊和住院患者。共观察 120 例(住院患者 20 例,门诊患者 100 例),随机分为中药治疗组 60 例和(西药对照组)茶碱缓释片加丙酸倍氯米松气雾剂 60 例。其中中药治疗组男性 34 例,女性 26 例;年龄 19~70 岁,平均 37.12 岁;病程 1 个月 ~2 年,平均 2.3 个月;病情轻度 11 例,中度 41 例,重度 8 例。西药对照组男性 35 例,女性 25 例;年龄 18.6~68.6 岁,平均 37 岁;病程 1 个月 ~2 年,平均 2.35 个月;病情轻度 14 例,中度 40 例,重度 6 例。两组在年龄、性别、病程、病情严重度方面经统计学处理无显著差异($P>0.05$),具有可比性。

2. 诊断标准　120 例患者均符合如下诊断标准:①无明显诱因持续性咳嗽达 1 个月以上,运动、冷空气及上呼吸道感染诱发其加重;②组胺或乙酰胆碱激发试验阳性;③抗生素和止咳药均无效,用支气管解痉药或皮质类固醇类药物治疗有效;④体格检查无阳性体征,胸片正常,肺通气功能正常,五官科检查未发现异常,既往无食管反流史和慢性支气管炎病史,受试前 1 个月未使用过类固醇激素治疗。

研究方法

1. 治疗用药　治疗组给予晁恩祥自拟方(炙麻黄、杏仁、紫菀、款冬花、五味子、前胡、炙杷叶、地龙、蝉蜕、苏子叶等组成),每日 1 剂,水煎 2 次取汁 300ml,每次 150ml,早晚分服。对照组予舒氟美 100mg,每日 2 次,必

可酮气雾剂,每次4揿(200μg),每日2次。4周为一个疗程,共观察1个疗程。

2. 观察指标及方法 治疗前后分别观察如下指标。

2.1 咳嗽分度标准 轻度(+):间断咳嗽,不影响正常生活工作。中度(++):介于轻度和重度咳嗽之间。重度(+++):昼夜咳嗽频繁或阵咳,影响工作和睡眠。

2.2 气道反应性测定 运用日本 Chest 公司的 AstographTCK-6100H型气道反应性测定仪进行非特异性气道反应性测定。分别对两组患者在治疗前、治疗4周后进行气道反应性测定。本法测定的呼吸阻力(Rrs)与体积描记仪测得的气道阻力(Raw)有良好的相关性,且有表示气道敏感性和气道反应性两项评价气道反应性的指标。我们采用吸入逐次递增浓度醋甲胆碱(MCH)激发试验,分别对两组患者在治疗前、治疗4周后进行气道反应性测定。其指标主要有最低反应阈值(Dmin)、传导率下降斜度(SGrs),其中 Dmin 可反映气道敏感性,SGrs 反映气道反应性。

3. 统计分析 分组资料计量指标及治疗前后配对计量资料采用 t 检验,计数资料采用 χ^2 检验,等级资料采用 Ridit 分析。

治疗结果

1. 咳嗽症状减轻、消退及夜间发作停止时间比较 中药治疗组咳嗽减轻、消退及夜间发作停止时间均明显短于西药对照组,经统计学处理有显著性差异($P<0.05$),中药治疗组优于西药对照组,见表7-5。

表7-5 两组咳嗽症状改变情况比较($n=60, \bar{x} \pm s$)

组别	咳嗽减轻	咳嗽消退	咳嗽停止
	时间(d)	时间(d)	时间(d)
中药对照组	$2.5 \pm 0.5^*$	$4.2 \pm 1.3^*$	$6.3 \pm 1.8^*$
西药对照组	4.2 ± 1.6	7.5 ± 1.8	8.2 ± 1.4

注:与西药组比较,$^*P<0.05$

2. 两组总体疗效比较 按疗效评定标准进行判定。总有效率计算公式:[临床控制+显效+进步(例)]/组样本数 ×100%。计算结果:中药治疗组控显率、总有效率分别为71.67%和88.33%;西药对照组控显率、总有效率分别为41.67%和66.67%。两组控显率比较有非常显著差异($P<0.01$);两组间有效率比较有显著性差异($P<0.05$),说明中药治疗组疗效优于西药对照组,见表7-6。

表7-6 两组间临床总体疗效比较(n=60)

组别	临床控制	显效	进步	无效	控显率(%)	总有效率(%)
中药治疗组	23	20	10	7	71.67**	88.33*
西药对照组	10	15	15	20	41.67	66.67

注:与西药对照组比较,* $P<0.05$,** $P<0.01$

3. 气道反应性测定 两组治疗前后气道反应性测定结果。两组治疗前后Dmin值均有明显升高,SGrs值均有下降,其中中药治疗组治疗前后比较有显著性差异($P<0.01$),西药对照组治疗前后比较有显著差异($P<0.05$)。各组治疗后同期比较,有显著性差异($P<0.05$),见表7-7。

表7-7 两组病例治疗前后气道反应性测定值比较(n=60,$\bar{x} \pm s$)

项目	中药治疗组		西药对照组	
	治疗前	治疗后	治疗前	治疗后
Rrs($kPa \cdot L^{-1} \cdot s^{-1}$)	4.69 ± 1.45	4.87 ± 1.23	4.56 ± 1.44	4.97 ± 1.45
Dmin(IU)	3.01 ± 2.56	9.65 ± 7.23▲■	2.85 ± 2.58	6.31 ± 4.56*
SGrs($L \cdot S^{-1} \cdot kPa^{-1} \cdot min^{-1}$)	2.11 ± 0.75	0.12 ± 0.04▲■	2.15 ± 0.72	1.45 ± 1.05*

注:与本组治疗前比较,* $P<0.05$,▲ $P<0.01$;与西药对照组同期比较 ■ $P<0.05$。Rrs为吸入NS时的基础阻力,反映气道平滑肌的基础张力。Dmin为气道反应阈值,IU相当于0.15ml醋甲胆碱,指呼吸阻力呈线形增高2倍时吸入的最低累积醋甲胆碱量,反映气道的敏感性,Dmin值越小,气道敏感性越高。SGrs指单位时间内的诱导控制值之差,它反映支气管的反应性,SGrs值越大,气道反应性越高。

讨论

咳嗽变异性哮喘是慢性持续性干咳的主要原因之一,有关咳嗽变异性哮喘的诊治已引起临床的日益重视。然而中医对咳嗽变异性哮喘的认识和施治尚处于萌芽阶段。迄今尚未见应用中医药对咳嗽变异性哮喘进行辨证施治的系统论述。晁恩祥老师认为本病当隶属于"风咳"范畴,多因风邪犯肺,肺气失宣,气道挛急而成,故治宜疏风宣肺。方中以炙麻黄宣肺理气、开闭祛邪为主,杏仁、炙杷叶降逆肺气,伍蝉蜕、白僵蚕、地龙以疏风解痉缓急,佐以紫菀、款冬花润肺并防诸药辛燥。方中升降同施,温润并用,遵循肺的功能特点,顺其功而悦其性,以复肺之常,则其咳自平。

现代医学研究证实,咳嗽变异性哮喘的发生机制与典型哮喘相似,即气道变应性炎症和炎症介质是咳嗽变异性哮喘发作的重要病理生理基础,特征表现为气道高反应性。气道高反应性既是咳嗽变异性哮喘的主要特征和主要诊断指标,又是评价咳嗽变异性哮喘病人气道严重程度的主要方法。

要判断一种药物对咳嗽变异性哮喘的治疗价值,最主要的客观指标是看它能否改善咳嗽变异性哮喘患者的 BHR。本研究结果表明疏风宣肺法治疗咳嗽变异性哮喘的有效作用环节就是提高气道对醋甲胆碱的反应阈值,降低气道的高反应性,即 Dmin 明显升高,SGrs 明显下降。表明疏风宣肺法具有良好的抗变应性炎症(AAI)和降低气道高反应性(BHR)的综合作用。

十六、寒温并用调气机——《伤寒论》寒温并用法及其临床应用

药有寒、热、温、凉之性,辛、甘、酸、苦、咸之味。《内经》云"寒者热之,热者寒之""治热以寒,治寒以热"。医者取其性味之偏胜用以消、补、温、清,是为常法。寒温并用,则是将寒凉与温热之性的药物同处一方,取其相反之性而达相成之妙,可以说是变法。将寒温并用运用于临床的首推张仲景,观《伤寒论》113 方,寒温并用者竟达 52 方,仲景以病因病机为依据,将药性相反之品融于一方,取其相成之用,疗效卓著。

仲景的寒温并用,根据病机的不同,其所用亦有不同:有以驱除病邪为用者、以调和阴阳为用者、以反佐药性为用者、以去性取用为用者、以补偏救弊为用者、以调理气机为用者,其中调理气机是最主要的。伤寒之邪侵犯人体,阻滞于六经经脉或所属脏腑,最易引起气机的升降出入失调,引发相应的证候。盖伤寒一病,或在表,或在里,或传经,或直中,无不扰乱气机而使变证丛生。太阳病病邪在表,致开阖失司;少阳病邪在半表半里,致枢

机不利;阳明病热邪壅盛于里,致升降失常;太阴病中焦虚寒,则气机不运;少阴病阴寒内盛,致出入失调;厥阴病四逆亦因气机不通,可以说气机不调贯穿于六经病的始终。故仲景权衡病机之主次、疾病之部位、寒热之多少,根据药物之性味,拟调畅气机、燮理阴阳之方,以调升降、司开阖、行出入,恢复上下、表里、阴阳之气的协调平衡,达到驱除病邪之目的。试从调理气机的角度探讨仲景寒温并用之法,主要有3个方面。

1. 调开阖

此处所言的开阖主要指体表、腠理的开阖,与太阳经、肺、卫关系最为密切。《灵枢·营卫生会》:"太阳主外。"《灵枢·本藏》:"三焦膀胱者,腠理毫毛其应。""卫气者,所以温分肉,充皮肤,肥腠理,司开阖者也。"《灵枢·决气》:"上焦开发,宣五谷味,熏肤,充身,泽毛,若雾露之溉,是谓气。"充分说明太阳主一身之表,为六经之藩篱,有卫外之功能。而肺主气属卫、外合皮毛,故太阳的卫外功能与肺卫之气的正常与否密切相关。外邪袭表,肺卫受伤,即可致开阖失司等一系列证候。仲景据此病机,组寒温并用之方,调理卫表之气机,以司腠理之开阖,而达祛除外邪之目的。

1.1 桂枝汤

桂枝汤所治之证,一是"阳浮而阴弱"所形成的"阳浮者,热自发;阴弱者,汗自出"等证候;二是"荣气和者,外不谐,以卫气不共荣气谐和故尔"。前者乃外感风寒,卫气受伤,卫外不固,开阖失司,营不内守,营卫失调;后者为内伤杂病,卫气不固,营不内守,营卫失和。治疗皆当调和营卫,以司开阖。桂枝汤中桂枝辛温,解肌祛风;芍药酸寒,敛阴和营。二者等量,苦辛合化,寒热互济,一散一收,一开一合,发汗中寓敛汗之意,和营中有开卫之功。功似疏风解表之剂,实为启闭气机之方,并有调和气血、燮理阴阳之效。故临证无论外感内伤,用之功效皆彰,不愧为群方之首。此为解表疏风、调和营卫之方。每以之用于营卫不和所致外感、发热、隐疹或汗证等,其效皆验。

1.2 大青龙汤

大青龙汤主治太阳伤寒,卫阳被郁,开阖失常,腠理闭塞,阳气内郁的"不汗出而烦躁"之证。方中麻黄、桂枝辛温发表,开启气门,解其固闭;石膏辛寒,质重走里,清其内热。如此寒温并用,一出一入,开卫通营,外闭得解,气机疏通,而邪有出路。即"寒得麻黄之辛热而外出,热得石膏之甘寒而内解"（程郊倩《伤寒论后条辨》）。桂枝二越婢一汤亦属此列。此皆解表开闭、通达表里之方。2006 年冬季流感流行，临床所见多为寒邪束表、火热内郁之寒包火证，用大青龙汤治疗多获良效，更信此方有龙升雨降之功。

1.3　小柴胡汤

小柴胡汤主治邪入少阳、正邪相争于半表半里、少阳枢机不利之证。邪踞少阳，既有入里化热之机，又有走表外解之势。半表之邪，以辛凉柴胡散之；半里之热，以苦寒黄芩清之。柴胡配黄芩，重用柴胡，以散为主，散中有清，使少阳邪热从表而解。更用甘温之人参、大枣、甘草匡扶正气，健运三焦，通利枢机，以司开阖，助于祛邪外出。辛温之半夏、生姜既能外散半表之邪，又能和胃降逆止呕。由此观之，小柴胡汤一方面辛凉散邪，一方面甘温扶正，可谓一散一收、一出一入，故谓本方为解表之剂似不为过。此乃和解少阳、疏利枢机之方。柴胡桂枝汤亦当属此范畴。

2. 调升降

气机的升降运动是维持正常生命活动的关键，中焦是人体气机升降之枢纽、交通之要道。中焦乃脾胃所居，故脾胃对气机的升降有调节和控制作用，又叫作斡旋作用。中焦与肺之宣降、肝之疏泄等作用亦密切相关，若升降失常，可出现多种病变。仲景以寒热药物配伍，互制其偏，调节气机，使升降有序，以恢复其常态。

2.1　升降肺气之麻杏石甘汤

麻杏石甘汤主治太阳病误治后的邪热壅肺证。此方乃麻黄汤之变法，去桂枝之辛温，加石膏之甘寒，石膏用量倍麻黄，使其辛温之性转为辛凉之用，如此，麻黄辛散上行以宣发肺郁，石膏甘寒沉降以清泻肺热。二者配伍，一升一降，使郁热得清，肺之宣肃如常。此方与大青龙汤相比，大青龙汤重用麻、桂意在解表开郁，此方重在宣降肺气、治在上焦。

2.2　清上温下之黄连汤

黄连汤主治上热下寒，腹痛欲呕之证。仲景于半夏泻心汤去黄芩加桂枝而成，方中黄连苦寒，以清在上之热，干姜辛温，以散在下之寒，二者一寒一热，一升一降；配伍桂枝辛温走窜，交通上下，兼散脾寒；人参、大枣、甘草甘温，健运中州，而成清上温下、辛开苦降之剂。此方治在中焦。

2.3　调理中焦之半夏泻心汤、生姜泻心汤、甘草泻心汤

半夏泻心汤、生姜泻心汤、甘草泻心汤均为治疗痞证之代表方，其组成

基本相同,仅因临床证候略异,药物用量稍有不同。其证候乃由误下损伤脾胃,升降失常,清者不升,浊者不降,寒热错杂,气机阻滞所致。治疗理当调畅中焦气机,复其升降之常。半夏、干姜辛散通阳开其结,助脾气以升;黄芩、黄连苦寒降下除其满,使浊阴得降;寒热并用,辛开苦降,调和阴阳。更有人参、甘草、大枣补益脾胃,安定中州,恢复中焦斡旋功能。此3方辛开、苦降、甘调并用,具有调升降、和阴阳之功,使"中气得和,上下得通,阴阳得位,水升火降"(成无己《伤寒明理论》),痞结自消。实如尤在泾所言:"寒热异其气,药虽同行,而功则各奏,乃先圣之妙用也。"以上3方皆调复中焦升降之剂也。

2.4　桂枝加大黄汤

桂枝加大黄汤,主治太阳病误下、邪陷太阴之腹痛证。方中桂枝、生姜辛温升散,温经通络;重用芍药,缓急止痛,活血散结;少量大黄去性取用,增其活血化瘀导滞之功。其方剂组成亦具寒热并用之特点,芍药、大黄皆为寒凉降下之品,与生姜、桂枝相合,一温一寒,一升一降,气机通畅,其痛自消。此类方剂尚有栀子干姜汤、干姜黄芩黄连人参汤、小陷胸汤、乌梅丸、麻黄升麻汤等。后世之连理汤、香连丸等名方,实为本法之变通运用。

3. 调出入

下焦气机的升降出入失常主要表现在出入异常。气机失常,可致腹气不通,大便秘结;水液不行,小便不利;血行瘀阻,而成蓄血等。针对以上情况,仲景抓住症结所在,分别以寒温并用之方调理气机,使危重之候转危为安。

3.1　大、小承气汤

大、小承气汤用于治疗热结肠胃的阳明腑实证。大承气汤,大黄苦寒,泄热去实,荡涤燥屎,推陈出新;芒硝咸寒,润燥软坚,通利大便;厚朴辛温,用量最大,走而不守,与枳实同用,破积行气开痞,助硝黄泻下之力;四药相伍,寒温并用,相反相成,而收攻下实热、荡涤燥结之功。小承气汤证与大承气汤证病机相同,证候相类,故方中寒热配伍原则一致,仅因小承气汤所主之证以痞满为主,燥实次之,故不用芒硝,并减枳实、厚朴之量,属攻下之缓剂。2方均以厚朴之辛温善行之长,补苦寒喜凝之短,寒借温之先导,并调阴阳而有所轻重,以速除阳明热结之疾。

3.2　桃核承气汤

桃核承气汤主治太阳病不解,邪气化热入里,循经深入下焦,与瘀血结于少腹之太阳蓄血证。此方由调胃承气汤加桃仁、桂枝而成。其中大黄苦寒，荡涤实热，去瘀生新；芒硝咸寒，软坚破结，合而助桃仁导瘀热下行；桂枝辛温，通阳行气，活血散结，用之最妙，在大量寒凉药中加入辛温之品，有活跃气机之功，无寒凉伤阳之弊，以助桃仁、芒硝、大黄之用。使瘀热内结之险证，竟随燥屎出而获安。

3.3　真武汤

真武汤功能温阳化气行水，主治少阴阳虚水泛之证。津液代谢与肺、脾、肾关系最为密切，但以肾为主宰。"肾者水脏，主津液"（《素问·逆调论篇》），其常则化气行水，水精四布，五经并行。其变则水饮内停，随气升降，泛溢周身，或凌于心，发为心悸；或泛中焦，发为腹痛；或在下焦，小便不利。方中附子辛热，温补肾阳，使水有所主；白术甘温，健脾燥湿，使水有所制；生姜辛温，宣发肺气，使水有所散；茯苓甘平，既佐白术健脾，又能淡渗利水；以上4味，辛温通阳，畅运三焦，使水有所出；更伍芍药酸寒，通中有敛，散中有收，于散利之中寓敛阴护液之用，以防过利伤阴之弊，阴伤则阳亦难复。可见散水之方而妙用芍药，使虚阳回复以合阴，阴阳和合以平矣。正如《医宗金鉴》云："尤妙在芍药之酸敛，加于制水、主水药中……一以敛阳，使归根于阴，更无飞越之虞，孰谓寒阴之品，无益于阳乎。"

4. **运用举隅**

人之所活，全在于气；气之所存，依赖乎动。气机升降出入是人体脏腑生理功能和生命活动的基本形式之一，故《内经》云："成败倚伏生乎动。"气机升降出入失调则百病丛生，故《内经》云"百病生于气也"，又云"升降息则气立孤危""出入废则神机化灭"。仲景明察气机失常之所在，匠心独运，以寒热并用之方药，调人体气机之平衡，给后学以启迪。临床运用仲景理论及方药治疗气机不调之疾，屡屡获验，兹举1例如下：

某女，30岁，恶寒、寒战间作3年有余，常于夜间无任何原因突发恶寒，自觉寒意从内而外，及至寒战，虽加盖多层棉被、怀抱暖水袋亦无温暖之感，无发热，体温正常，常延数小时甚至十余小时，必啜热汤后方可缓解，痛苦不堪。发作并无规律，间隔数日至数月不等。多方延治罔效。近1月来发作较频，心烦不宁，心胸憋闷，少寐多梦，甚则彻夜不眠，口干苦，不欲饮，头晕耳鸣，脘腹胀满，四末不温，纳呆，便黏，二三日一行。舌淡红，有齿痕，苔白厚腻少津，中根部略黄，脉细滑。

阳在外,阴之使也;阴在内,阳之守也。人体阴阳平和,必无恶寒之理。寒作乃阴阳之气不相协调、阳气阻于内、体表失却温煦之故,咎之气机阻滞;再据脉症,咎之痰湿中阻、升降失常。应清热化痰、升清降浊、调和阴阳,遂予辛开苦降之半夏泻心汤加味。7剂后,恶寒、寒战未再发作,他症亦减,大便通畅,日1行,精神转佳,喜形于色。舌淡红,苔白略腻,脉细滑。继以上方加减十余剂而收功。这是受仲景调理气机思想启发,灵活施用寒温并用之法的验案。

十七、国医大师晁恩祥应用承气汤及其类方临床验案举隅

屈毓敏 王辛秋

承气汤及其类方首见于《伤寒论》,历代医家将其加减化裁,不仅创制了五承气汤等著名方剂,且拓展了中医"下法"的使用。晁恩祥教授在治疗中医肺系病和相关急症方面有着独到的见解,其根据肺与大肠相表里的中医理论,临床应用承气汤及其变方治疗肺系病和急症疗效显著。以往该类方常局限于腹满不通或便秘等症状,但晁老在多年的临床实践中,探索性将该类方药使用于多种疾病的治疗中。

1. 慢性阻塞性肺疾病合并肺部感染

患者,男,56岁,2012年11月9日初诊,患者慢性阻塞性肺病史5年,此次因受凉后出现咳嗽加重,黄痰难出,气喘胸憋,夜晚不能平卧,动则喘甚,不思饮食,腹胀如鼓,大便七日未解。舌红,苔黄、少津,脉弦。西医诊断:慢性阻塞性肺病急性加重,中医诊断:肺胀。晁老辨证为肺气失宣,痰浊内阻,腑实内结,治以宣肺平喘、止咳化痰、泻下通便。方药组成:紫菀15g,杏仁10g,枇杷叶10g,瓜蒌30g,鱼腥草30g,橘红10g,牛蒡子10g,炙麻黄5g,石膏15g(先煎),苏子10g,莱菔子10g,生大黄12g(后下),玄明粉3g(冲服),甘草10g。5剂,日1剂,水煎取400ml,分2次口服。嘱患者大便通则大黄减至3g或停服,玄明粉停服。5日后复诊,患者咳嗽明显减轻,喘憋缓解,腹胀减轻,服药后大便已通,大便每日1行。

按:中医学认为,肺经与大肠经相表里,正因肺与大肠相表里,若大肠之气机通畅则利于肺的肃降,对于肺生理功能的恢复具有重要的促进作

用。本案治疗在化痰平喘基础上配合泻下通便,方以止咳化痰宣肺平喘药为主,辅以调胃承气汤(生大黄玄明粉甘草)缓下热结,正是基于"肺与大肠相表里"的中医理论基础。既有调胃承气汤之意,又不用枳、朴者,以其不作痞满,恐伤上焦虚无氤氲之元气。《医宗金鉴》曰:"三承气汤之立名,而曰调胃者,则有调和承顺胃气之义,非若大小专攻下也。"《内经》曰:"热淫于内,治以咸寒;火淫于内,治以苦寒。"君大黄之苦寒,臣芒硝之咸寒二味并举,攻热泻火之力备矣;更佐甘草之缓,调停于大黄、芒硝之间,又少少温服之,使其力不峻,则不能速下而和也。本例又合宣白承气汤之意,"喘促不宁,痰涎壅滞,右寸实大,肺气不降者,宣白承气汤主之",方中"以杏仁、石膏宣肺气之痹,以大黄逐胃肠之结,此脏腑合治法也",是肺与大肠相表里理论的具体应用。

2. 不完全性肠梗阻

患者,男,62岁,2011年3月22日初诊,患者结肠癌术后3年,因大便不利12天来诊。患者12天前无明显诱因出现腹部胀满,继则大便不利,排便困难,大便呈羊屎状,每日解1~2个小球,脘腹胀满日渐明显,排气少,夜间腹中胀痛明显,伴恶心。舌红,苔黄略腻,脉弦。西医诊断:不完全性肠梗阻;中医诊断:便秘,腹中燥结、气滞血瘀证,治以攻下通便、理气活血,佐以润肠。方药组成:厚朴10g,枳实10g,大黄8g(后下),元明粉3g(分冲),丹参10g,大腹皮10g,木香10g,香附10g,元胡10g,当归10g,火麻仁30g。3剂,日1剂,水煎取400ml,分多次频服,中病即止。

服药3剂后腹部胀满有缓解,呃逆,可进食100g,排气少,大便每日2~3次,排便量增多,成形,夜间腹部胀痛缓解。舌红、苔白略腻,脉弦。仍以泄热通便,健脾理气化湿之法,方药组成:厚朴10g,枳实10g,大黄5g(后下),木香10g,香附10g,元胡10g,白芍10g,大腹皮10g,薏苡仁30g,砂仁10g,陈皮10g,火麻仁30g。7剂,日1剂,水煎取400ml,分2次口服。三诊时腹部胀满已明显缓解,呃逆减,有时左上腹痛,每天进食150~200g,夜间腹部无不适,排气较前增加,大便每日1~2次。

按:大承气汤临床应用虽以"痞、满、燥、实"四症为主,但不能拘泥于此,临床所见并非典型病例。此患者,便结已十余天,不急下攻其实,恐生他变,使调胃承气汤、小承气汤难以奏效,故以大承气汤(厚朴枳实大黄元明粉)峻下热结,佐以理气活血之品理气除胀止痛,兼润肠通便。但患者非典型大承气汤证,因而在应用中取其方义,在药量上加以调整,使攻之而不峻烈,并详察病情,详审病机,兼顾病证形成过程中的诸多因素,如气滞、血瘀、血虚、肠道失养等。如《伤寒论》中所说"若不大便六七日,恐有燥屎,欲知之法,少与小承气汤,汤入腹中,转失气者,此有燥屎也,乃可攻之";首方取效,守方恐伤其正,故转而以小承气汤,轻下热结,佐以健脾理气化湿,润肠通便之品,去其燥屎,仍取大黄泻下热结治其标,但用量减少,并非拘于原方之意,而气滞乃标本并见之证,故增大理气之厚朴、枳实用量。

晁老推崇张仲景承气汤与麻仁丸,认为二方对应之证契合腹、满、燥、实,同时有枳实、厚朴等药增强了行气之用,可提高胃肠道平滑肌的兴奋性,改善和消除肠道麻痹瘀滞状态,增强胃肠蠕动。以大黄泻下荡积,活血祛瘀通下,为主药;番泻叶、芦荟、决明子等大都同于大黄;对于芒硝,晁老因元明粉缓而仍具软坚作用,能吸收肠中水分使燥硬之便软化而常用之,用量可视病情轻重而加减。关于三承气,晁老认为大承气药力重也,但方中大黄、芒硝使用能影响其作用之强弱,理气药厚朴、枳实亦十分重要;调胃承气方中芒硝、大黄、甘草重点在于便结、实证;而火麻仁润肠滑肠作用明显,适用于老年肠燥便结、习惯性便秘等,其中亦有大黄、麻仁、杏仁、枳实、厚朴等,增加润肠作用,改通下为润下。

十八、中西医结合治疗咳嗽变异性哮喘62例

杨秀玲 史捷 阴智敏

咳嗽变异性哮喘(coughvariabilityasthma,CVA)是一种以慢性及顽固性咳嗽为临床症状的特殊类型的哮喘,又称隐匿性哮喘或咳嗽性哮喘,咳嗽是其唯一或主要临床表现,无明显喘息、气促,多在夜间或凌晨发作,受到外界刺激时易反复发作,较难治愈。笔者在临床过程中,应用中药驱风解痉止咳汤治疗咳嗽变异性哮喘取得满意的疗效,报道如下。

1. 临床资料

1.1 一般资料

将62例患者按照随机数字表分为治疗组及对照组。其中治疗组32例,男14例,女18例;年龄16~72岁,平均46岁;对照组30例,男13例,女17

例;年龄 21~75 岁,平均 50 岁;两组患者在性别、年龄、病程方面比较差异无统计学意义(*P*>0.05)。

1.2　诊断标准

参照 2009 年中华医学会呼吸病分会哮喘学组《咳嗽的诊断和治疗指南》相关诊断标准:①慢性咳嗽,常伴夜间刺激性咳嗽;②支气管激发试验阳性或最大呼气流量(PEF)昼夜变异率 >20%;③支气管扩张剂或糖皮质激素治疗有效;④除外其他原因引起的慢性咳嗽。

1.3　排除标准

外感发热,咽炎者;有严重肺系疾病如肺癌、慢性阻塞性肺疾病、肺结核等;合并严重心、脑血管、肝、肾和造血系统等严重疾病及精神病患者;对本病过敏者。

1.4　疗效判定

疗效判定标准参照国家中医药管理局《咳嗽病证诊断疗效标准》中"咳嗽"疗效评定制定。治愈:咳嗽症状消失,或偶有发作,可自行缓解;显效:咳嗽症状较治疗前明显减轻,发作次数明显减少;有效:咳嗽症状减轻,咳嗽次数减少;无效:症状无明显改善。

1.5　支气管激发试验操作流程及阳性判断

依据 2002 年支气管哮喘防治指南附录方法采用计量法,两组患者均采用醋甲胆碱激发试验,每次试验前 48 小时不使用支气管扩张剂。醋甲胆碱 PD20FEV1<2.96mg/ml 判定激发试验阳性。

2. 方法

2.1　治疗方法

2.1.1　西医常规治疗两组均给予沙美特罗替卡松气雾剂(50μg/250μg),1 吸 / 次,每 12 小时 1 次;沙丁胺醇气雾剂 2 喷 / 次,每 12 小时 1 次;咳必清 25mg/ 次,3 次 /d;上述药物联合应用,14 天为一个疗程。

2.1.2　中药汤剂治疗治疗组在上述基础上加用驱风解痉止咳汤治疗。药用:炙麻黄 6g,蝉蜕 9g,紫苏叶 9g,苏子 9g,延胡索 9g,五味子 9g,牛蒡子 9g,枇杷叶 9g,地龙 9g,木蝴蝶 12g,桔梗 9g。加减:偏于风寒者,加荆芥 9g,防风 9g,生姜 6g;偏于风热者,加薄荷 6g,桑叶 9g;偏于痰热者,加黄芩 9g,鱼腥草 15g;久病者,加川芎 9g,红花 6g。体虚易感冒者加黄芪 18g,防风 10g,太子参 15g。1 剂 /d,水煎服,早晚分服。14 天为一个疗程。

2.2　观察指标

（1）按疗效判定标准记录两组患者治疗效果。

（2）记录两组患者治疗前后支气管激发试验 PD20FEV1 测定值。

2.3　统计方法

采用 SPSS13.10 统计软件包，采用 χ^2 检验和 t 检验。

3. 结果

3.1　两组患者有效率比较

见表 7-8。经过 χ^2 检验（χ^2=4.22），治疗组总有效率为 93.5%，对照组总有效率为 76.6%，两组比较有显著性差异（$P<0.05$）。

表 7-8　两组总体有效率比较［例（%）］

组别	例数	治愈	显效	有效	无效	总有效率
治疗组	32	18	7	4	3	90.63[*]
对照组	30	10	4	7	9	70.00

注：与对照组相比，[*]$P<0.05$

3.2　支气管激发试验比较

见表 7-9。经过两样本 t 检验，治疗前两组 PD20FEV1 测定值比较无显著性差异（$P>0.05$），治疗后两组 PD20FEV1 测定值均较治疗前提高，前后比较有显著性差异（$P<0.05$）；治疗后治疗组 PD20FEV1 测定值较对照组更高，两组比较有显著性差异（$P<0.05$）。

表 7-9　两组 PD20FEV1 测定值（mg/ml）

组别	例数	PD20FEV1	
		治疗前	治疗后
治疗组	32	1.98 ± 0.35[*]	2.66 ± 0.41[#]
对照组	30	1.95 ± 0.36	2.38 ± 0.42
P 值		>0.05	<0.05

注：与对照组相比，[*]$P>0.05$；与对照组相比，[#]$P<0.05$

4. 讨论

咳嗽变异性哮喘临床表现为阵发性、刺激性干咳，遇冷空气、灰尘、油烟等易诱发,其发病机制与哮喘相似,主要病因与遗传因素、免疫因素、神经调节机制、炎症因素相关,其中炎症因素是其他诸多因素最终结果,导致了气道的高反应性。气道炎症造成气道上皮受损,黏膜下神经末梢暴露,丧失正常气道上皮保护功能,同时造成气道局部收缩,从而出现咳嗽、喘息。由于咳嗽变异性哮喘发病机制复杂,单用西药治疗,难以获得理想疗效。虽然支气管扩张剂及糖皮质激素能有效缓解症状,但有不良反应,停药后易复发,故寻求中医药治疗显得尤为重要。晁恩祥教授认为CVA属中医"风咳"范畴。其病因病机乃风邪犯肺,邪阻肺络,肺气失宣,肺管不利,气道挛急所致,治以疏风宣肺,解痉止咳。祛风解痉止咳汤中麻黄、苏叶宣肺止咳平喘,能有效减轻咳嗽次数,改善咳嗽程度;五味子化痰止咳、收敛肺气,疏解气道痉挛;前胡降气祛痰、散风清热,可增强麻黄疏风之力,加强升降协调作用;地龙疏散风邪,可以缓解气道痉挛;牛蒡子利咽止痒;蝉蜕疏风清热、宣肺止痉;苏子降气止咳;桔梗、枇杷叶宣肺止咳;木蝴蝶润肺止咳。现代药理研究:麻黄碱对支气管平滑肌有明显松弛作用,有明显镇咳作用;桔梗对各种炎症模型均有较强的抗炎、祛痰、抗过敏及增强人体免疫力等广泛的药理作用,苏叶提取物丁香烯对离体豚鼠气道有松弛作用,对咳嗽有明显的镇咳作用;前胡提取物能抑制支气管平滑肌收缩,能增加呼吸道黏液的分泌,有祛痰作用;蝉蜕有解除支气管平滑肌痉挛,镇静止咳之效;地龙提取物中一种含氮的有效成分,能对抗组胺及毛果云香碱引起的支气管收缩,亦可抑制嗜酸性粒细胞,减少内皮损伤和白蛋白渗出,有效缓解哮喘,保护气道;五味子有增强肾上腺皮质功能,起到类激素样作用。五味子挥发油及五味子素有镇咳作用,其酸性提取物有祛痰作用;木蝴蝶具抗炎、抗诱变、抗菌、抗癌、止咳等作用;枇杷叶具有抗炎、止咳、抗病毒功效。综上,驱风解痉止咳汤具有疏风宣肺,解痉止咳之功。全方能改善CVA患者的咳嗽次数和程度,缓解咽痒,能降低患者气道的高反应性,从而改善患者气道敏感状态,进而取得满意疗效。

十九、急性放射性肺炎中医辨识——附35例临床分析

李兰群 张纾难

急性放射性肺炎是胸部肿瘤放射治疗较常见且危害较大的并发症,用

药多以激素加抗生素,但疗效尚欠理想,而且激素治疗后肿瘤易复发。近年来,中医药治疗本病取得了一定的效果,但缺乏系统的中医辨证认识。笔者拟通过对我院1991~1997年住院收治的35例急性放射性肺炎患者进行回归性分析,以探讨分析中医证候学规律。

1. 临床资料

1.1　一般情况

男性22例,女性13例,年龄36~81岁,平均59岁,其中60岁以下19例,60岁以上16例。均采用ML20MDX型三菱加速器10MVX线胸部前后对穿、等中心或胸壁切线照射。本组中照射剂量36Gy1例,40~59Gy13例,60Gy以上21例,平均58Gy。其中肺癌21例,乳腺癌10例,食管癌4例。合并化疗22例,其中放疗前化疗15例,放疗中化疗1例,放疗后化疗6例。

1.2　临床表现患者出现咳嗽32例,咳痰28例,咳白痰25例,咳黄痰3例,咯血或痰中带血4例,干咳无痰7例,气喘25例,胸闷20例,胸痛7例,发热11例,心悸3例,乏力纳差7例。有舌脉记载的25例,其中舌质淡红5例,舌质暗红11例,舌质红9例,苔白8例,苔黄9例,苔少8例;脉细数或细滑数11例,脉弦细6例,脉沉细7例。

1.3　治疗及预后中药治疗17例,有效9例,有效率52.9%,无效8例,死亡5例;激素治疗6例,有效3例,有效率50%,无效3例,死亡1例;中药配合激素治疗11例,有效5例,有效率45.5%,无效6例,死亡1例。

1.4　中医证候及治法本组28例运用中医辨证治疗,其中肺热阴虚证24例,肺热炽盛证2例,肺脾气虚证2例,兼有血瘀证8例。治以清热解毒法16例,养阴润肺法18例,活血化瘀法8例,益气健脾法5例,补益肝肾法2例。

2. 讨论

2.1　病因病机

急性放射性肺炎是放射治疗胸部癌肿照射线损伤所致,本组除1例照射36Gy外,其余总剂量均>40Gy,合并化疗22例,占62.9%,说明化疗会加重肺部放射性损伤,这与文献报道相符合。中医认为急性放射性肺炎的外因是放射线,为“热邪”,最易耗伤阴液;而癌肿的基本病机是正气不足、瘀血内结,为其内因;邪热伤阴,正不胜邪故急性放射性肺炎的基本病机是本虚标实。正气不足,瘀血内结,放射之“热邪”侵袭,“热邪”与瘀血相搏,热瘀互结,耗伤肺阴,灼伤肺络,致使肺的宣肃功能失常。"热邪""阴虚""瘀血"为其病机要点。

2.2 证候特点

急性放射性肺炎多发生在放射治疗后 1~2 月,常见刺激性、干性咳嗽,伴气急、心悸和胸痛,不发热或低热,偶有高热。根据本组病人临床表现统计结果,咳嗽(91.4%)、咳白痰(71.4%)、气喘(65.7%)、胸闷(57.1%)为主要症状,发热(31.4%)、胸痛(20%)、乏力纳差(20%)为次要症状,舌质为暗红(44%)或舌质红(36%),脉为细数或细滑数(44%)。

2.3 辨证及治法中医辨证以肺热阴虚证(85.7%)为主,治疗以清热解毒法(57.1%)、养阴润肺法(64.3%)、活血化瘀法(28.3%)最为常用。本组中药治疗的有效率为 52.9%,与激素治疗比较无统计意义,说明中药与激素的疗效相同,但因中药治疗无不良反应,而优于激素。

3. 小结

急性放射性肺炎属于中医"咳嗽""喘证""肺痿"范畴。由于正气不足,瘀血内结,放射之"热邪"侵袭,热瘀互结,致肺热阴虚,失于宣肃。临床表现咳嗽、咳白痰、气喘、胸闷,或伴发热、胸痛、纳差乏力等,舌质暗红或红,脉细数或细滑数。治疗当以清热祛瘀、养阴润肺。